营养学专家 **畅销书作者**

张晔老师经典力作

小偏方大功效

女性烦恼全跑掉

张晔 主编

解放军总医院第八医学中心营养科前主任
中央电视台《健康之路》特邀专家
北京电视台《养生堂》特邀专家

江苏凤凰科学技术出版社 · 南京

图书在版编目（CIP）数据

小偏方大功效．女性烦恼全跑掉 / 张晔主编．—南京：江苏科学技术出版社，2014.3（2022.4 重印）

（凤凰生活）

ISBN 978-7-5537-2717-2

Ⅰ.①小… Ⅱ.①张… Ⅲ.①妇科病－土方－汇编 Ⅳ.① R289.2

中国版本图书馆 CIP 数据核字（2014）第 321218 号

小偏方大功效．女性烦恼全跑掉

主　　编	张　晔
责任编辑	谷建亚　董　玲
助理编辑	刘　坤
责任校对	仲　敏
责任监制	刘文洋
出版发行	江苏凤凰科学技术出版社
出版社地址	南京市湖南路 1 号 A 楼，邮编：210009
出版社网址	http://www.pspress.cn
印　　刷	南京海兴印务有限公司
开　　本	718mm×1 000mm 1/16
印　　张	13
字　　数	250 000
版　　次	2014 年 3 月第 1 版
印　　次	2022 年 4 月第 3 次印刷
标准书号	ISBN 978-7-5537-2717-2
定　　价	36.00 元

前言

PREFACE

当今的女性朋友真可谓“压力山大”，既要“上厅堂入厨房”，又要生儿育女；既要照料家庭，又要打拼事业……精神与身体的压力越来越大，身心健康也逐渐亮起了红灯，亚健康、妇科病、面子问题等接踵而来，让女性疲于应对。她们迫切需要找到一种既简单又有效、既省钱又实用的小方法来调养身体、呵护身心。

老祖宗传下来的小偏方，会给女性朋友最贴心的关爱。偏方治病，是先人历经艰辛“尝百草”得到的体验，并经过岁月的反复验证，在民间薪火相传而留下来的财富。在生活中，常常出现这种情况：有些疾病到医院去治疗，经常会遭遇“看病难、看病贵、看病恐惧”的问题，可是，坐在家里用老祖宗传给我们的小偏方一试，竟然好了，既省钱又省心。这就是偏方的神奇之处。

小偏方体贴女人的一生，为女性的健康保驾护航。它可以驱除女性身心的不适，赶跑亚健康；它可以扮靓女性的容颜，解决90%的面子问题；它关爱女性的经期、孕期、产后……无论是芳龄少女、职业女性，还是全职太太，都能得到小偏方实实在在的抚慰。

为了方便女性朋友精心护理自己的身体，不被亚健康和疾病盯上，我们编写了《小偏方大功效——女性烦恼全跑掉》，本书从女性朋友最常见的健康烦恼出发，旨在解决女性的健康困惑、身心困扰，针对女性常见的问题如月经不调、痛经、乳腺疾病、子宫疾病、白带问题、孕期产后调养、美容瘦身、亚健康调理等，为女性朋友献上一系列简单易行的小偏方，其中有饮食调理、按摩理疗，还有艾灸、拔罐等等，给女性朋友最贴心的呵护与关爱。

希望我们精心收集的这些小偏方，能给女性朋友带来健康的福音和贴心的温暖，起到有病治病、无病健身的功效。

绪论

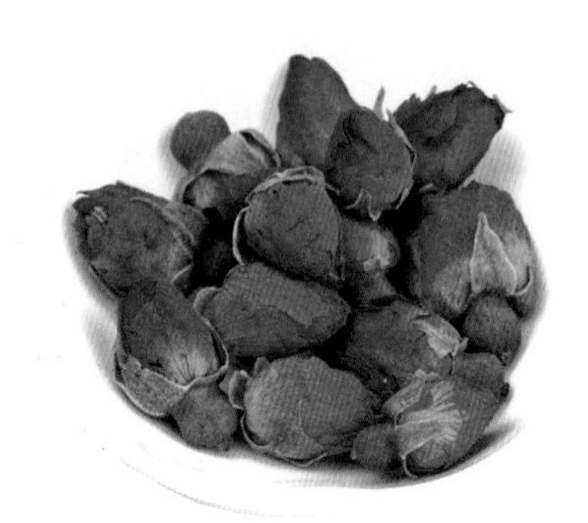

第1章 风调雨顺月经准 月经调理小偏方

经期无忧舒心过 痛经调理小偏方

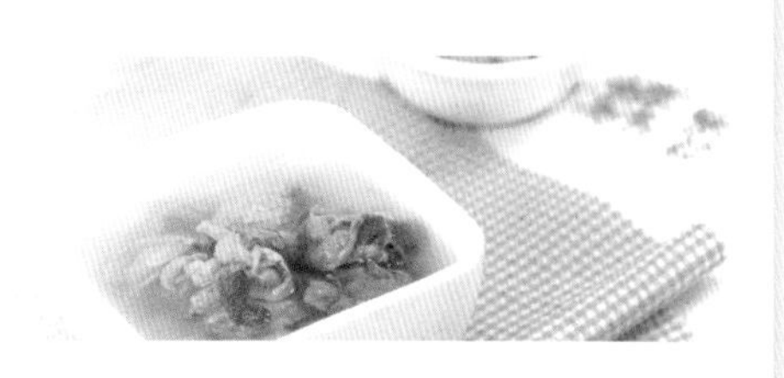

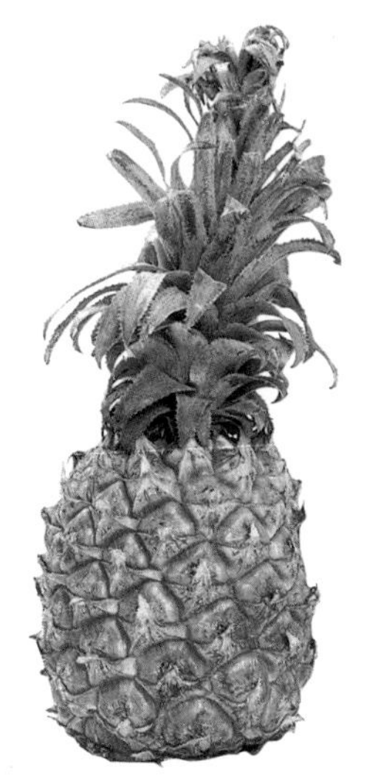

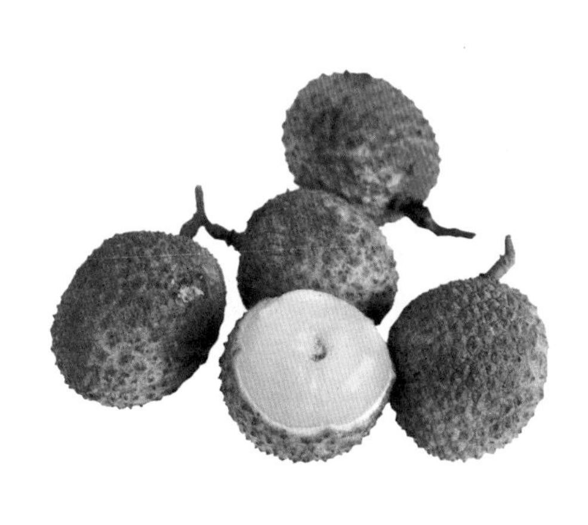

第3章 丰满健康才动人 乳房保健小偏方

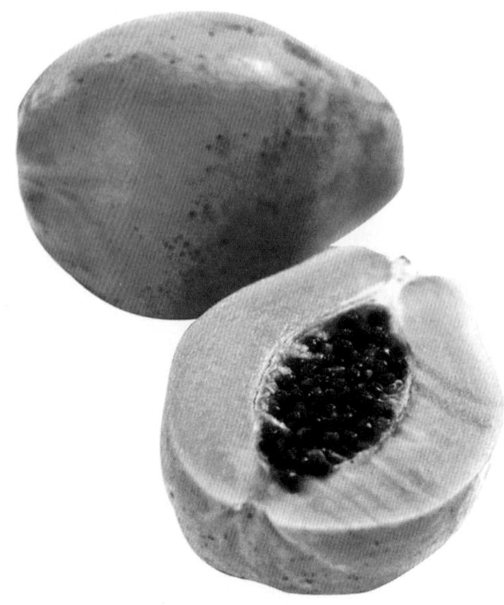

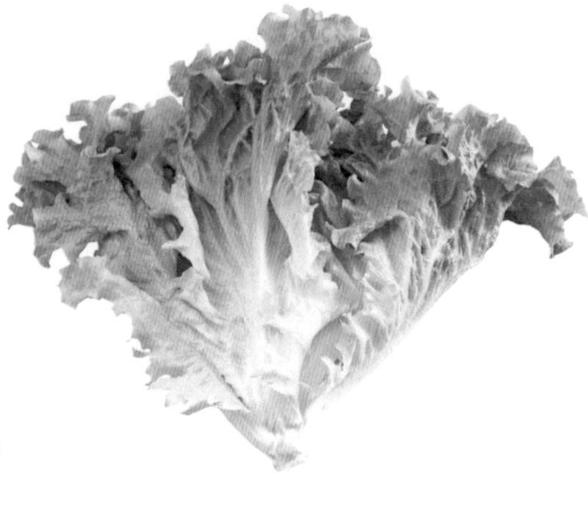

悉心呵护"聚宝盆" 子宫保养小偏方

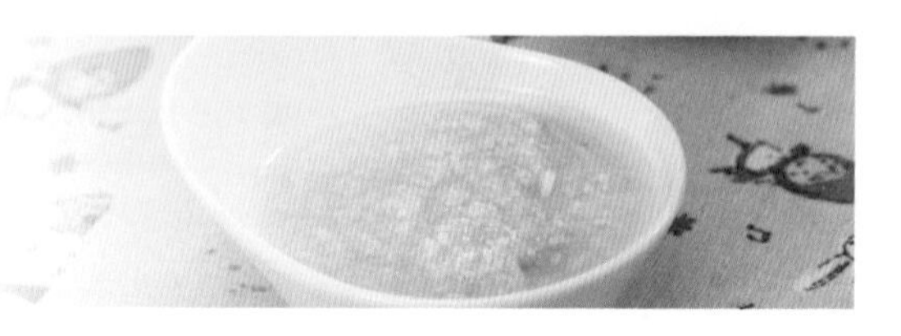

第5章 私密花园巧打理 阴道护理小偏方

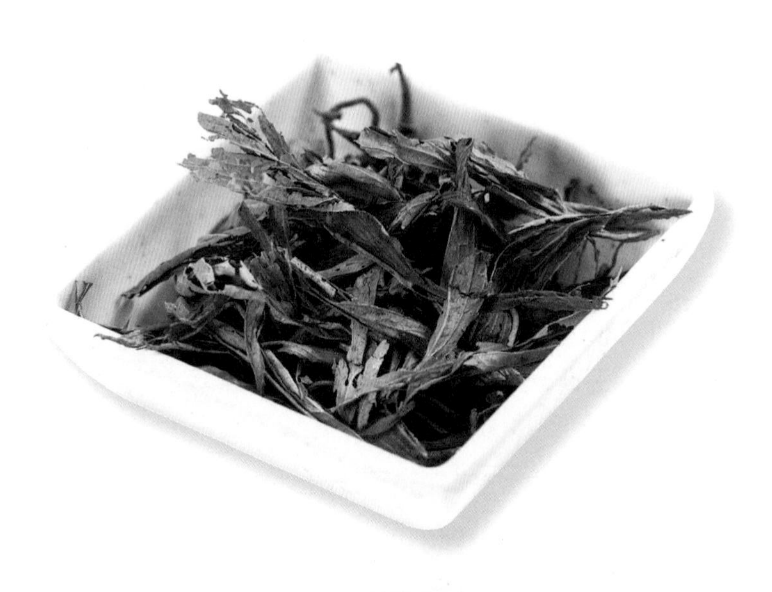

怀得上，养得好，生得下
孕期保养小偏方

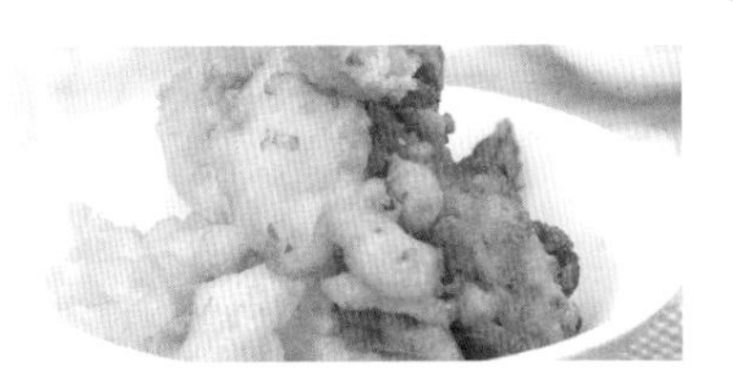

第7章 妈妈身体好，宝宝才健康 坐月子护理小偏方

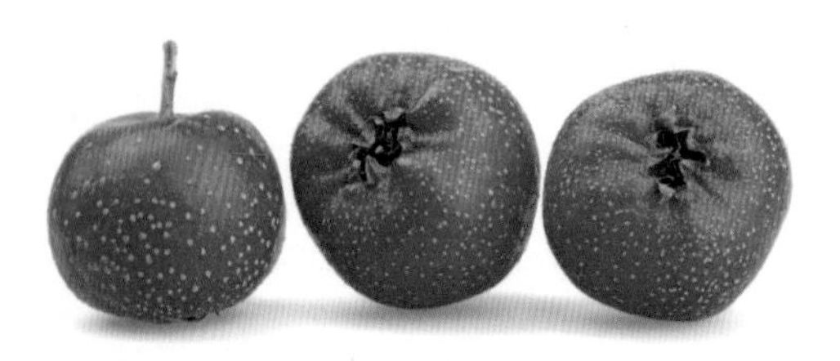

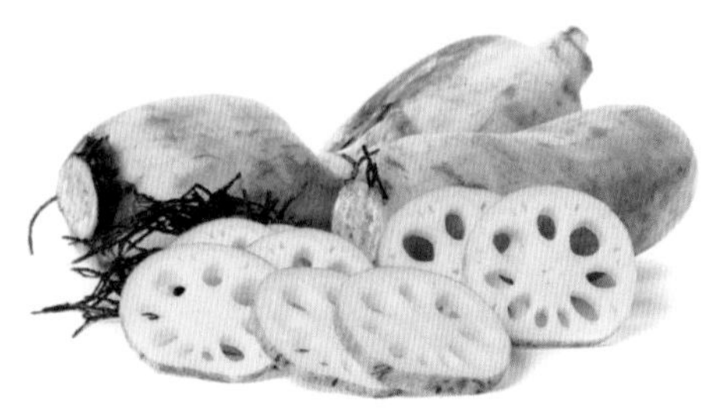

由内到外，散发迷人芬芳
美容护肤小偏方

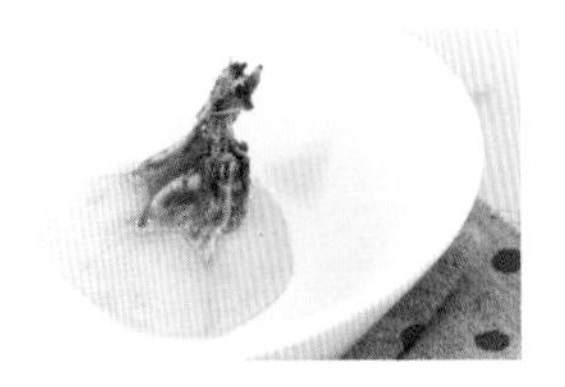

身心健康的女人命才好 亚健康调养小偏方

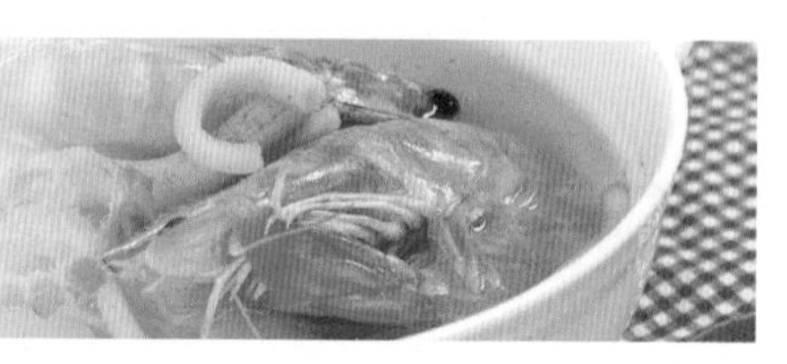

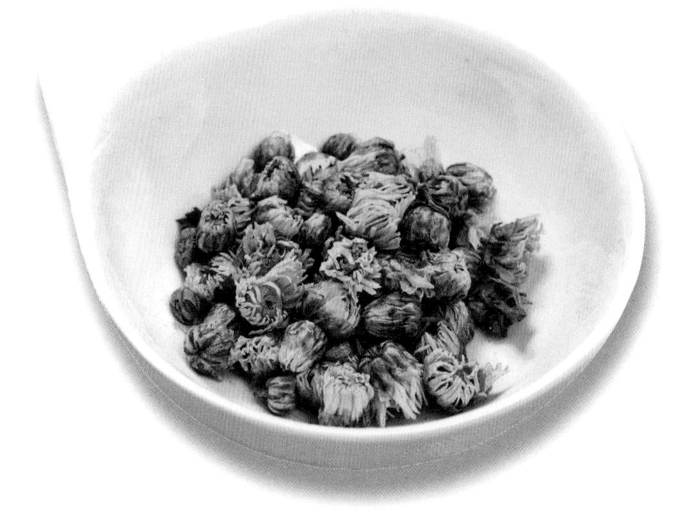

绪论

女性使用偏方时的注意事项

偏方能治愈某些疑难杂病，且功效卓著。但是，如果不能正确使用的话，它背后也隐藏着一些安全隐患。因此，女性朋友在使用偏方时一定要注意以下几点：

1 因时、因地、因人而异。偏方疗效会因时令、地域和个人的身体状况不同而异，采用偏方时，要根据地域和自己的身体情况有选择性地选用，并适时地进行疗补。若不加分析辨证，胡乱选用，则很容易出意外。

2 不要盲目迷信小偏方。很多人有了病乱投医，或者传统治疗费用较高的时候，会偏听偏信一些江湖游医的小偏方，也有某些机构用偏方来做骗钱的幌子蒙骗患者，结果不仅花了冤枉钱，还没有什么效果，甚至有的还出现了副作用，得不偿失。

3 求助专业医师指导。选偏方时一定要请有经验的医生进行指导，由医生根据你的病情，确定选用哪一种偏方，不要自作主张。

4 客观地看待小偏方。有的人对偏方治病积极拥护，身体哪里不舒服都会先找偏方；还有一类人就是严重抵制，将偏方直接与“不科学”、“忽悠”划等号。其实，两种做法都是不正确的。主流医学界对偏方也并不是一味排斥，因为的确很多小偏方经过漫长岁月的洗礼，由“偏”转“正”，最后走上了主流。因此，女性朋友要客观地看待小偏方，而不是一棍子打死，或盲目偏听偏信。只有这样才能使用好偏方，让它成为服务于你身体的工具。

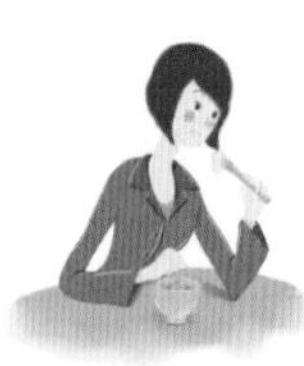

不可不知的女性养生经典名方

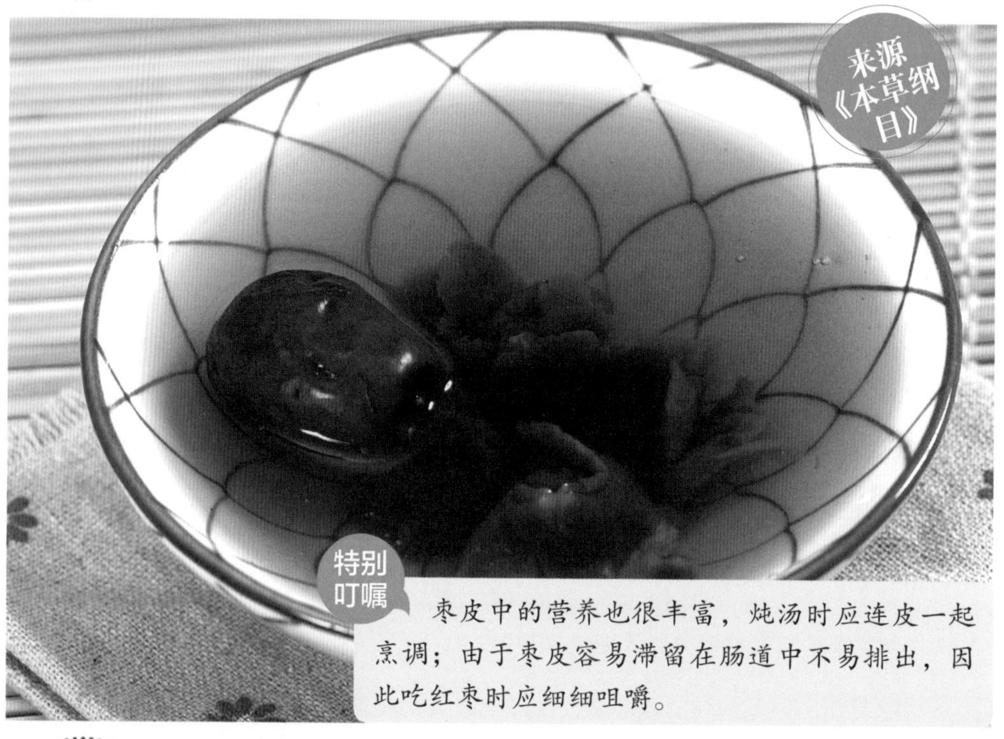

特别叮嘱 枣皮中的营养也很丰富，炖汤时应连皮一起烹调；由于枣皮容易滞留在肠道中不易排出，因此吃红枣时应细细咀嚼。

经典名方

红枣桂圆汤

补益气血

配方： 红枣20克，桂圆15克，红糖10克。

制法： 将红枣洗净，去核；桂圆去皮、核；将红枣与桂圆肉一起放入锅中，加入500毫升清水，大火烧沸，再改小火炖煮30分钟，加上红糖搅拌均匀即可食用。

用法： 可单独服用，也可佐餐食用。

功效： 补气血，益脾胃。

中医认为，人体最重要的就是气和血。气与血通力合作，才能营养人体的脏器组织，维持生命活动。气血充盈，女人才会健康美丽。所以，补益气血对女人很重要。

桂圆性温，味甘，归心、脾经，有补气养虚之功效；红枣性温，味甘，归脾、胃经，有补血、养血的功效。二者合一，可以滋补气血，使女人益寿延年。

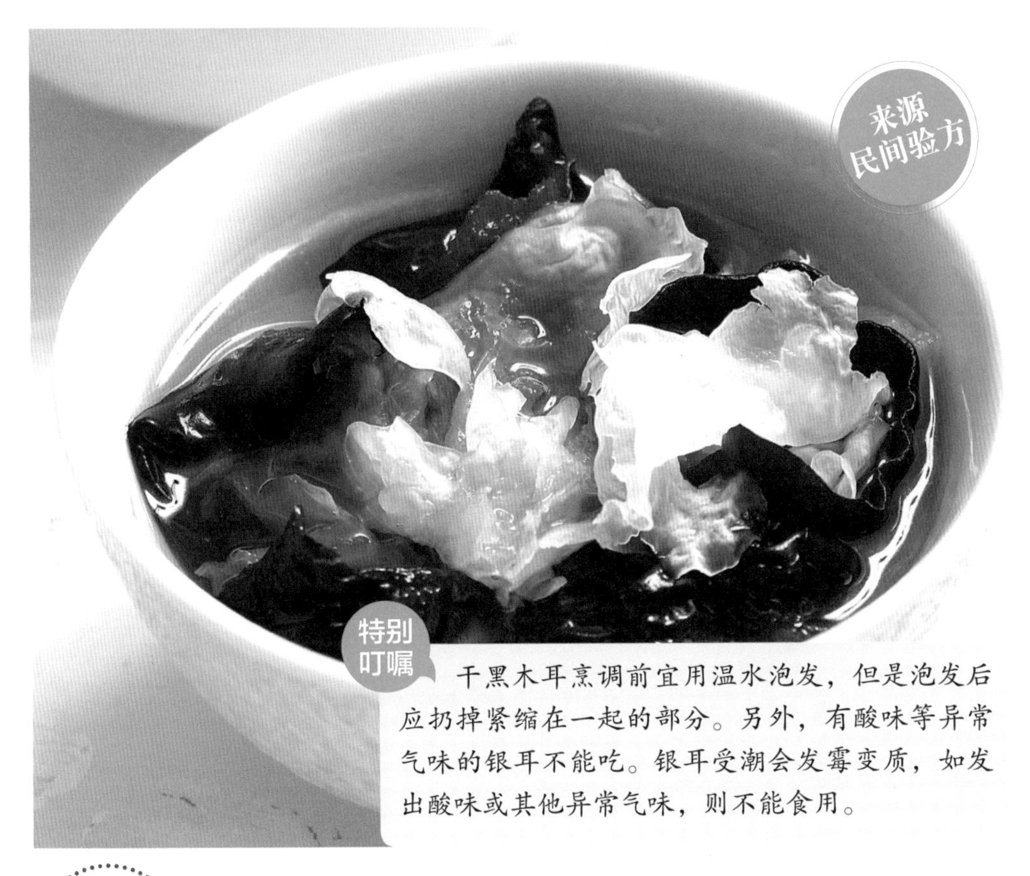

特别叮嘱

干黑木耳烹调前宜用温水泡发，但是泡发后应扔掉紧缩在一起的部分。另外，有酸味等异常气味的银耳不能吃。银耳受潮会发霉变质，如发出酸味或其他异常气味，则不能食用。

经典名方

双耳汤

滋阴补肾

配方： 木耳、银耳各 10 克，冰糖 30 克。

制法： 将木耳、银耳温水泡发，拣去蒂及杂质，洗净放入锅内；加 500 毫升清水煮沸后，再用小火煮 1 小时，加入冰糖即可。

用法： 早晚各服 1 次，需长期坚持。

功效： 滋阴、补肾、润肺。

肾为先天之本，具有主生长、发育等功能。生殖器官的功能、生育的能力都与肾气是否旺盛相关，而女性滋阴补肾更能养颜护肤。所以，滋阴补肾成为许多人关注的焦点。黑木耳性平，味甘，归肺、胃、大肠经，有补肾滋阴、滋养气血等功效；银耳含有丰富的磷脂，具有补脾健胃、清凉除燥的功效，对虚火上升、食欲不振有良好的效果。

来源
民间验方
特别
叮嘱
莲子具有收敛的功效，大便干燥者不宜多吃。

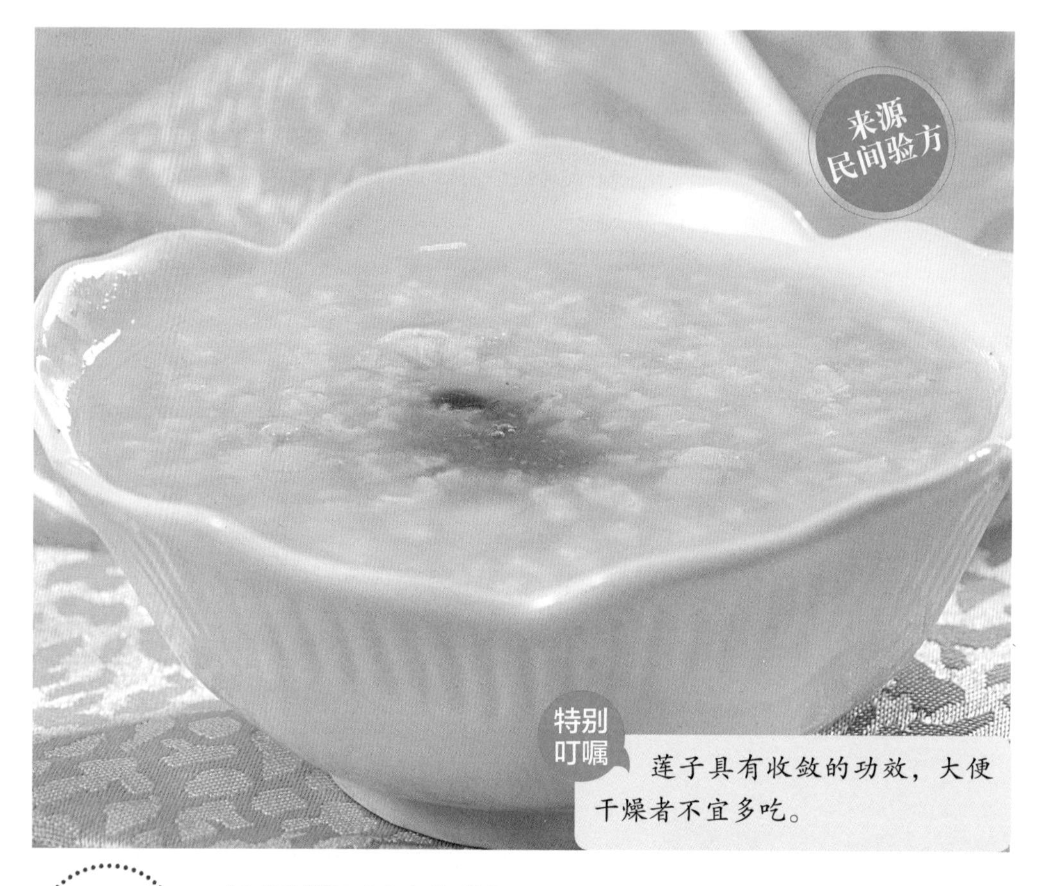

经典名方

桂圆莲子粳米粥
调养五脏

配方： 粳米 100 克，干莲子粉 50 克，桂圆肉 30 克，冰糖适量。

制法： 将粳米、干莲子粉、桂圆肉一起煮成粥，然后加进冰糖，即可食用。

用法： 临睡前食用 1 小碗。

功效： 益心脾，补气血，安心神。

女性的身体健康与否、脸色如何，都能够判断出五脏的健康状态。同样，五脏的健康状态，也能在外在的体表特征中显示出来，所以要想让自己拥有气质的外表，需要从身体的内部调理开始。

莲子性平，味甘、涩，归心、脾、肾经，具有补五脏不足、通利十二经脉气血的功效；粳米性平，味甘，是健脾胃、培中气的良药。

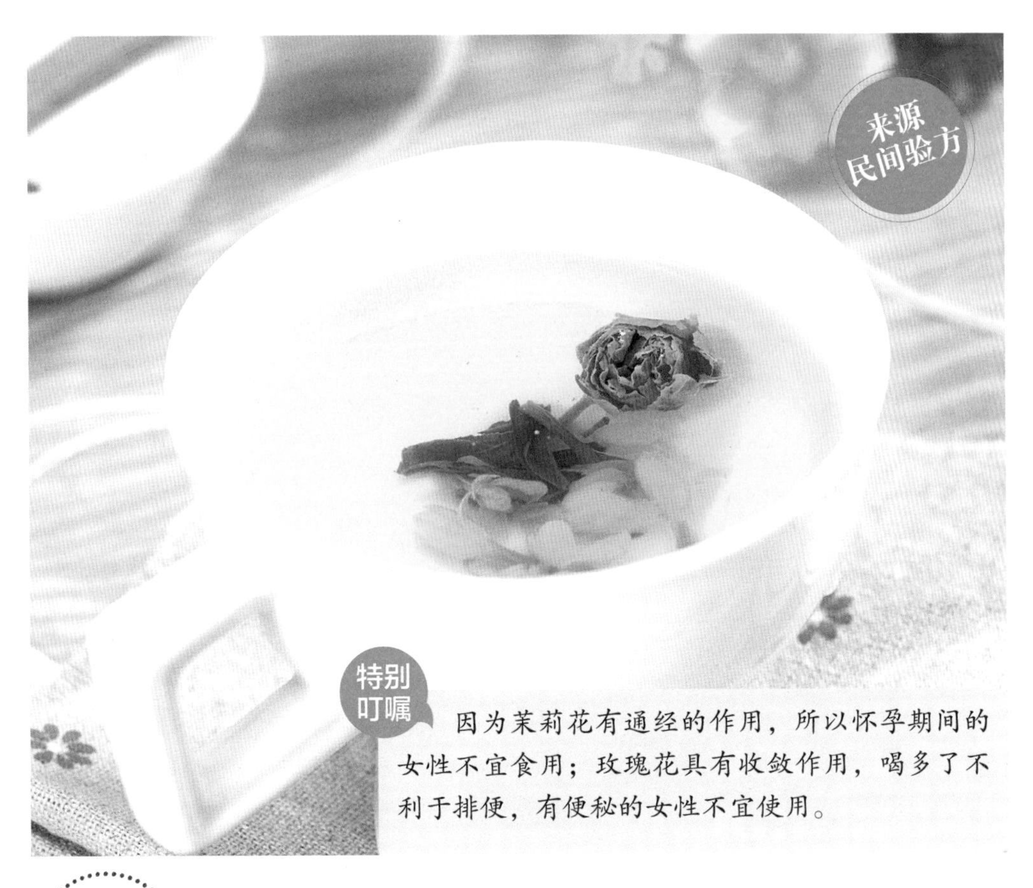

因为茉莉花有通经的作用，所以怀孕期间的女性不宜食用；玫瑰花具有收敛作用，喝多了不利于排便，有便秘的女性不宜使用。

经典名方

茉莉玫瑰花茶 增强抵抗力

配方： 绿茶9克，干玫瑰花瓣、干茉莉花各5克。

制法： 将绿茶、干玫瑰花瓣、干茉莉花放进茶杯内，用沸水冲开。晾凉后，便可饮用。

用法： 长期饮用。

功效： 有益于缓解心情抑郁、烦躁，减缓压力。

增强抵抗力实际上就是提高免疫力，这对身体健康尤其重要。免疫系统具有抵抗力，可识别从外界侵入人体的有害物质并及时清除，维持身体健康。

茉莉、玫瑰二花，气味芳香，有理气的功效，是人体的“清道夫”，女性经常服用此茶，可排除体内瘀毒，增强自身抵抗力。

来源
《神农本草经》
特别叮嘱
猪心胆固醇含量偏高，高胆固醇血症者应忌食。

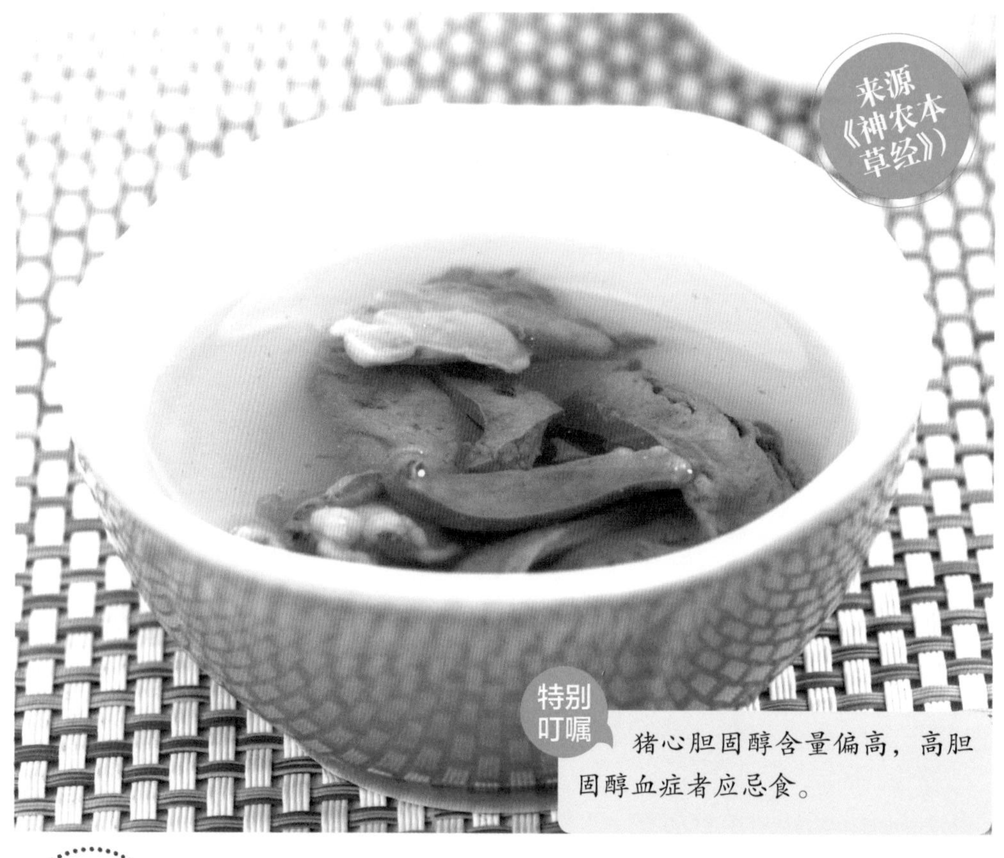

经典名方

猪心汤

宁心安神

配方： 猪心 1 个，三七、蜂蜜各 30 克。

制法： 将猪心洗净，和三七共煮，待猪心熟后加入蜂蜜，吃肉饮汤即可。

用法： 长期服用。

功效： 此方可宁心安神，改善睡眠。

中医认为，心神不宁的人容易失眠。表现为夜里睡不好，白天没精神。长期这样恶性循环，疾病就会接踵而至。心神安定了，才有助于改善睡眠状况。

猪心性平，味甘咸，归心经，有补虚、安神定惊、养心补血的功效；三七有补血的功效；蜂蜜含有多种酶和矿物质，食用后可快速补充体力，提高人体免疫力。

不同体质女性的保健方法

阳虚体质

特征：怕冷，四肢不温；容易痛经，月经延后；不孕等

宜吃食物：红枣、南瓜、韭菜，性偏热，可温补脾胃

忌吃食物：苦瓜、黄瓜、冬瓜、梨，性寒凉，会损伤阳气

经典偏方：当归生姜羊肉汤

偏方制作

配料：取羊腿肉 50 克，当归、姜各 10 克。

做法：

1. 当归和姜洗净，用清水泡软，切片；羊腿肉洗净，切片，放入加醋的沸水中焯烫一下捞出。
2. 锅中加水，放入当归片、姜片和羊肉片，大火煮沸后，改用小火炖 15 分钟即可。

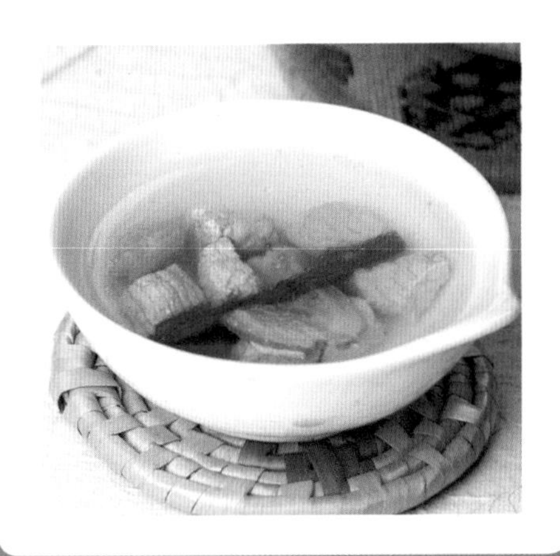

气虚体质

特征：体倦，乏力；面色苍白，口唇色淡；便秘，尿少；胃口不好；容易长色斑，面积大，颜色淡

宜吃食物：牛肉、狗肉、鸡肉，性温平，有温中、益气、补精、养血功效

红枣、葡萄，性温，味甘，能补气补血

忌吃食物：薄荷、山楂、荷叶，会耗伤正气

经典偏方：乌鸡黄芪大枣汤

偏方制作

配料：净乌鸡半只，黄芪 30 克，红枣 6 颗，盐适量。

做法：

1. 将乌鸡洗净；黄芪洗去浮尘；红枣洗净。
2. 砂锅放置火上，放入乌鸡、黄芪和红枣，倒入没过锅中食材的清水，煲至乌鸡肉烂脱骨，取出黄芪，加入盐，吃乌鸡肉、红枣，饮汤即可。

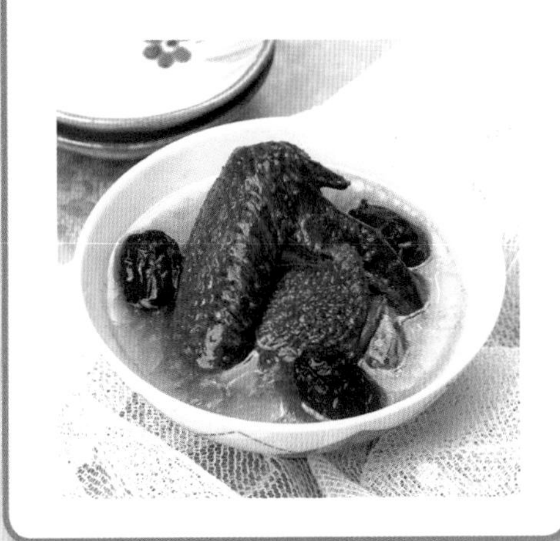

痰湿体质

特征：形体肥胖；出汗过多或过少；面部油脂较多；胸闷；痰多；白带过多；常见经迟、经少、闭经

宜吃食物：红豆、薏米、黄瓜、冬瓜，可健脾利湿，改善痰湿体质

忌吃食物：芹菜、百合、绿豆，寒凉，会耗伤脾气

甜饮料、砂糖，含糖量高，甜能生湿，不宜食用

经典偏方：红豆鲤鱼汤

偏方制作

配料：鲤鱼1条（约500克）、红豆50克，陈皮10克，草果1个，姜片、盐适量。

做法：

1. 将鲤鱼收拾干净；红豆洗净，浸泡30分钟。
2. 将鲤鱼放进锅中，加适量水，烧沸后，放入红豆、陈皮、草果、姜片，继续熬煮至红豆熟时，加入盐调味。

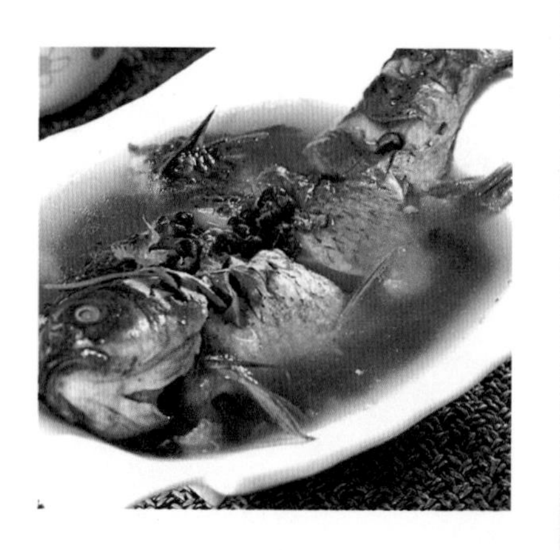

湿热体质

特征：身体困重倦怠、心烦懈怠；面色发黄、发暗，多有粉刺；经常口干、口苦、口臭；头发油腻、头皮屑多；眼睛混浊，有血丝；小便呈深黄色、异味大；白带多，颜色发黄

宜吃食物：苦瓜、丝瓜、黄瓜、冬瓜，可清热祛湿，疏肝利胆

豆腐、莲藕、白萝卜，性味甘平，适合湿热体质者食用

忌吃食物：辣椒、姜、大葱、大蒜，辛辣燥烈、大热大补，湿热体质者不宜食用

经典偏方：泥鳅炖豆腐

偏方制作

配料：泥鳅500克，豆腐250克，盐适量。

做法：

1. 将泥鳅去腮及内脏，洗净；豆腐洗净，切块。
2. 将泥鳅放进锅内，加盐和适量清水，放置大火上，炖至五成熟时，加入豆腐块，炖至泥鳅熟烂即可。

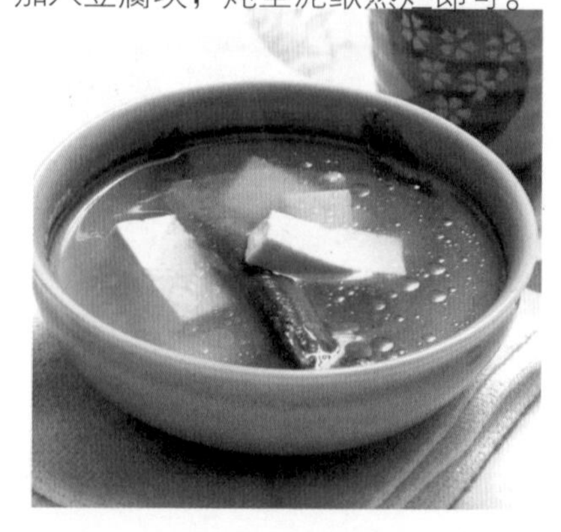

阴虚体质

特征：畏热喜冷，耐寒力较强；皮肤易生疮疡；口干口渴，心烦气躁；小便黄、大便硬、易便秘；手足易冒汗发热；月经常提前，月经周期短

宜吃食物：鸭肉、猪肉、甲鱼、海参，可滋阴、养胃、润燥

莲子、红枣、山楂，可安神养心、养胃健脾

忌吃食物：桂圆、荔枝，性温热，阴虚内热者及热性病患者均不宜食用

经典偏方：双椒鸭丁

偏方制作

配料：鸭肉250克，青椒、红椒各25克，葱花、盐、鸡精各适量。

做法：

1. 鸭肉、青椒、红椒洗净，切丁。
2. 炒锅内倒入适量的植物油，待油烧至七成热，加葱花炒出香味，放入鸭肉丁翻炒至肉色变白。
3. 加适量清水焖熟，放入青椒丁、红椒丁翻炒3分钟，用盐和鸡精调味。

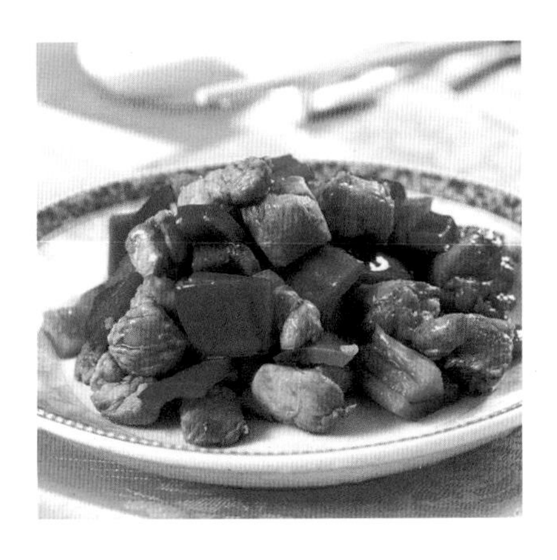

瘀血体质

特征：黑眼圈、嘴唇发紫；舌头上有不易消退的瘀点和瘀斑；关节肿胀疼痛；形体消瘦；易脱发，皮肤干燥瘙痒，面色灰暗；表情抑郁；记忆力差

宜吃食物：黑豆、黄豆、黑木耳、山楂，可活血化瘀

胡萝卜、香菜、荠菜、油菜，可理气活血

忌吃食物：苦瓜、柿子、李子、石榴，会涩血，瘀血体质者不宜食用

经典偏方：海米油菜

偏方制作

配料：油菜150克，海米60克，葱花、鸡精、植物油、盐各适量。

做法：

1. 油菜择洗干净；海米挑去杂质，洗净；炒锅置于火上，倒入适量植物油。
2. 待油烧至七成热，放入葱花炒香，倒入油菜和海米翻炒3分钟，用鸡精和盐调味即可。

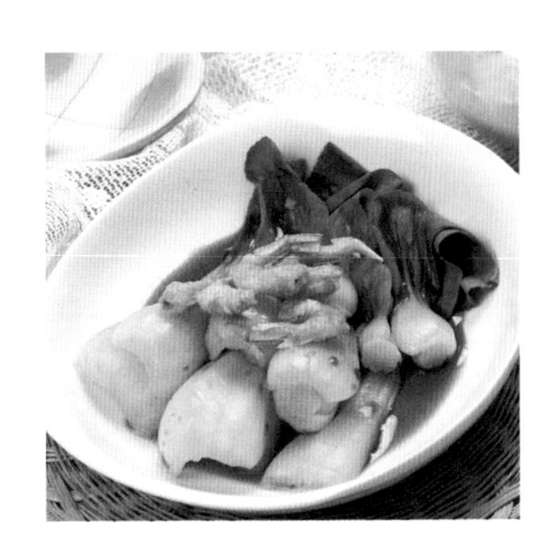

气郁体质

特征：形体偏瘦；面色发黄、没有光泽；大便干燥；比较敏感，经常叹气；胸胁有胀满感；喉咙有异物感

宜吃食物：莲藕、白萝卜、山楂，可疏肝理气、补益肝血

花生、核桃、葵花子，富含B族维生素，有助于缓解紧张和忧虑

忌吃食物：羊肉、辣椒、烈性酒，性热，易助长肝火，使肝气郁结

经典偏方：香菇豆腐

偏方制作

配料：水发香菇75克、豆腐300克、植物油、糖、味精、盐、胡椒粉、料酒、水淀粉各适量。

做法：

1. 豆腐、香菇洗净，切片。
2. 锅内倒入适量植物油烧热，放入豆腐，用小火稍煎，加入料酒；放进香菇、糖、味精、盐、胡椒粉，加水，用大火收汁；出锅前用水淀粉勾芡装盘即可。

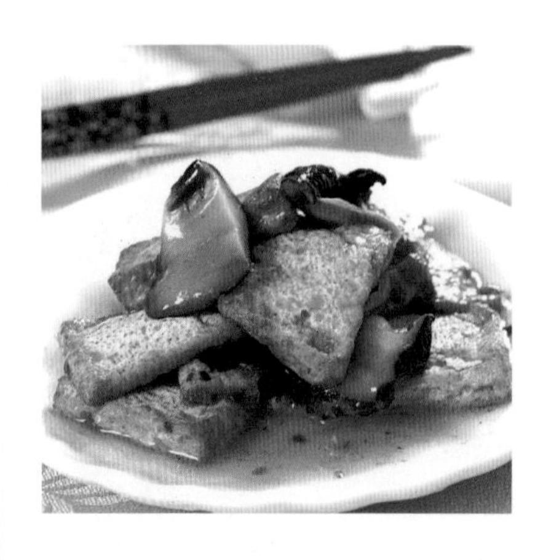

特禀体质

特征：即使不感冒也会经常鼻塞、流鼻涕、打喷嚏；容易对药物、食物、气味、花粉过敏；皮肤常因过敏出现紫红色瘀点、瘀斑；皮肤经常一抓就红

宜吃食物：绿豆、红豆、糯米、山药，可益气固表，宜多食用

蜂蜜、红枣、胡萝卜，可有效预防过敏性反应

忌吃食物：浓茶、咖啡、烈性酒，这些饮品辛辣、刺激性强，不宜饮用

经典偏方：山药糯米粥

偏方制作

配料：山药50克，糯米100克，白糖适量。

做法：

1. 将糯米淘洗干净，浸泡4小时；山药洗净，去皮，切小丁。
2. 锅中加入适量水煮沸，把糯米放入开水中慢煮，糯米将熟时加入山药丁和白糖熬煮至糯米、山药熟烂即可。

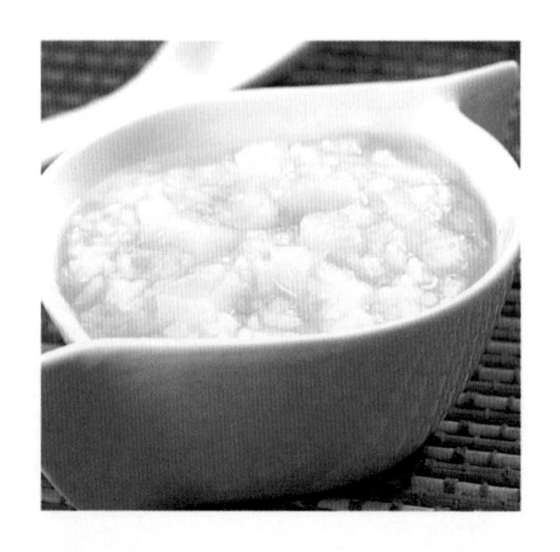

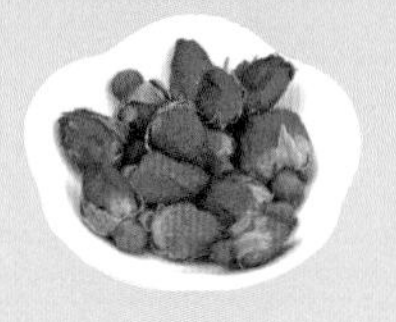
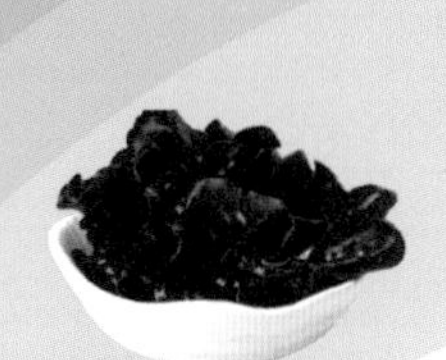
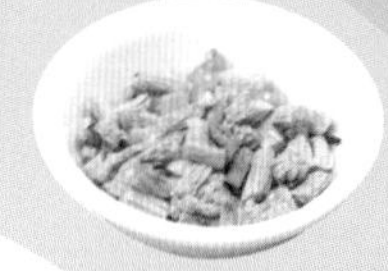
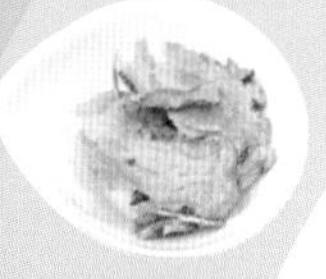

第1章

风调雨顺月经准

月经调理小偏方

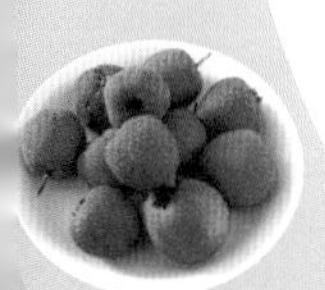
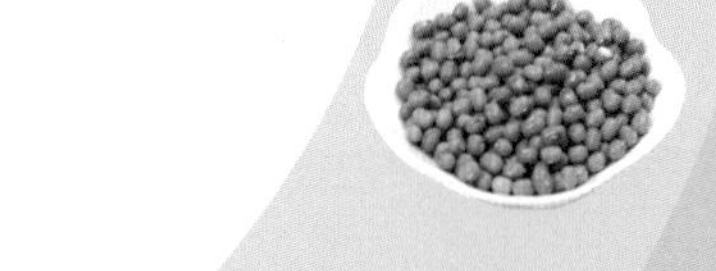
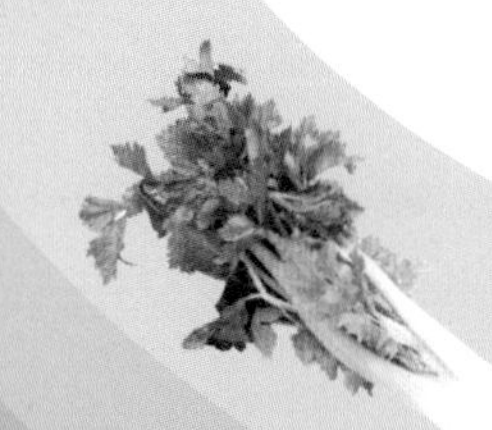
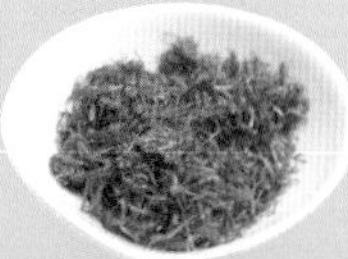

月经先期

Q 月经提前，是什么原因引起的？

A 月经较平时提前7天以上，甚至十余天，连续2个周期以上者，称为月经先期，又称为月经先行、经早、经期超前等。中医认为，月经提前的病机是气虚、血热而引起。气虚可因饮食劳倦，脾胃受损，冲任不固引起；血热可因素体阳盛或阴虚，或外感热邪，或肝郁化火引起。

偏方1

人参大补元气，补脾益肺，生津，安神；大枣活血化瘀；粳米性平，味甘，是健脾胃、培中气的良药。此方可以补益气血，调治因气虚血亏引起的月经提前。

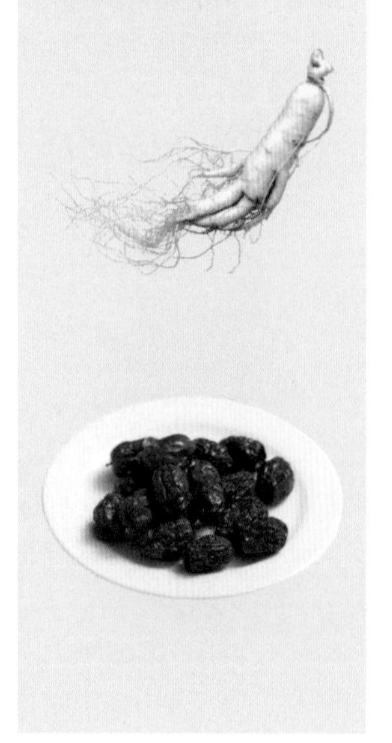

人参大枣粳米粥

补益气血，改善经期提前

来源 民间验方

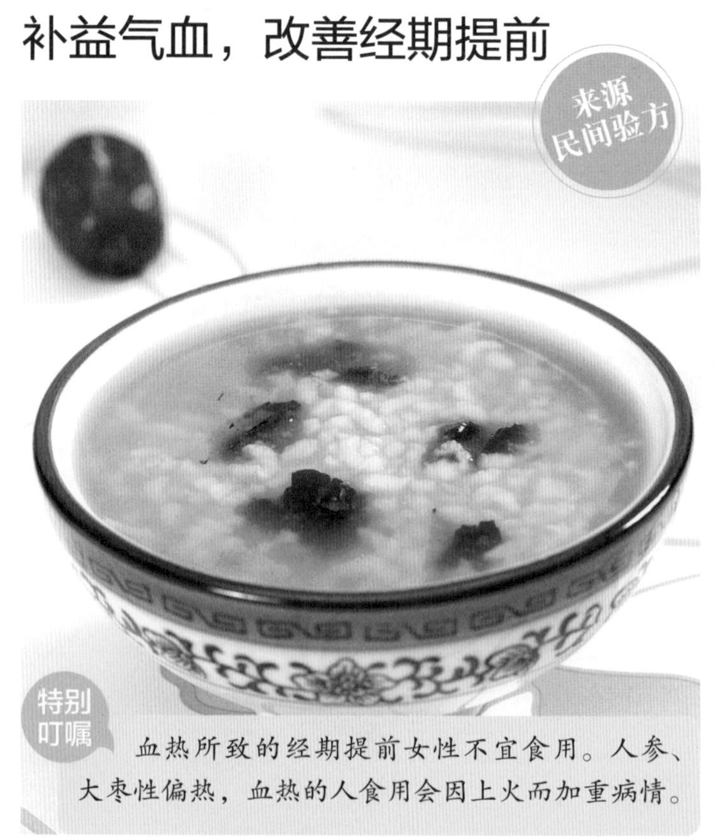

特别叮嘱 血热所致的经期提前女性不宜食用。人参、大枣性偏热，血热的人食用会因上火而加重病情。

配方： 人参6克，大枣15枚，粳米30克。
制法： 将大枣去核，与粳米、人参同煮成粥。
用法： 经前1周服用，每天2次（早晚各1次）。
功效： 适用于气虚所致的月经先期。

偏方 2

芹菜的膳食纤维很多，可以养血补虚、清肝明目、调经止带，对调治女性疾病效果很好。生藕甘寒，能凉血止血、清除胃热；熟藕甘温，能健脾开胃、益气补心。女性出现月经提前而且量多的情形，常吃点藕，能使月经恢复正常。

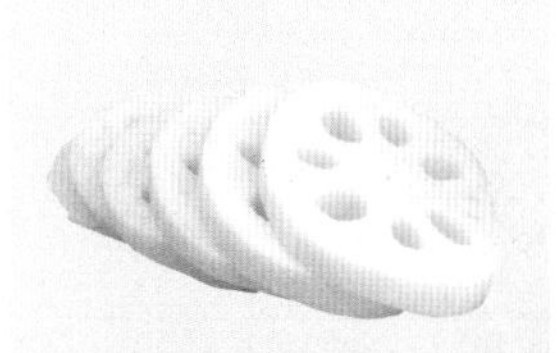

这样做也有效

可以直接用干芹菜 30 克，水煎服，每日喝 1 剂，经前连服 1 周，便可改善血热引起的月经提前。

月经提前火气大，试试芹菜炒藕片

姓名： 小张

年龄： 25岁

小张的月经周期常常会提前几天，因为没什么明显不适，她也没当回事。但后来，月经常常提前1周以上，并且伴随月经量增多、月经质黏、大便干燥、口渴心烦。医生判断，这是血热引起的月经提前，调治原则是清热凉血。医生给她推荐了一道菜——芹菜炒藕片。经前连吃了7次，经期提前的情况得到改善。

芹菜炒藕片

缓解经早，平和身心

来源 民间验方

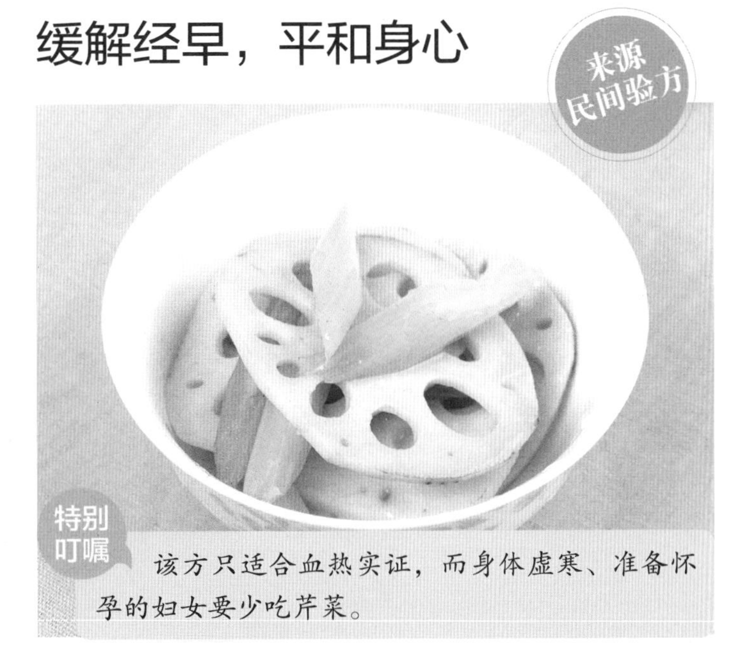

特别叮嘱 该方只适合血热实证，而身体虚寒、准备怀孕的妇女要少吃芹菜。

配方： 鲜芹菜、鲜藕各 120 克，生油 15 毫升，精盐少许。

制法： 将芹菜和藕洗净，芹菜切成 1 寸长，藕切片；锅置于旺火上，下生油烧热，放入芹菜、藕片，加入适量精盐，翻炒 5 分钟，再放入适量味精即成。

用法： 经前服用，每日 1 次，3~5 次为 1 个疗程。

功效： 调治月经提前，伴随有大便干燥、脸上长痘等症状。

月经后期

Q 什么样的情况就算月经后期?

A 月经周期延后7天以上，甚至3~5个月行1次的情况，称为“月经后期”。一般认为，要连续出现2个周期以上。另外，青春期初潮后数月内或于更年期月经时有延后，无伴其他症状者，一般不属于此病症。月经后期，还通常伴随下腹隐痛、头晕眼花、心悸失眠、脸色萎黄等症状。月经后期的常见病因有肾虚、血虚、血寒、气滞和痰湿。

偏方 1

山楂酸中带甜，色泽鲜红，是女性调理月经的佳果。

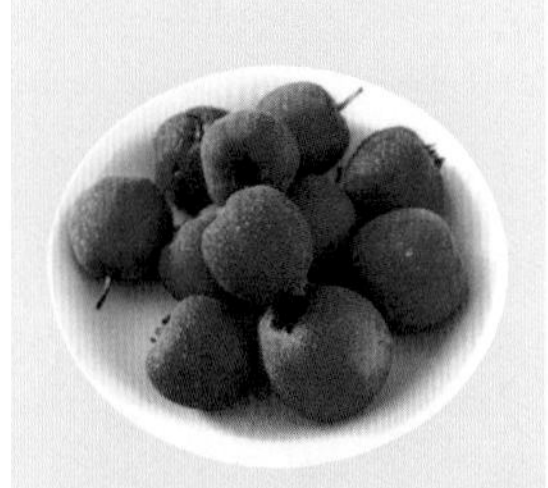

这样做也有效

将山楂放入杯中然后加沸水，盖上盖子焖一会儿，加入红糖代茶饮。

山楂红糖水

活血调经，经期滞后的克星

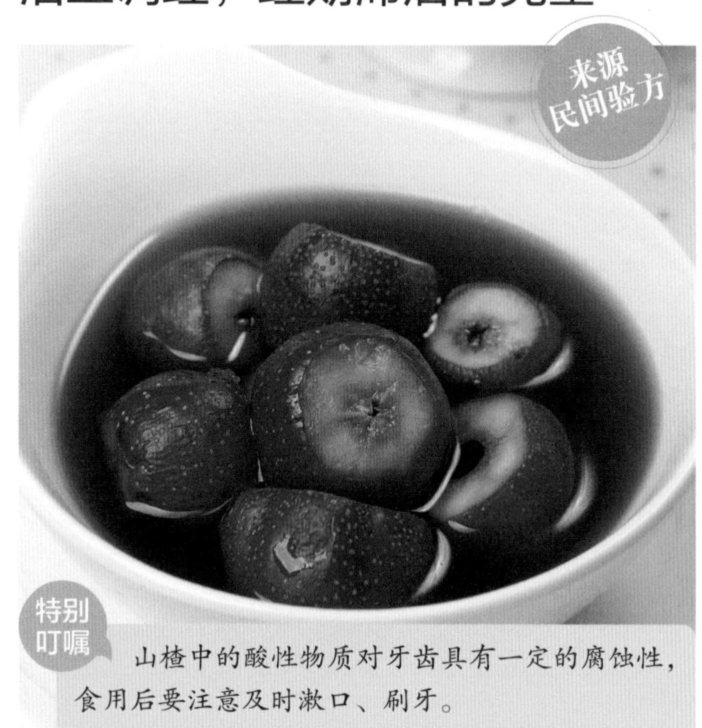

特别叮嘱 山楂中的酸性物质对牙齿具有一定的腐蚀性，食用后要注意及时漱口、刷牙。

配方： 生山楂肉50克，红糖10克。

制法： 山楂洗干净，放入砂锅中，加入清水，用文火煎1小时，去渣；然后放入红糖，即可食用。

用法： 经期每日1剂，分早晚2次服用。

功效： 活血调经，缓解经期延后。

偏方 2

红枣自古以来就是补血佳品，而乌鸡更能益气、滋阴，特别适合女性朋友食用，对月经紊乱有很好的疗效，经常食用还能美容。

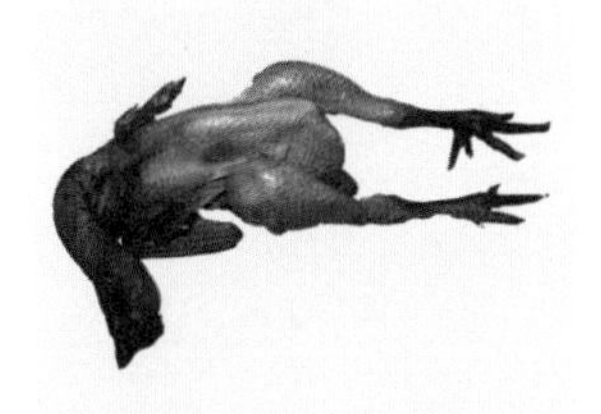

经期体虚乏力，首选乌鸡红枣汤

姓名： 范女士

年龄： 32岁

范女士的经期时常滞后，一过就是几天，多则半月，甚至2个月来1次月经，经血色黑。月经前后，范女士会性情急躁、疲倦乏力，还会时常失眠、大便秘结。医生诊断为血虚型月经后期，建议她吃乌鸡红枣汤。她调理了2个月，并坚持合理饮食，月经果然恢复了正常。

乌鸡红枣汤

补血益气，滋阴养颜

来源 民间验方

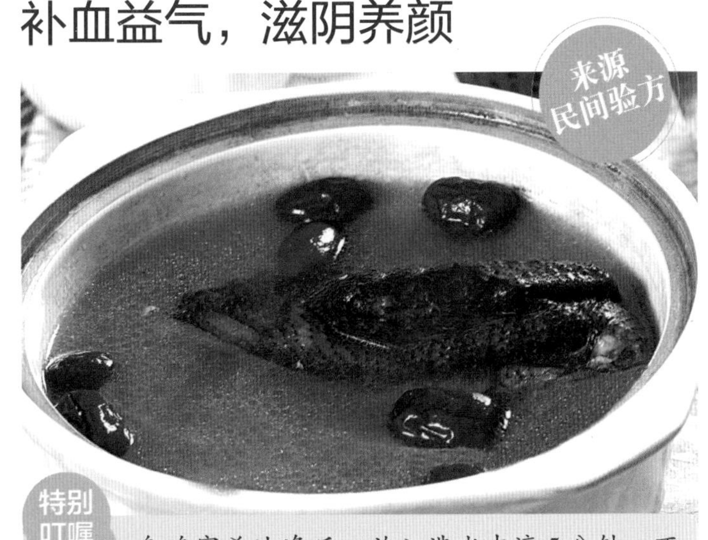

特别叮嘱 乌鸡宰杀洗净后，放入沸水中滚5分钟，不仅可以去掉生腥味，也是一次彻底清洁的过程，还能使成汤清亮不混浊、鲜香无异味。

配方： 乌鸡1只，红枣5枚，干姜2片。

制法： 将乌鸡洗净，放入沸水中滚5分钟，捞起，沥干水分；红枣去核；刮去姜皮，切2片。煲内加入清水，猛火烧开，然后放入以上材料，再烧开，改用中火煲2~3小时。

用法： 月经前3~5天开始喝，每天1剂，月经期停服。

这样做也有效

这汤可以根据自身需求加配料：脾虚、肾虚加30克山药，可以补脾胃、益肾；寒凝血瘀，可加当归、黄芪各15克一起煮，能够活血化瘀、气血双补。

月经先后不定期

Q 什么样的情况称为“月经先后不定期”？

A 月经周期或提前、或延后7天以上，连续3个月经周期以上者，称为“月经先后不定期”，主要是因肝郁或肾虚所致。凡经量少色淡，质稀薄，小腹空坠，夜尿多，脉沉弱为肾虚；凡经行不畅，色、质正常或夹血块，乳房、胸胁胀痛为肝郁。

偏方1

核桃可以补肾、固精强腰、润肠通便；芝麻可用于治疗身体虚弱、津液不足；常吃黑豆可以补充肾气，缓解肾虚引起的月经不定期。

这样做也有效

取猪皮1 000克，黄酒200毫升，白糖200克。将猪皮洗净后切碎，加适量水，用文火炖至汁液黏稠，再加入黄酒、白糖即可。用开水冲化后温服，每天2次，每次适量。用于调治血虚乏力，月经不定期。

核桃芝麻黑豆粥

补肾调经功效好

来源 民间验方

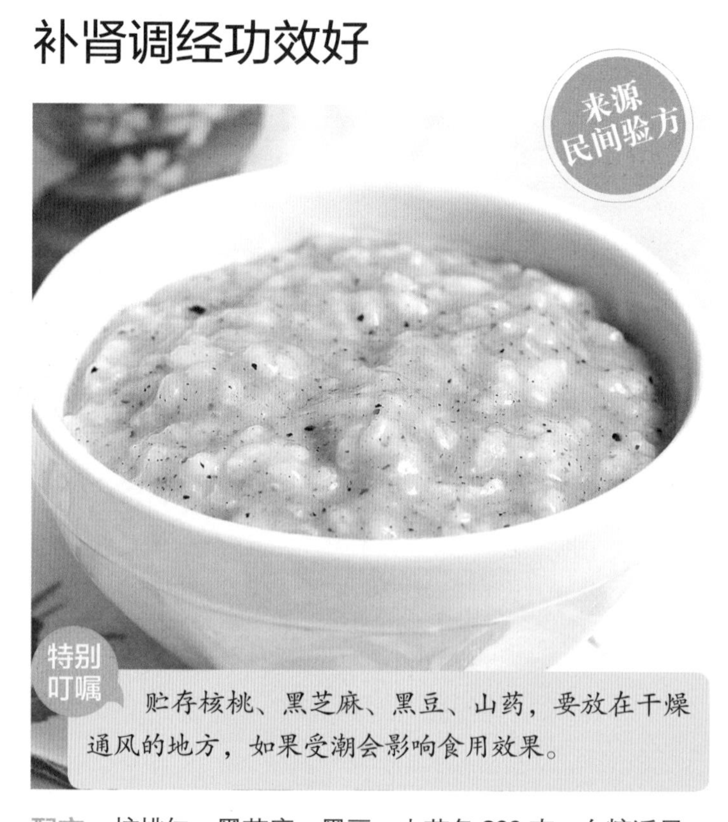

特别叮嘱 贮存核桃、黑芝麻、黑豆、山药，要放在干燥通风的地方，如果受潮会影响食用效果。

配方： 核桃仁、黑芝麻、黑豆、山药各200克，白糖适量。

制法： 将核桃仁捣碎研末，黑芝麻、黑豆、山药分别炒熟，一起熬粥，粥熟放白糖即可食用。

用法： 经前1周服用，每晚1次。

功效： 主治肾虚、冲任不调引起的月经先后不定期。

来源
民间验方
特别
叮嘱
血热、血虚的人，不宜服用月季花。

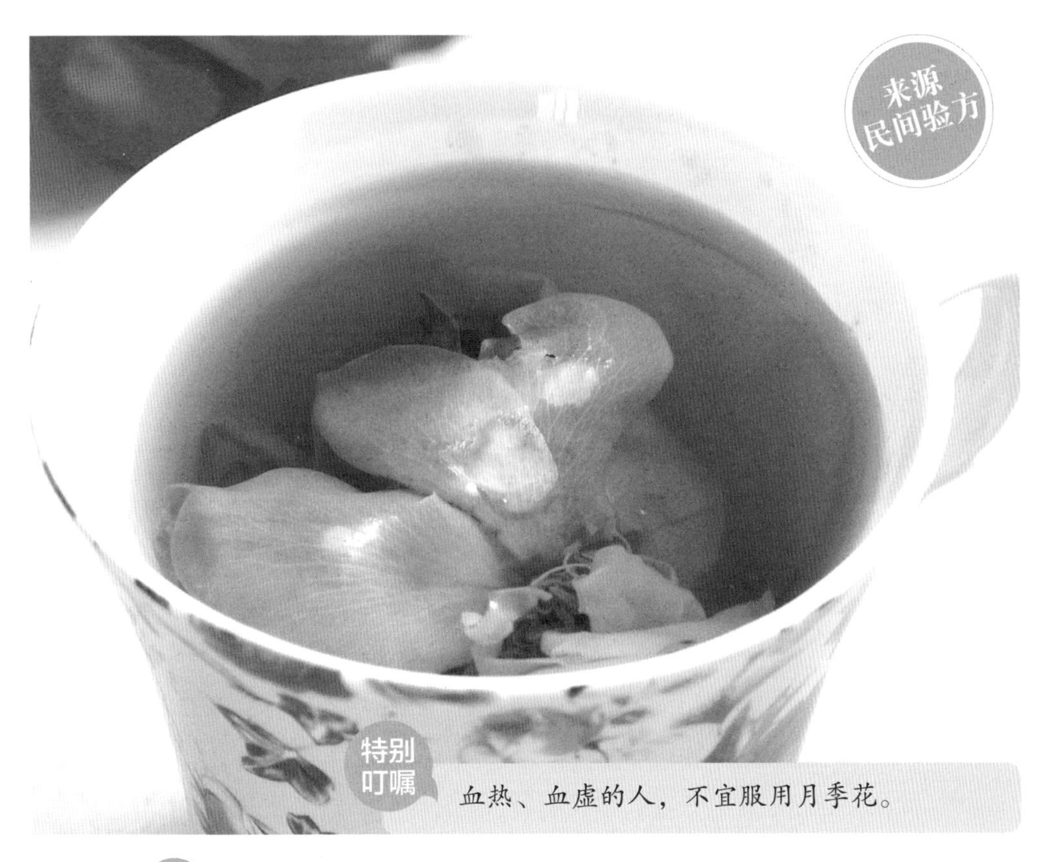

偏方 2 月季花红糖饮

清瘀解郁，调经活血

月季花除了供人观赏之外，还有药用功能，月季花性温，味甘，可活血调经、解毒消肿，对于瘀血肿痛、月经不调等症，能起到不错的调理效果。

配方： 月季花 10 克，红糖 50 克。

制法： 将月季花洗净，放入锅中，加水 200 毫升，小火煮至 100 毫升，调入红糖即可。

用法： 经前服用，每天 1 次，温服。

功效： 适用于肝郁引起的月经先后不定期。

这样做也有效

购买秋季成熟的橘子 1 000 克，除去橘蒂柄及其斑纹，保留果肉，洗净，晒干，或用微火焙干，研成细末，瓶装，防潮。每天 2 次，每次 15 克，温开水冲服。对调治肝气郁结导致的月经不定期有效。

来源
民间验方
特别叮嘱
龙眼属湿热食物，多食易滞气，有上火发炎症状的时候不宜食用。

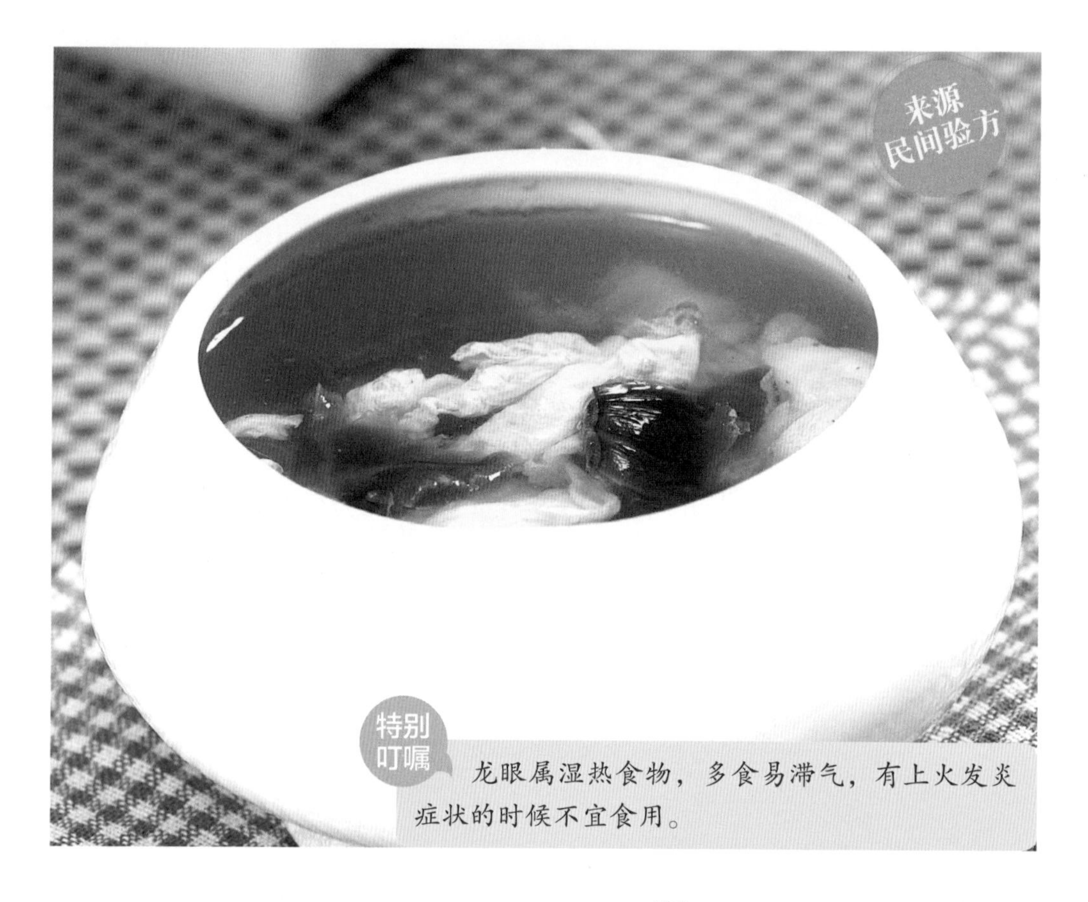

偏方 3 龙眼炖鸡蛋

缓解心脾虚损，气血不足

龙眼性温，归心、脾二经，可以补益心脾、养血安神；鸡蛋营养丰富，是滋补之上品。

配方： 龙眼肉 30 克，鸡蛋 1 个。
制法： 清水煎煮龙眼肉，30 分钟后打入鸡蛋，共炖至熟。
用法： 早晚各 1 次，连服 7 日。
功效： 调治因虚所致的月经不定期。

好大夫在线

Q 月经先后不定期的女性，平时吃些什么食物好?

A 多吃疏肝理气的食物，如柚子、柑橘、橙子、佛手；多吃清肝火的食物，如苦菜、绿豆、芹菜、白菜、金针菜；多吃补肾补脾的食物，如山药、莲子、栗子等，让脾、胃、肾好转，气血充足，月经周期就会稳定。

经期延长

Q 什么样的情况称为“经期延长”？

A 经期延长是指月经周期基本正常，行经时间超过 7 天以上。

Q 怎样区别不同原因引起的经期延长？

A 气虚证：经血过期不净，量多，色淡，倦怠乏力；血热证：经行时间延长，量少，色鲜红，咽干口燥，手足心热；血瘀证：经行时间延长，量不多，下腹疼痛。

偏方 1

莲藕花生猪骨汤

补中益气，呵护经期

来源 民间验方

莲藕可以消炎化瘀、清热解燥；花生有补中益气、通血脉、延年益寿之效；猪骨补脾润肠，上述材料合而为汤，不寒不燥，有补气养血、健骨强身的功效。

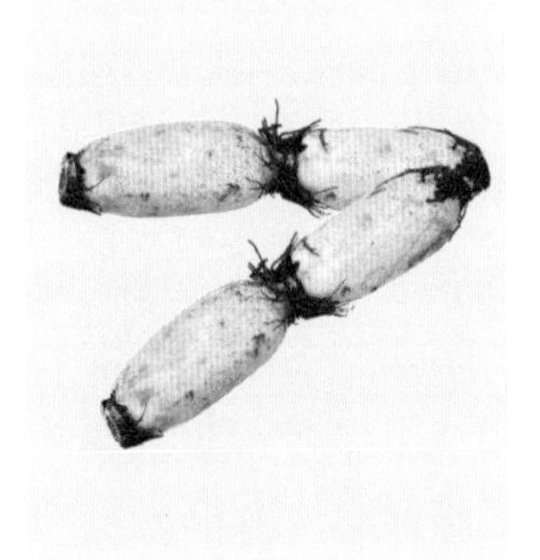

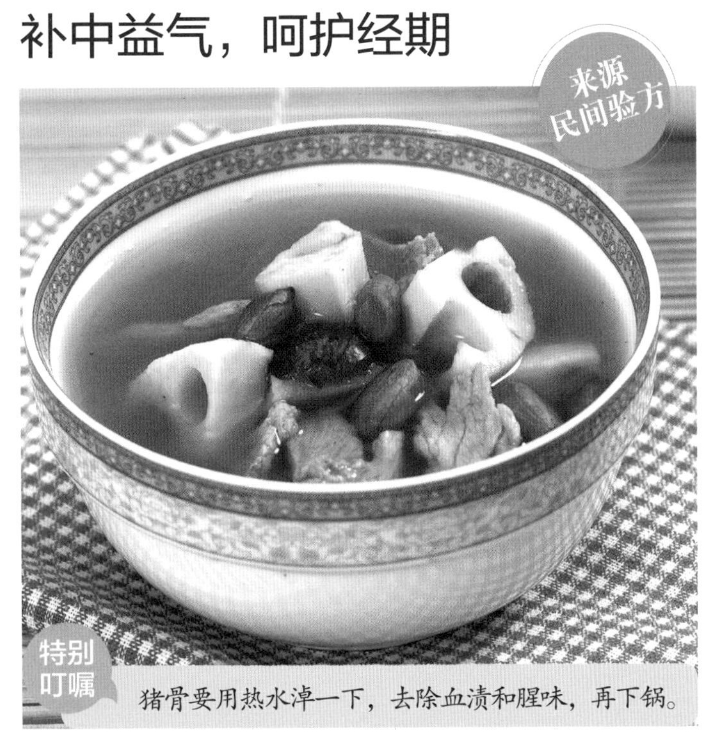

特别叮嘱 猪骨要用热水焯一下，去除血渍和腥味，再下锅。

配方： 莲藕 200 克，花生 100 克，猪骨 500 克，红枣 10 枚。

制法： 将莲藕、猪骨洗净，切成小块；花生、红枣（去核）洗净。一起放入砂锅内，加入清水；大火煮沸后，改用文火煨煮 3 小时，调味即可。

用法： 佐餐食用，可常服。

功效： 补气养血，止血调经。

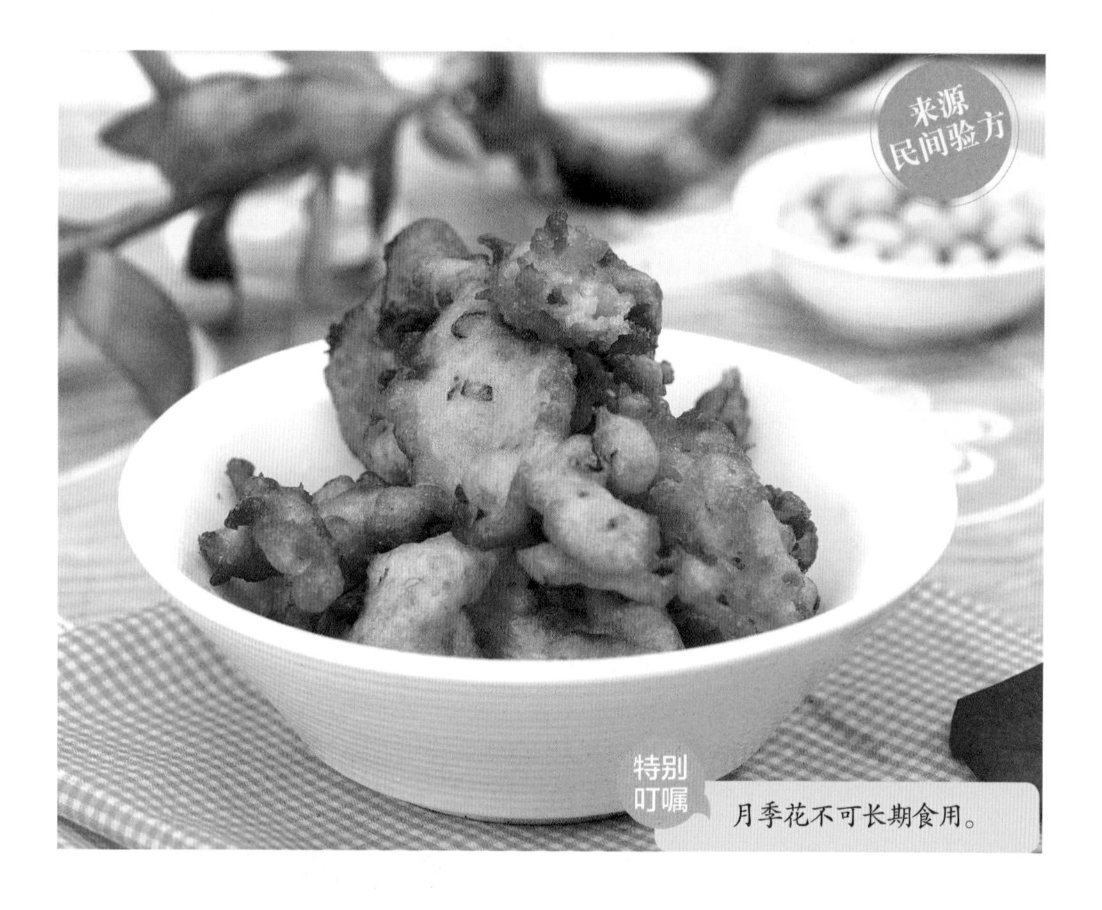

偏方 2 月季牛奶鸡蛋酥

疏肝解郁，活血调经

月季花可以活血调经，主治肝郁不舒、瘀血阻滞所致的月经不调、胸腹胀痛、烦闷呕吐等症。

配方： 鲜月季花瓣100克，面粉400克，鸡蛋3个，牛奶200克，白糖100克，精盐1撮，沙拉油50克，发酵粉适量。

制法： 鸡蛋打碎，盛在盆中，加入糖、牛奶，搅匀后加入面粉、油、盐及发酵粉，轻搅成面浆；花瓣加白糖用水泡渍半小时，和入面浆中。用汤勺舀面浆于五成热的油中炸酥。

用法： 做早、晚餐或点心食用。

功效： 疏肝解郁、活血调经，适用于血瘀导致的经期延长。

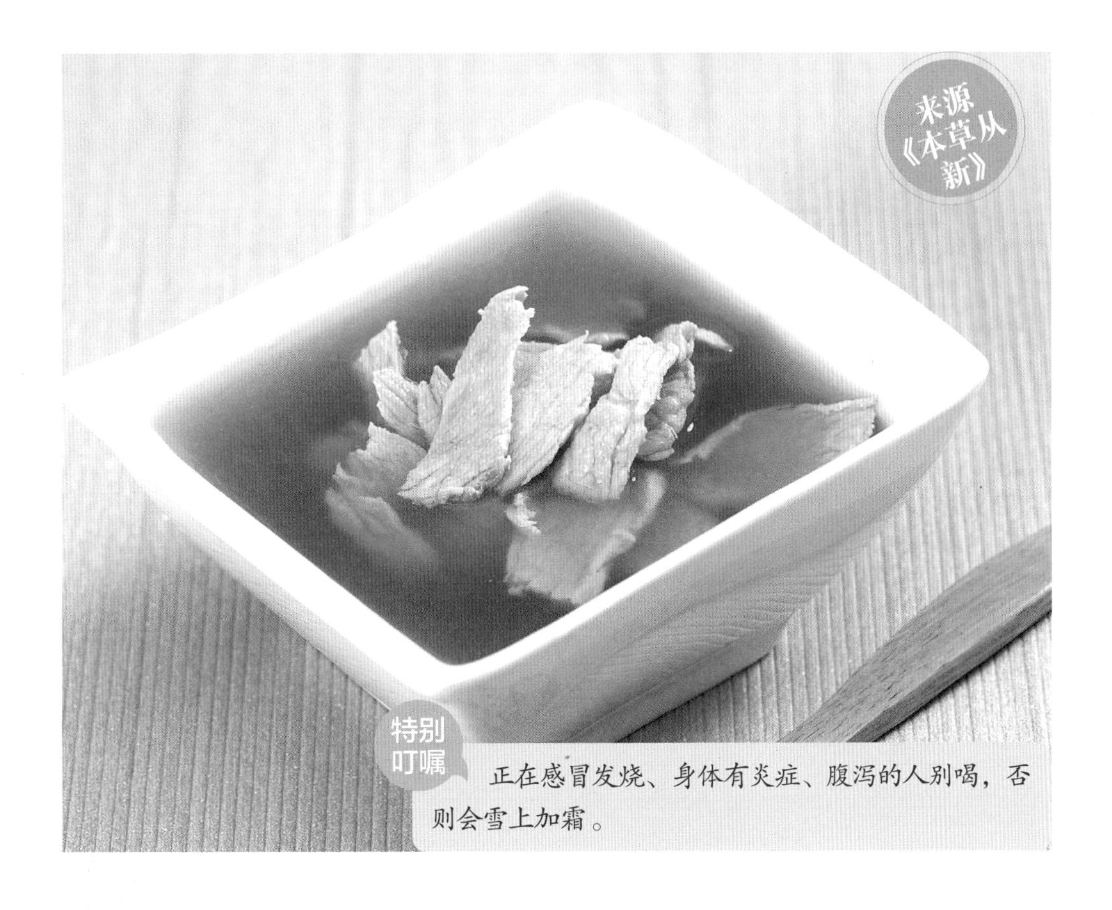

正在感冒发烧、身体有炎症、腹泻的人别喝，否则会雪上加霜。

偏方 3 党参瘦肉汤

清热凉血

党参性味甘平，有健脾益气生津的作用；猪瘦肉能滋养润燥、清热凉血，两者合用是女性调经之佳品。

配方： 党参 50 克，猪瘦肉 200 克。

制法： 将党参、猪瘦肉洗净，放入锅内，加适量清水，武火煮开后，改文火煲 2 小时，调味。

用法： 每天 2 次，连服 5 天。

功效： 调治血热所致的经期延长。

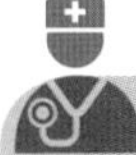

好大夫在线

Q 对于经期总是延长的女性，生活中应该注意哪些方面？

A 注意外生殖器的卫生清洁，应穿棉质内裤；月经期禁止性生活；经期不宜食用生冷、酸辣等刺激性食物。

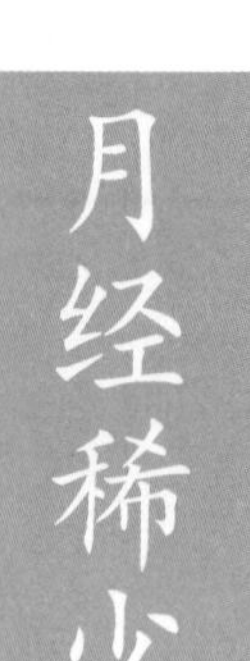

月经稀少

Q 月经稀少是什么原因引起的，有哪些症状？

A 正常的话，女性每次月经的总量在30～80毫升之间，如果月经周期正常，低于这个标准就算偏少。

中医认为，月经量少，常由久病失血或产后耗伤精血，或脾虚营血虚少；或先天不足、多产房劳耗伤肾精；或月经期过食生冷，血为寒凝；或精神抑郁，情志不畅，气滞血淤等引起。主要症状：经量明显减少，伴随有手脚冰冷、小腹冷痛。

偏方1

核桃有补血养气、补肾填精等功效；黑木耳有补肾滋阴、滋养气血等功效。此方可以调治因气血不足引起的月经量过少。

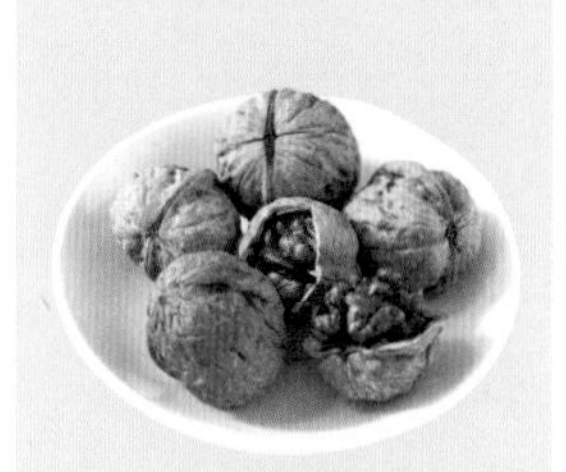

黑木耳核桃仁饮

补血养气，缓解头晕乏力

来源 民间验方

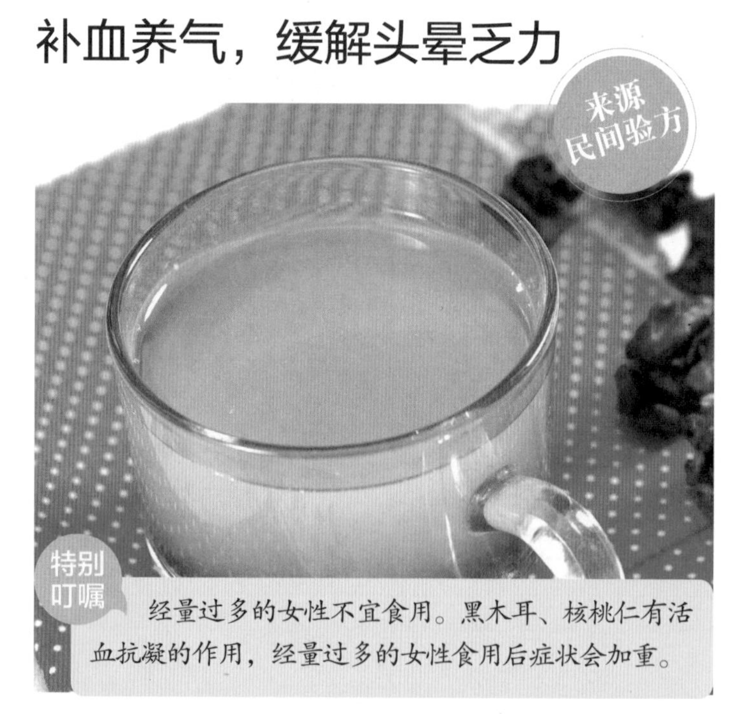

特别叮嘱 经量过多的女性不宜食用。黑木耳、核桃仁有活血抗凝的作用，经量过多的女性食用后症状会加重。

配方： 黑木耳、核桃仁各12克，红糖250克，黄酒适量。

制法： 将黑木耳、核桃仁碾末，加入红糖搅拌均匀，倒入少许黄酒浸泡，用瓷罐装封。

用法： 经前1周服用，每天2次（早晚各1次），每次服30克。

功效： 适用于伴有头晕、乏力、气短症状，因气血不足引起的月经过少。

偏方 2

由于此方活血化瘀功能良好，常常用于调治女性经量过少。羊肉适合肾虚腰痛、肢体寒冷的女性食用，有助元阳、益精血的作用；当归有活血化瘀的功效，能够帮助血液生成，促进血液循环，尤其适合寒凝血瘀造成的月经量少、痛经等症。

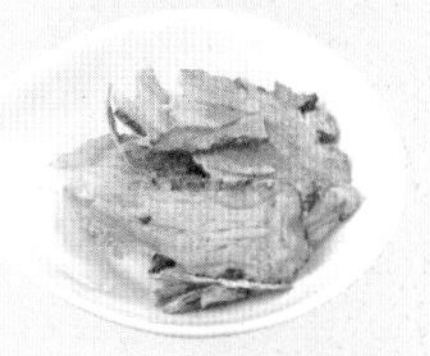

当归

这样做也有效

如果这方子吃后上火，可以不加当归，可放5~6枚红枣和10克枸杞子熬汤，补血效果良好，又不易上火。如果嫌羊肉味膻，可加一两块橘皮，膻味就可减轻。

汤头歌诀：

当归生姜羊肉汤，产后腹痛蓐劳匡。

亦有加入参芪者，千金四物甘桂姜。

[方解]本方由当归、生姜和羊肉组成，用水煎温服。主要调治女性产后血虚有寒，表现为腹中疼痛；以及产后气血皆虚，出现发热自汗、肢体疼痛等症状。本方若加人参、黄芪，补益气血的力量更强，调治效果更好。《千金方》里用甘草、生姜、肉桂、羊肉煮汤，也有同样疗效。

当归羊肉生姜汤

缓解腰痛，温暖四肢

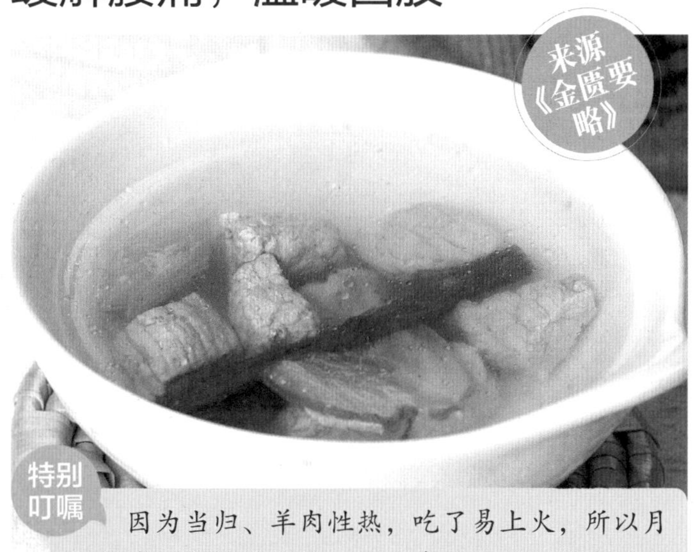

来源《金匮要略》

特别叮嘱 因为当归、羊肉性热，吃了易上火，所以月经量多、体质燥热的人不宜食用；月经量少的人在月经期间也不要食用。

配方： 当归 12 克，生姜 1 片，羊肉片 100 克。

制法： 将当归、生姜、羊肉片放入锅中，加水同煮，熟后加少量食盐，食肉喝汤。

用法： 经前 1 周服用，每晚 1 次。

功效： 适用于月经不调、肾虚腰痛、四肢冰冷的女性。

月经量多

Q 什么样的情况算月经量过多?

A 月经量较正常明显增多，而周期基本正常者，称为“月经过多”。一般认为，月经量以30~80毫升为宜，超过100毫升则为月经过多。造成女性经量过多的原因主要是血热、气虚、血瘀。

月经量多的症状：月经淋漓不尽，常伴有神疲乏力、头晕、口干、小腹疼痛等。

偏方1

黑木耳红枣汤

补血，健脾，调经

来源 民间验方

黑木耳有益气滋阴、养胃生津的作用，还有活血化淤，使血脉通畅的作用。红枣具有补中益气、养血安神、缓和药性的作用，对脾胃很有好处。黑木耳和红枣的组合，既补中益气，又养血止血，能够很好改善气虚型月经不调。

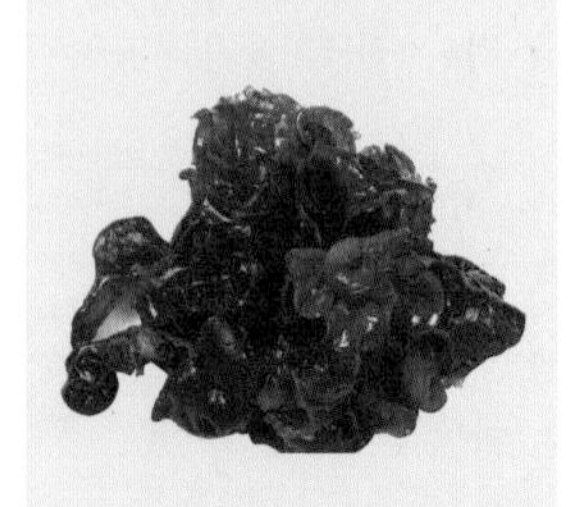

特别叮嘱 不要和海鲜一起吃，否则容易腰腹疼痛；肚子不舒服、胀气的时候，先不要吃；注意要趁热吃，以免引起痛经。

配方： 黑木耳30克，红枣20枚。

制法： 将黑木耳、红枣（去核）洗净，放入锅中，加适量水煮汤，煮熟可加适量红糖调味。

用法： 每天服用1次，连服7天。

功效： 调理气虚引起的月经过多，症状表现为经行量多，色淡红，质清稀，神疲肢倦，头晕气短，小腹空坠，面色发白等。

来源
民间验方
特别
叮嘱
玫瑰花有收敛作用，所以便秘者不宜过多食用此粥。

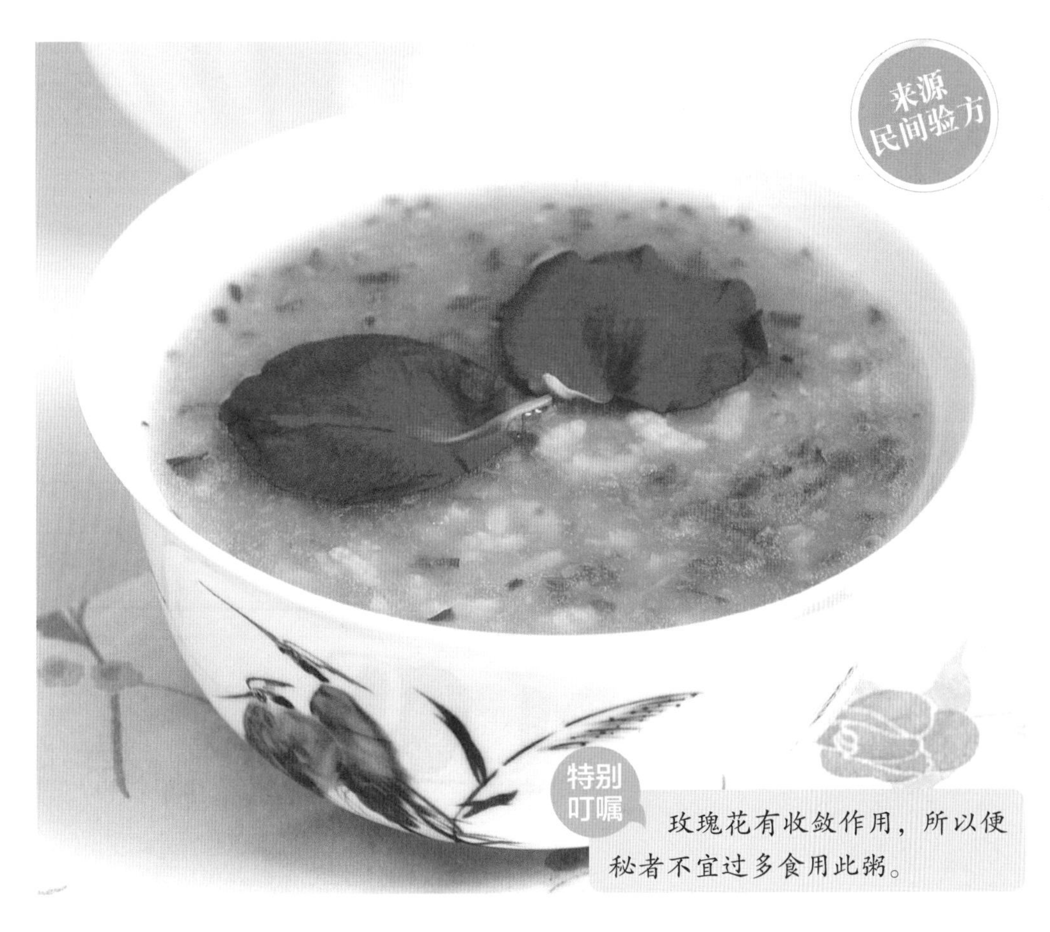

偏方 2 玫瑰香粥

理经止血的良方

玫瑰花有理气和血的作用，能有效改善女性月经不调、经量过多的症状。它和大米一起煮粥食用，具有健脾养胃、和血调经的功效。

配方：大米 100 克，玫瑰花瓣 30 克；冰糖、蜂蜜各 10 克。

制法：玫瑰花瓣洗净，取几瓣细细切碎，剩余的用水浸泡；大米洗净，浸泡 30 分钟；锅置火上，倒入适量清水烧开，放入大米大火煮沸，转小火熬煮 20 分钟；将玫瑰花瓣碎末、冰糖放入粥中，继续慢火熬煮 10 分钟，撒上其余花瓣，关火，晾至温热，加入蜂蜜即可。

用法：经期每日 1 剂，分 2 次服用。

功效：活血调经，缓解经期量多。

经间期出血

Q 经间期出血是怎么回事？

A 经间期出血是指月经周期基本正常，而在两次月经之间、排卵之时，发生周期性出血的情况。同时，可伴有腰膝酸软、头晕耳鸣。

Q 经间期出血是什么原因引起的？

A 经间期是冲任阴精充实，阴气渐长，由阴盛向阳盛转化的生理阶段。若肾阴不足、脾气虚弱、湿热扰动或瘀血阻遏，会使阴阳转化不协调，从而出现经间期出血。

偏方 1

肠衣绿豆薏米汤

健脾利湿止血

猪大肠有润燥、补虚、止渴止血之功效；绿豆可以清湿热；薏米有健脾利湿、清湿排脓的功效。此方可以缓解湿热所致月经不调。

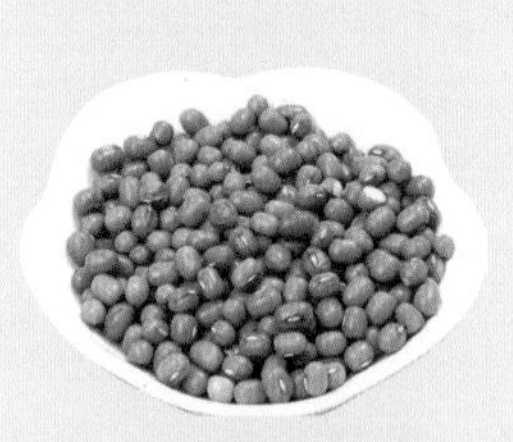

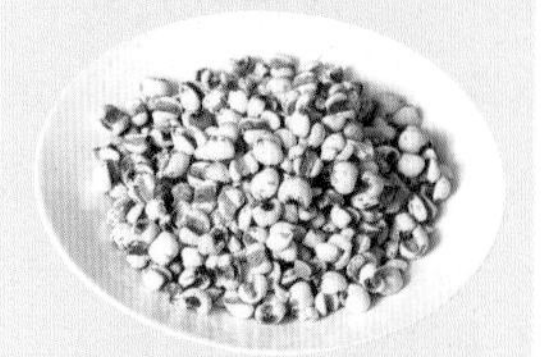

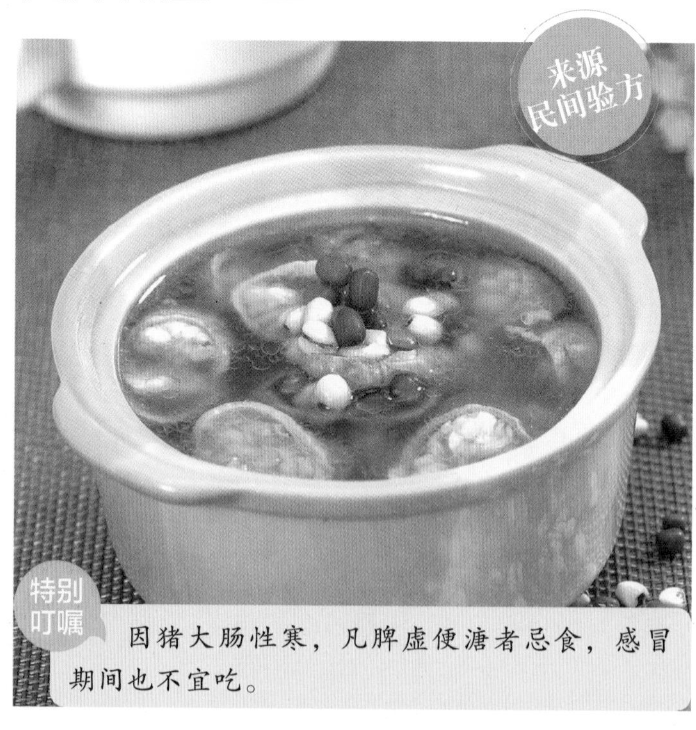

来源 民间验方

特别叮嘱 因猪大肠性寒，凡脾虚便溏者忌食，感冒期间也不宜吃。

配方： 绿豆 30 克，薏米 20 克，猪大肠 200 克。

制法： 将猪大肠洗净，绿豆、薏米浸泡洗净，装入肠内加少量水，入瓦罐内加水煮熟。

用法： 每天服用 1 次，连服 7 天。

功效： 调解湿热所致经间期出血。

偏方 2

地黄味甘，性寒，有清热、凉血、生津的功效；粳米有滋阴润肺、健脾和胃的功效。两者合用，调治经间期出血疗效佳。

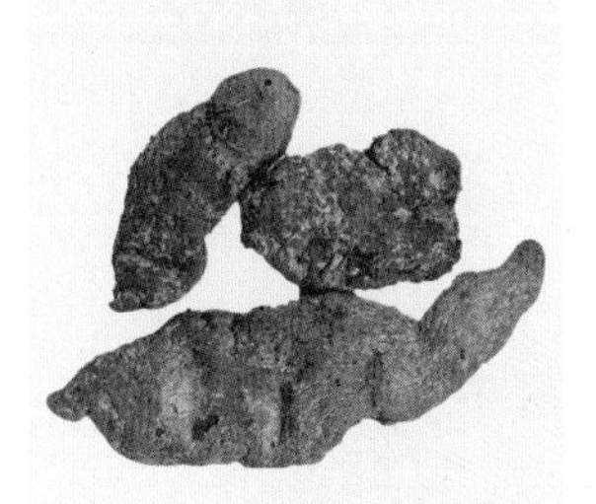

熟地黄

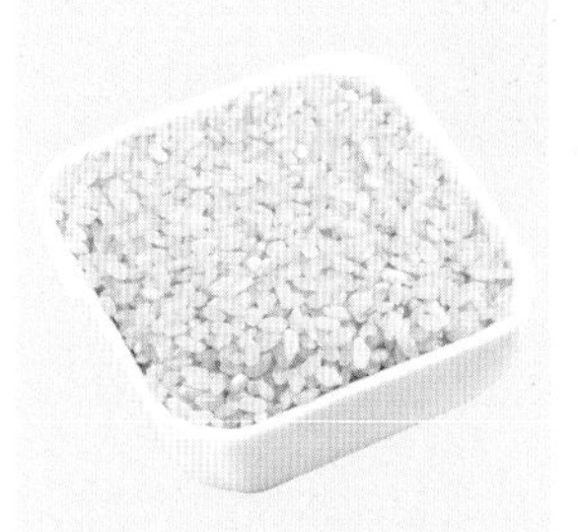

地黄饮子（汤头歌）

地黄饮子参芪草，二地二冬枇斛参。
泽泻枳实疏二腑，躁烦消渴血枯含。
这是一则消渴解烦的方子，本方说明地黄有滋阴养血除燥的功效。“地黄粳米粥”就是运用地黄的这个功效来调治经间期出血的。

地黄粳米粥

清热止血

来源《遵生八笺》

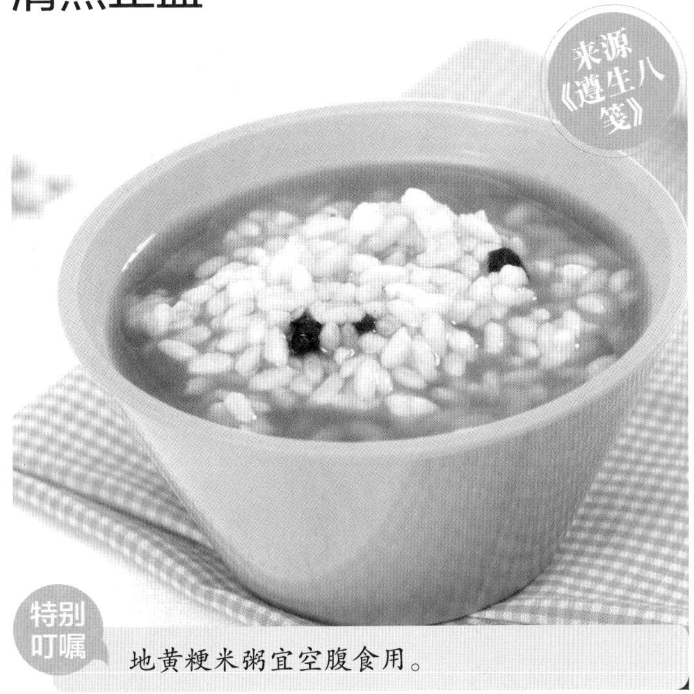

特别叮嘱 地黄粳米粥宜空腹食用。

配方：熟地黄 150 克，粳米 50 克，冰糖适量。

制法：将熟地黄洗净、捣烂，和粳米、冰糖一起放入砂锅内，加水煮成稀粥。

用法：每天服用 2~3 次。

功效：滋肾养阴，清热止血。

月经发黑有血块

Q 为什么月经会发黑，有血块？

A 月经发黑、有血块，通常是气滞血瘀造成的。多是由于生气恼怒、情志抑郁，从而导致肝气郁结、经血不畅所引起。

Q 月经有血块，常伴有哪些症状？

A 月经量少、色黑、有血块，常伴有两胁胀痛、烦躁易怒、腹胀、胃口不佳等。

偏方 1

山楂红花酒

月经紊乱的良方

山楂酸中带甜，色泽鲜红，是女性调理月经的佳果；红花性温味辛，有很好的活血通经、散瘀止痛的功效，常用于经闭、痛经、恶露不行等妇科病的调治。

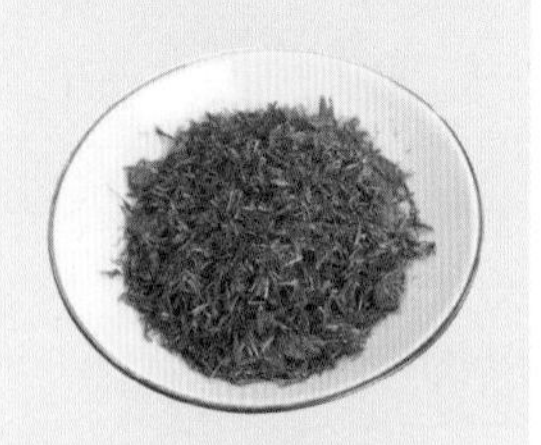

红花

这样做也有效

新鲜的山楂，去核，和粳米一起煮粥，快熟时加入红花，再煮5分钟即可。

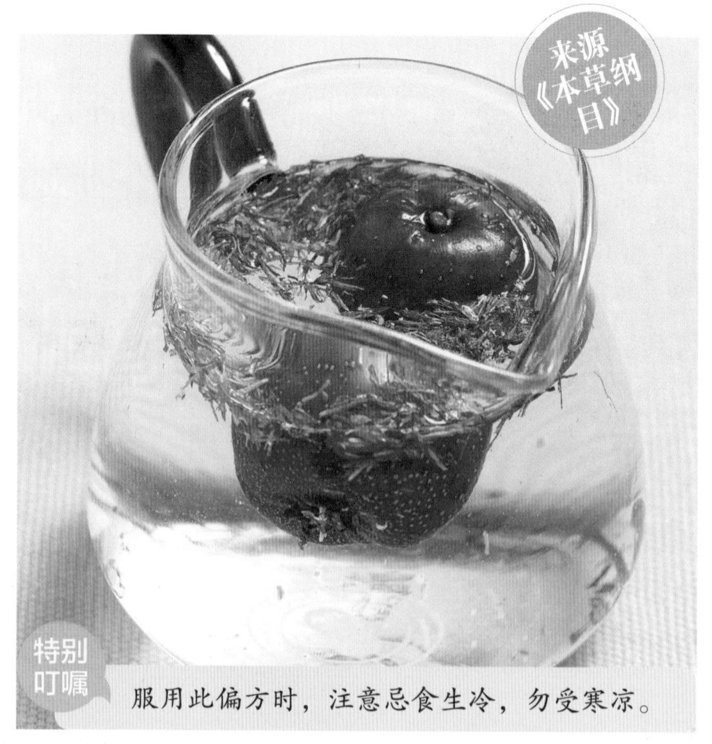

来源《本草纲目》

特别叮嘱 服用此偏方时，注意忌食生冷，勿受寒凉。

配方： 山楂 8 克，红花 15 克，白酒 300 毫升。

制法： 将山楂、红花洗净沥干，一起放入白酒中浸泡 1 周，注意每隔 1 天摇晃 1 次。

用法： 经前每次服用 20~30 克，每日 2 次。

功效： 调治经来量少，紫黑有块，腹痛。

偏方 2

玫瑰花味甘、微苦，性偏温，有疏肝解郁、活血止痛的功效，可调治肝胃气痛、月经不调；月季花也是一味妇科良药，同样有活血调经、止痛的作用。

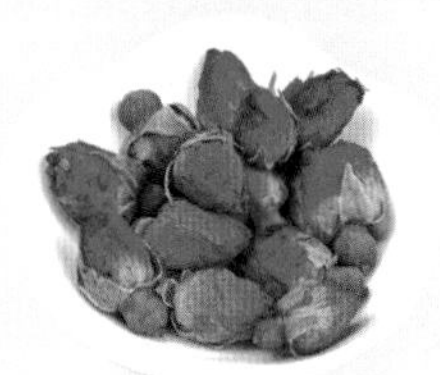

玫瑰花

这样做也有效

如果月经发黑、有血块，并伴有腹部冷痛，可取玫瑰花 10 克，加生姜 2 片，用温水煎服，每天 1 剂，在经行前几天服用。

月经发黑有血块，就用玫瑰花泡茶喝

姓名： 王小姐

年龄： 25岁

刚跳槽到外企工作的王小姐，感觉压力很大。过了不久，她发现自己的月经开始有些不规律，颜色越来越暗，里面经常有些血块。中医诊断后，说是肝气郁结所致，需疏肝解郁，医生给她开了一个偏方——玫瑰月季花茶。王小姐回家后，每次来月经前1周，坚持喝这种茶，没多久，月经便正常了。

二花茶

疏肝解郁，活血止痛

来源《本草纲目》

特别叮嘱 玫瑰花具有收敛作用，喝多了不利于排便，有便秘的女性不宜使用；玫瑰活血散瘀的功能较强，月经量过多的人经期不要饮用。

配方： 玫瑰花 10 克，月季花 10 克。

制法： 将玫瑰、月季用沸水冲泡，加盖 10 分钟后，即可饮用。

用法： 每天 1 剂，在经行前几天服用最好。

功效： 调理月经发黑、有血块症状。

经行乳房胀痛

Q 经行乳房胀痛是怎么回事?

A 每次于行经前后或正值经期，出现乳房发胀或乳头胀痒疼痛，甚至不能触衣者，称“经行乳房胀痛”。

Q 经行乳房胀痛是什么原因引起的?

A 乳房属胃、乳头属肝，若肝气郁结或痰湿阻滞，遇经前、经期冲脉气血充盛，郁滞会令乳络不通，就会导致此病发生。

偏方 1

红枣对促进血液循环、畅通乳腺很有帮助，而且它和桂圆同用还具有极佳的补血养气效果。

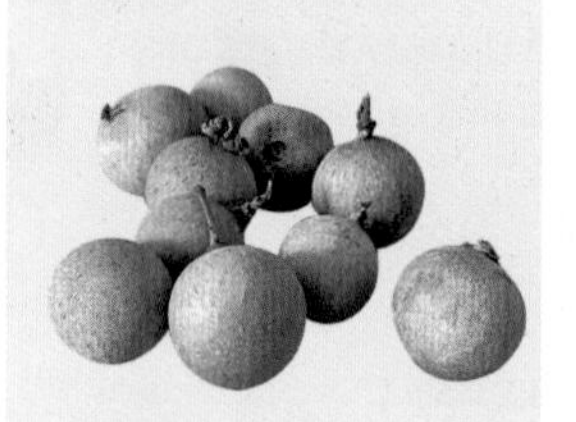

这样做也有效

将桂圆、红枣打成浆，每天饮用。

桂圆红枣粥

益气健脾，缓解乳房疼痛

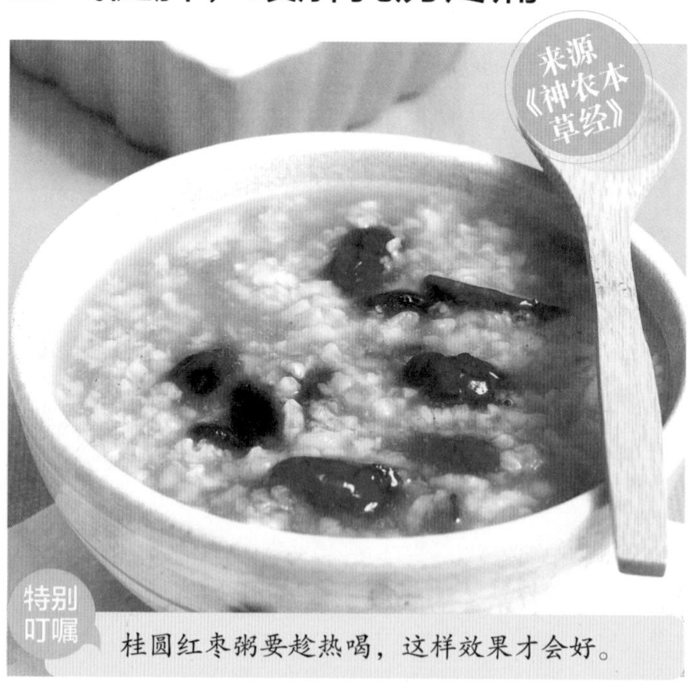

特别叮嘱 桂圆红枣粥要趁热喝，这样效果才会好。

配方： 桂圆、红枣各 10 枚，莲子 20 克，糯米 100 克。

制法： 将莲子洗净，温开水浸泡 3 小时，和清洗好的桂圆、红枣、糯米一起放入砂锅中，加适量的清水，用大火煮沸后，改用小火熬煮成粥。

用法： 早、晚各 1 次。

功效： 益气健脾，适用于气滞引起的经行乳房胀痛。

偏方 2 按摩膻中穴

乳房胀痛，就按膻中

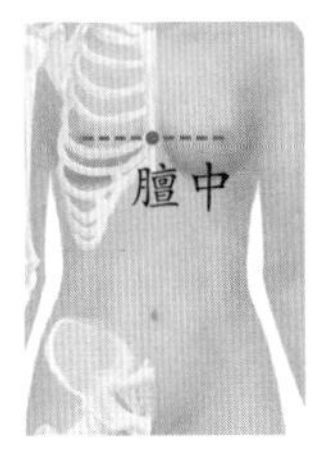

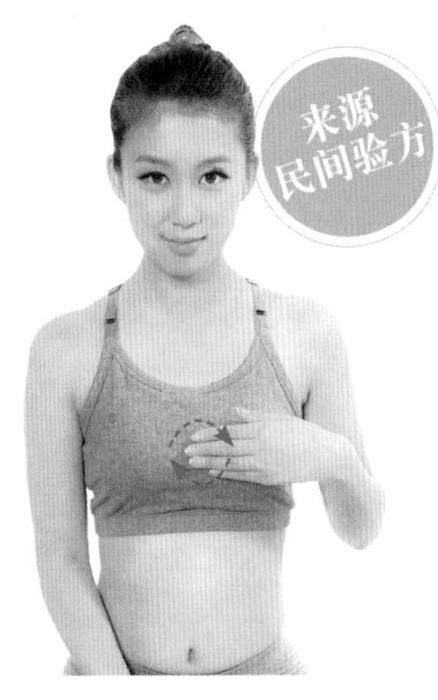

通过按摩膻中穴，能对女人经期乳房胀痛有很好的调治效果。

穴位位置：膻中穴位于两乳头连线的中点。

按摩方法：将左手拇指放在膻中穴上，适当地用力做顺时针按揉 1 分钟。

适用范围：调治经前乳房胀痛。

特别叮嘱 按摩膻中穴，以身体局部发热为佳，不要太过用力。

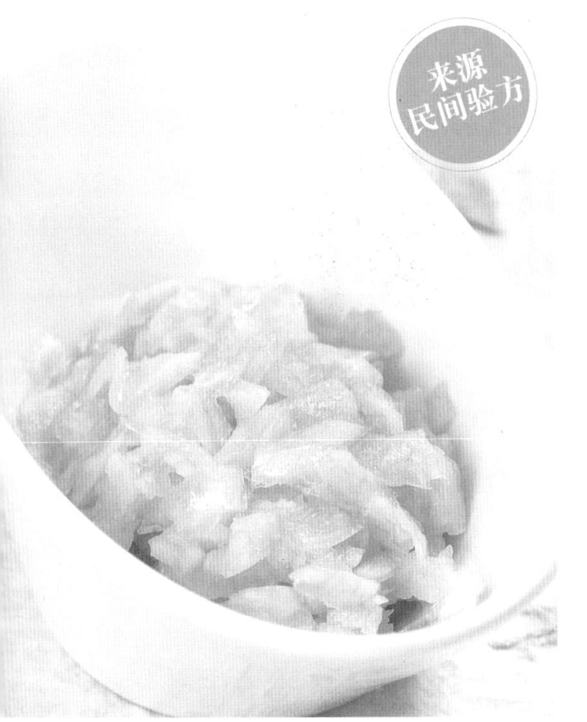

偏方 3 大蒜外敷法

健脾止痛

大蒜性温，可缓解经期乳痛。

配方：大蒜 1～3 头。

制法：将大蒜捣烂，敷于足心或脐中，每日 1 次。

功效：缓解经行乳房胀痛。

特别叮嘱 有胃病的女性，不宜外敷大蒜，以防因其刺激性太大而产生副作用。

崩漏

Q 崩漏是什么原因引起的?

A 崩漏是指非周期性子宫出血。可表现为阴道突然大量出血，或淋漓下血不断，前者称为“崩中”，后者称为“漏下”。若经期延长达2周以上者，称为“经崩”或“经漏”。

本病以青春期妇女、更年期妇女多见，多因血热、气虚、肝肾阴虚、血瘀、气郁等引起。

偏方1

乌梅有内敛止血之功效，用于调治女性崩漏效果佳。

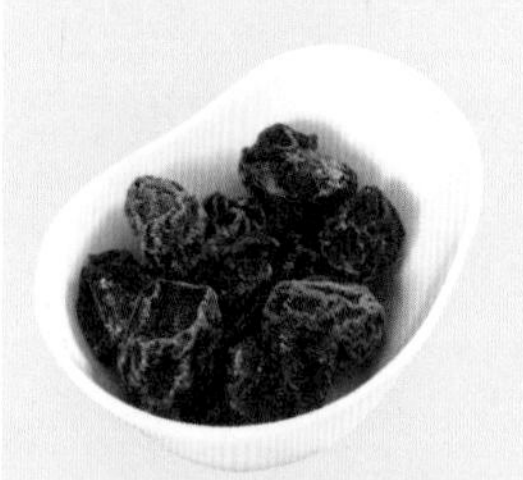

乌梅汤

凉血止血佳品

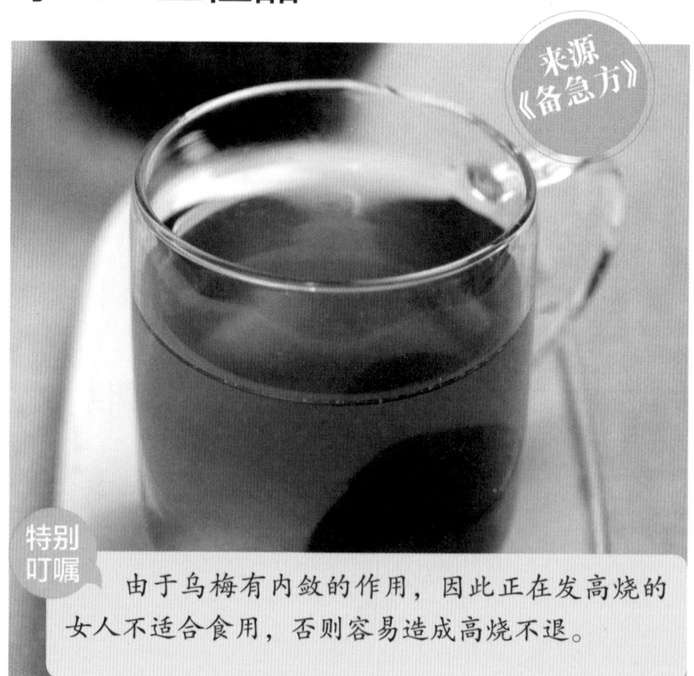

特别叮嘱 由于乌梅有内敛的作用，因此正在发高烧的女人不适合食用，否则容易造成高烧不退。

配方： 乌梅1 000克，香蕉精10滴，白糖适量。

制法： 乌梅放入锅中，加水2 000毫升，煎熬至水蒸发大半，再加水至原量，煎至极浓，过滤即成。服用的时候，加数滴香蕉精和适量白糖。

用法： 每天3次，每次服5毫升。

功效： 凉血止血，调治崩漏。

这样做也有效

乌梅肉15克，红糖适量，一同入锅加水500毫升，煎至300毫升，去渣。1日内分2次服用。

偏方 2

母鸡可以滋补气血，艾叶可以温经止血，阿胶更是止血良药。此方是调治女性崩漏之良方。

胶艾汤（汤头歌）

胶艾汤中四物先，
阿胶艾叶甘草全。
妇人良方单胶艾，
胎动血漏腹痛全。

方解：方中阿胶补血止血，艾叶调经止血，二药为调经安胎、治崩止漏要药。

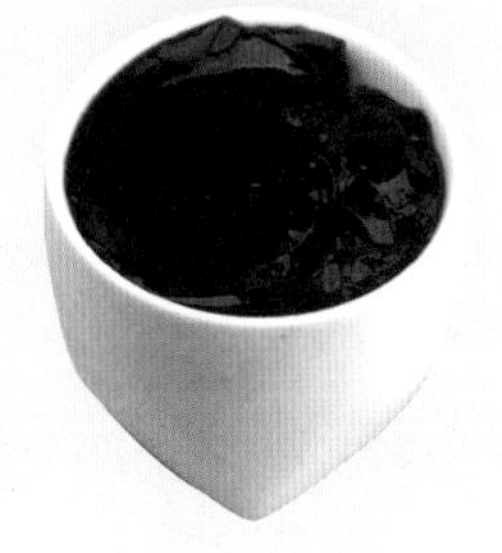

阿胶

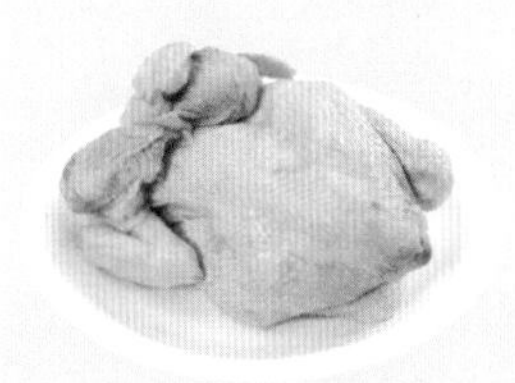

母鸡胶艾汤

止崩漏，安心神

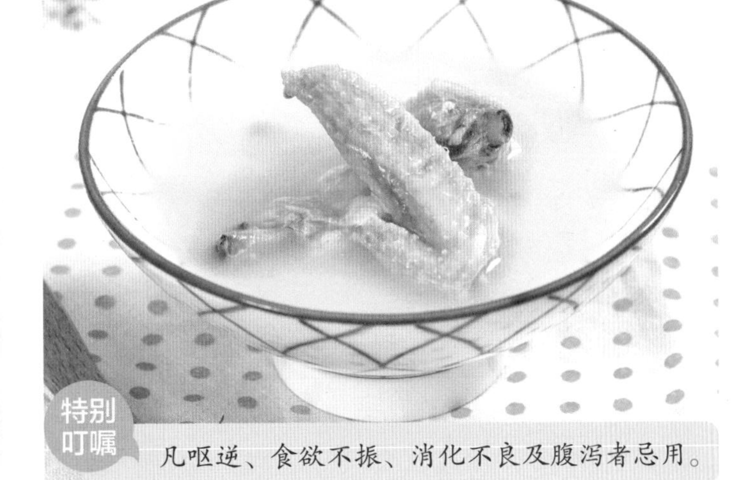

特别叮嘱 凡呕逆、食欲不振、消化不良及腹泻者忌用。

配方：母鸡（去头爪）半只，艾叶 15 克，阿胶 15 克。

制法：母鸡去内杂，洗净，加水煮熟。取鸡汤 1 碗另煎煮艾叶，5 分钟后下阿胶，待阿胶溶化后立即饮服。

用法：每日 1 次。

功效：止血，治崩漏。

来源
《本草拾遗》
特别叮嘱
制作这个方子的时候，要先把猪肉炒至八成熟，再放淡菜一起炒，然后放上水、调料煮烂即可。

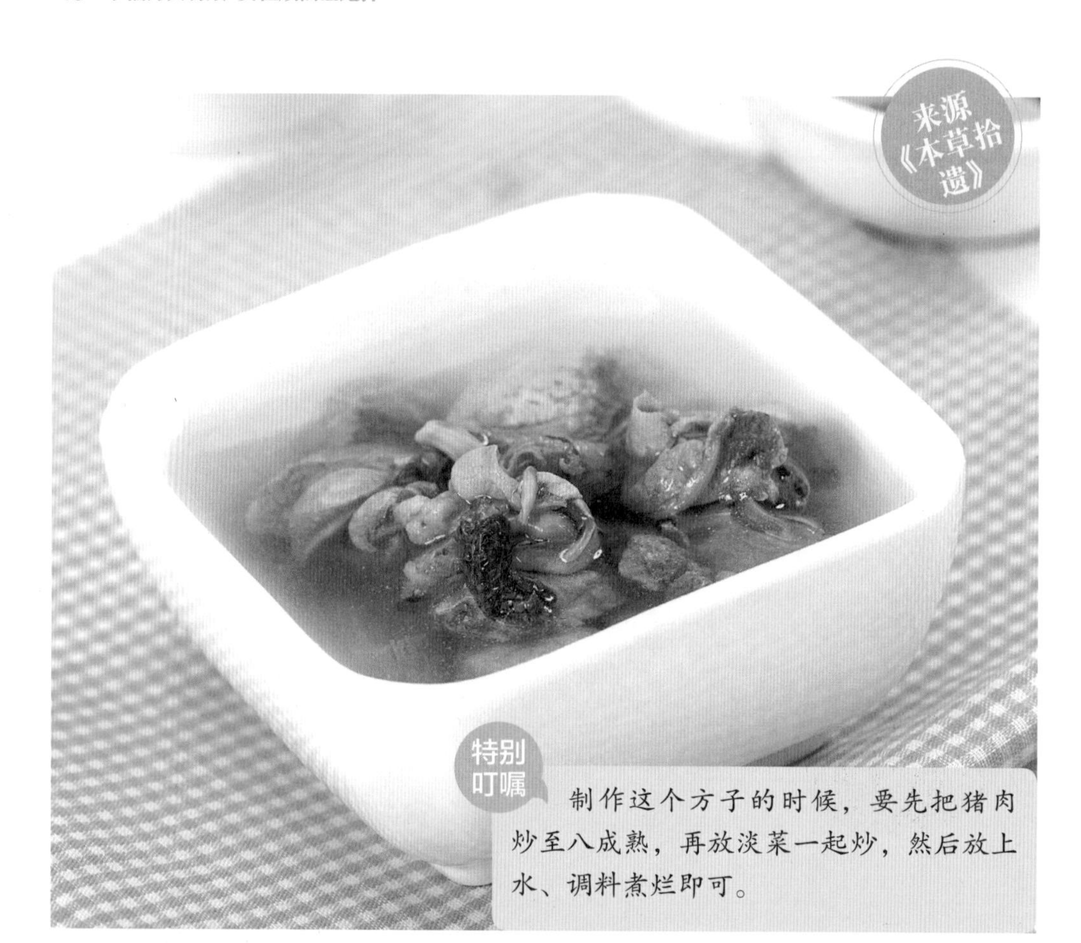

偏方 3 淡菜炖猪肉

益精血，止崩漏

此方能清郁结之热痰，降上浮之虚火，是调治崩漏的良好菜品。

配方： 淡菜 50～100 克，猪肉 150 克。

制法： 将淡菜和猪肉放入锅中，一起煮烂。

用法： 于月经来潮前服用，每天 1 次，连服 5～7 天。

功效： 益精血，止崩漏。

好大夫在线

Q 崩漏期间，应禁食什么东西?

A 应禁食辣椒、胡椒、大蒜、葱、姜、油炸食物等辛辣燥热刺激的食物；禁食冻汽水、冻西瓜、冻果汁等生冷寒凉的食物；严禁喝烈酒和浓茶。

闭经

Q 闭经是什么原因引起的?

A 闭经分为原发性闭经和继发性闭经两种。凡年过 18 岁仍未行经者称为原发性闭经；在月经初潮以后，正常绝经以前的任何时间内（妊娠或哺乳期除外），月经闭止超过 6 个月者称为继发性闭经。

中医认为，闭经是由于肝肾不足、气血亏虚、血脉失通所致。

偏方 1

黑豆双红汤

活血化瘀，散郁开结

红花有活血化瘀、散郁开结的功效，对于忧思郁结、妇女闭经、月经不调以及产后瘀血腹痛等都有很好的治疗效果；黑豆具有补肾益阴、活血利水的功效；红糖具有温补身体、活络气血、增加能量的作用。三者同食，可达到行经活血、滋补脾肾的功效，适合血虚气滞型闭经的女性食用。

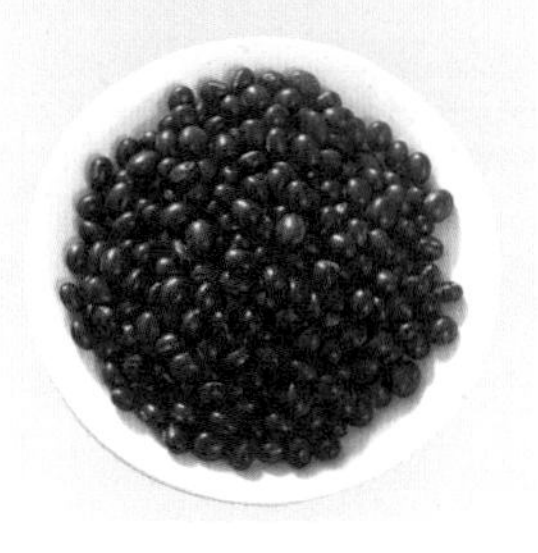

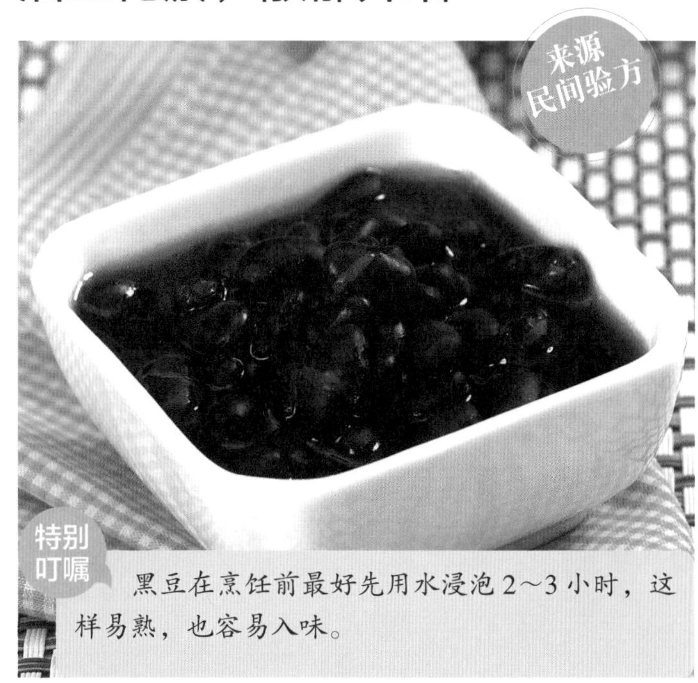

来源 民间验方

特别叮嘱 黑豆在烹饪前最好先用水浸泡 2～3 小时，这样易熟，也容易入味。

配方： 黑豆 50 克，红花 5 克，红糖 3 克。

制法： 将黑豆、红花置于炖盅内，加适量清水，隔水炖至黑豆熟透，去红花，放入红糖调匀即可食用。

用法： 月经前服用，每日 2 次。

功效： 滋补肝肾、活血行经、美容乌发。

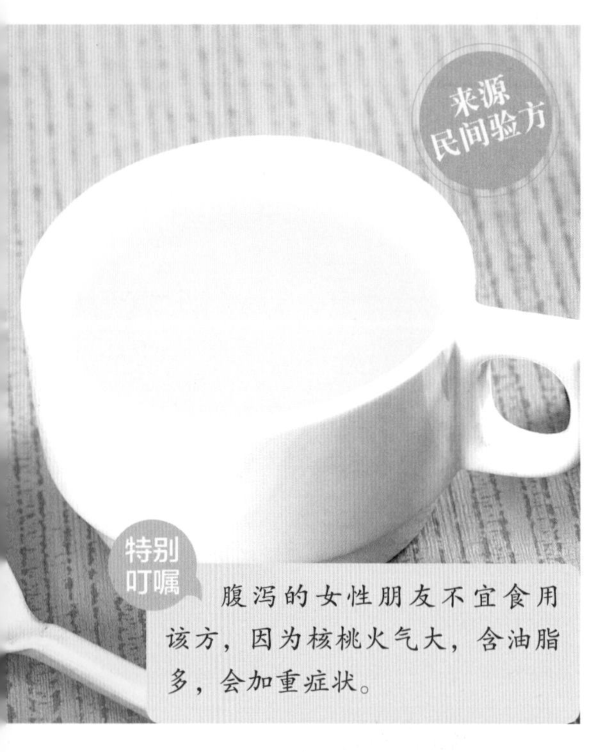

特别叮嘱

腹泻的女性朋友不宜食用该方，因为核桃火气大，含油脂多，会加重症状。

偏方 2 核桃栗子汁

让肝肾不再亏虚

核桃有很好的补肾填精功效，有助于改善肾虚状况；栗子能补肾强肝，对人体的滋补功能可与人参和当归相媲美。

配方：核桃仁 50 克，栗子 60 克，白糖适量。

制法：将栗子炒熟，去壳和皮，与核桃仁一同捣碎研末，加入白糖，用开水冲服。

用法：每天 1 剂。

功效：养肝补肾，调解闭经。

偏方 3 鳖甲炖白鸽

清热化瘀，治闭经

鳖甲能够养阴清热、平肝熄风，能养不足之阴液，清郁结之热痰，降上浮之虚火；白鸽可以滋肾益气，常用于调治女性血虚经闭。

配方：鳖鱼 30 克，白鸽 1 只，生姜 3 片，米酒少许。

制法：将鳖甲打碎放入白鸽腹内，与生姜一起放进锅里，加冷开水 300 毫升、少量米酒，炖 3 小时。

用法：于月经来潮前佐餐食用。

功效：滋肾益气，散结通经。

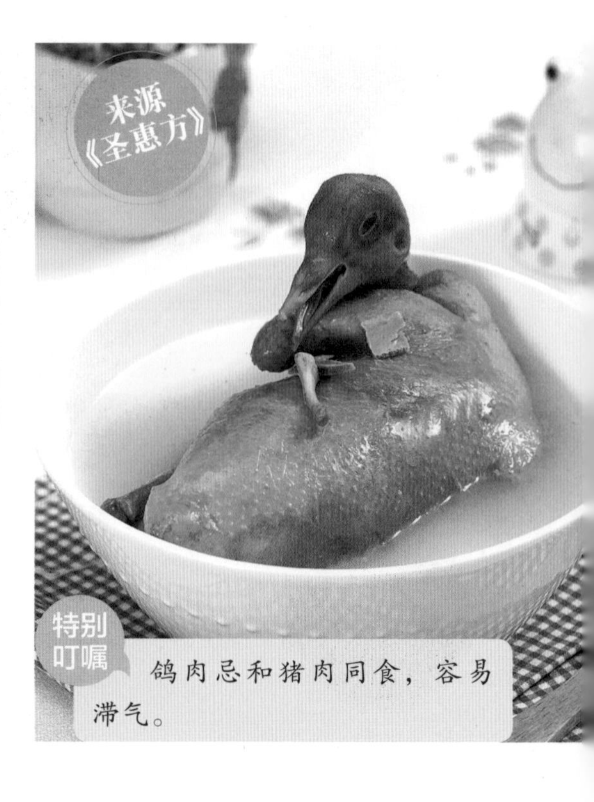

特别叮嘱

鸽肉忌和猪肉同食，容易滞气。

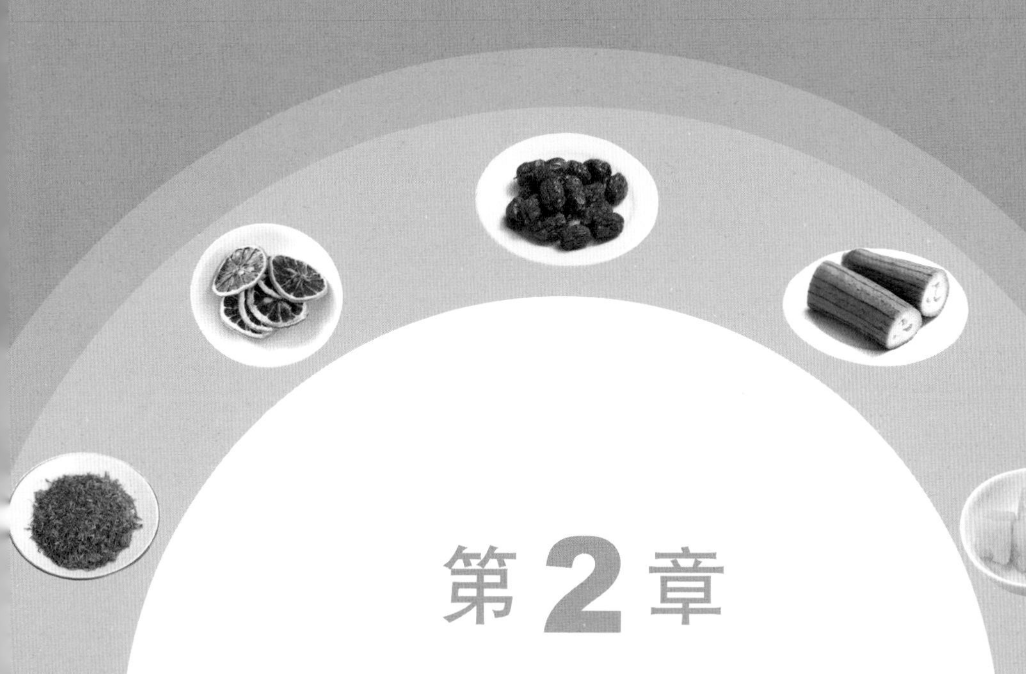

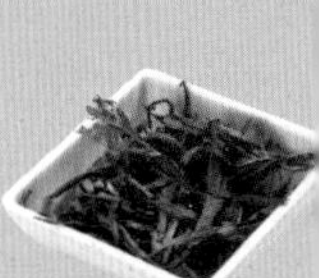

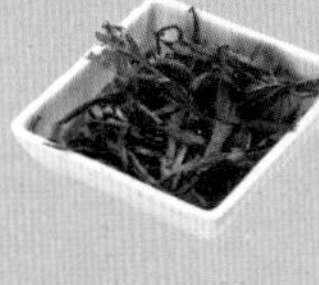

第2章

经期无忧舒心过

痛经调理小偏方

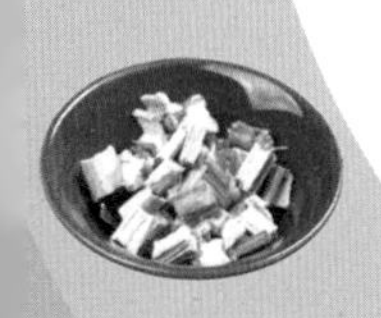

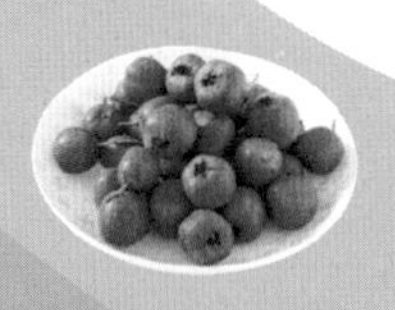

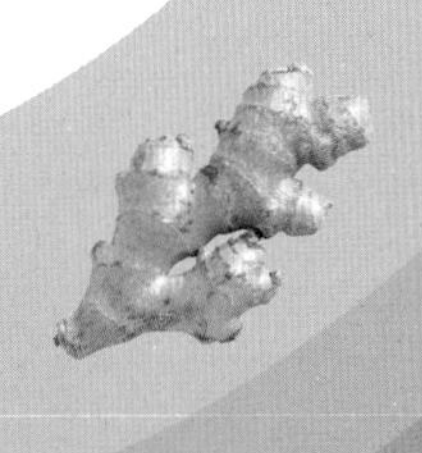

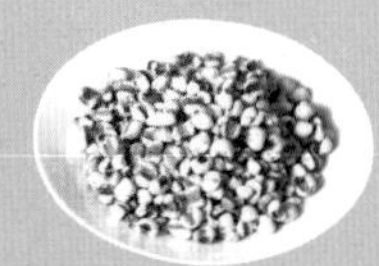

经期下腹冷痛

Q 经期下腹冷痛是什么原因造成的?

A 这是痛经的一种表现，属于寒凝血瘀型痛经。由于平时感受寒邪、过食生冷、冒雨涉水或久居阴湿之处，而导致寒凝血瘀。

Q 寒凝血瘀型痛经有哪些症状?

A 经前或经期小腹冷痛拒按，月经有时推后，量减少，色暗或有血块，面色青白，肢冷畏寒。

偏方 1

红花味辛，性温，有活血通经、祛瘀止痛的功效；白酒可温中散瘀。两者合用，调治受寒造成的痛经效果佳。

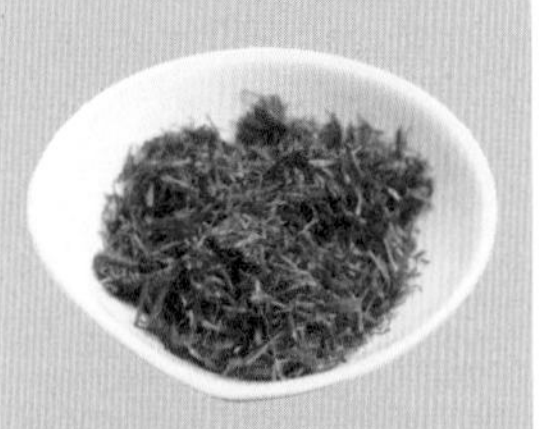

红花

红花酒

化瘀调经

来源 民间验方

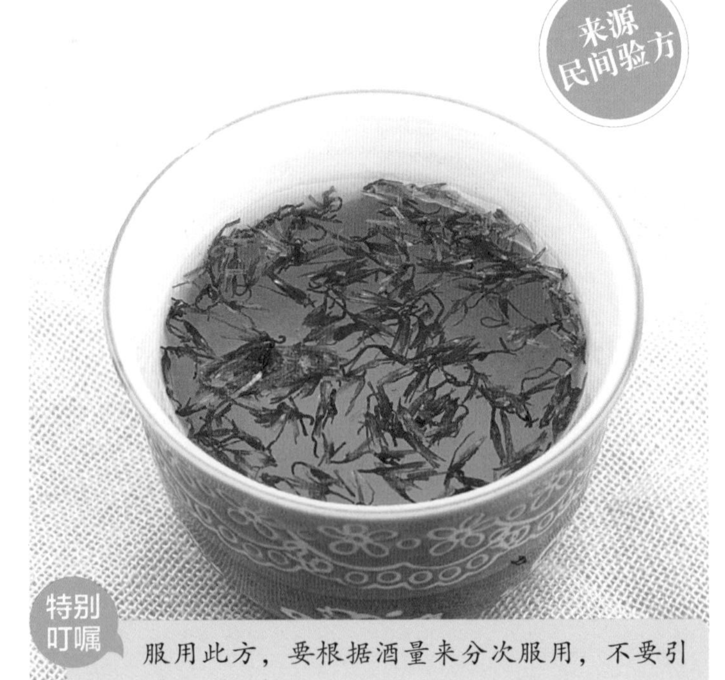

特别叮嘱 服用此方，要根据酒量来分次服用，不要引起醉酒。

配方： 红花 18～30 克，白酒 300 毫升。

制法： 将红花倒入白酒中煎煮，煎到液体约为 150 毫升时即可。

用法： 每剂分为 2～3 次服用。

功效： 化瘀调经，缓解腹中刺痛。

偏方 2

艾叶可以驱寒、疏通经络、止冷痛，常用来调治女性脘腹冷痛、经寒不调、宫寒不孕等病症。红糖具有补血、散瘀、驱寒的功效，是女性必备的食品。鸡蛋营养丰富，可以补血。

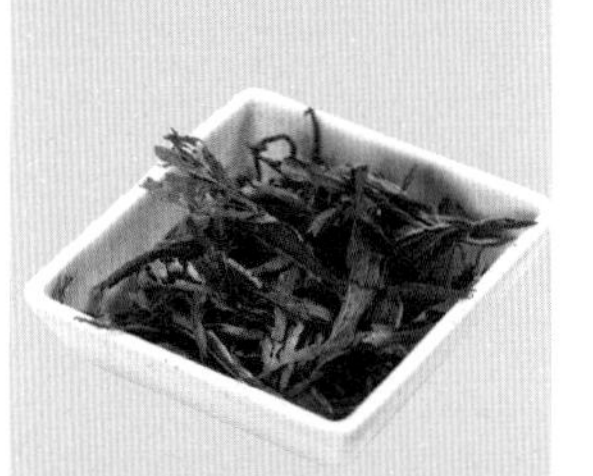

艾叶

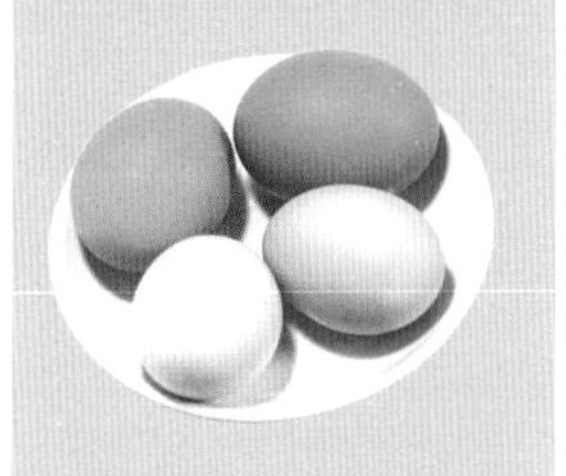

红糖艾叶水煮鸡蛋，缓解冷痛最有效

姓名：孙女士

年龄：33岁

孙女士经常受到痛经的困扰，她痛经时常手脚冰冷，有时痛得直冒冷汗，经常需要倒在床上捂着肚子，才觉得舒服点，过挺长时间才逐渐缓解。她找医生咨询，医生说是因为体内寒湿导致的，让她平时少吃寒凉的食物，还给她介绍一个小偏方——红糖艾叶水煮鸡蛋。服用后，痛经有了明显改善。

红糖艾叶水煮鸡蛋

有效缓解下腹冷痛

来源 民间验方

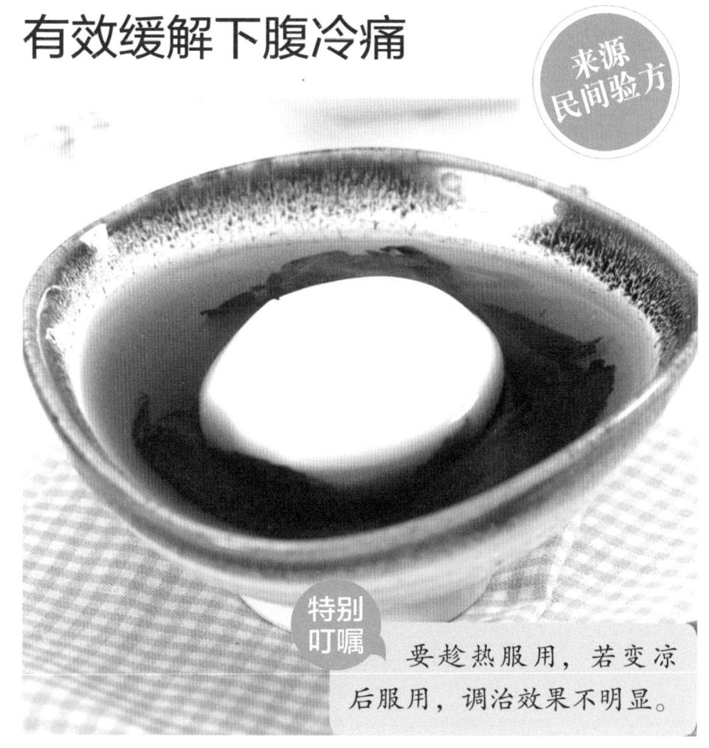

特别叮嘱 要趁热服用，若变凉后服用，调治效果不明显。

配方：艾叶 10 克，鸡蛋 2 个，红糖适量。

制法：将艾叶加水煮成汁，加入煮好去壳的鸡蛋和红糖，再煮 10 分钟即可。

用法：经前服用，每天 1 次，连服 7 天。

功效：温经止痛，缓解痛经。

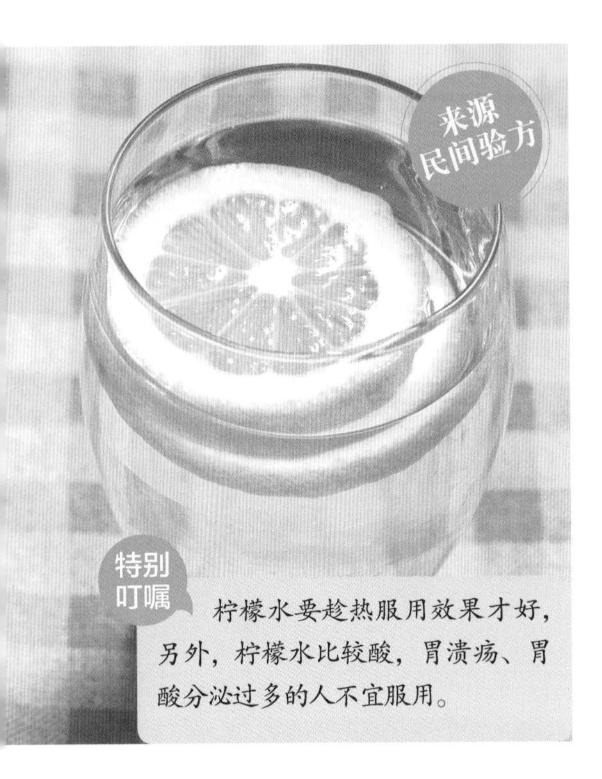

特别叮嘱

柠檬水要趁热服用效果才好，另外，柠檬水比较酸，胃溃疡、胃酸分泌过多的人不宜服用。

偏方 3 热柠檬汁

肚腹不再冷冰冰

柠檬有消炎止痛、增强免疫力的功效，热柠檬汁能缓解经期生理疼痛。

配方： 柠檬片 3 片。

制法： 将柠檬片放入杯中，然后冲入适量沸水即可。

用法： 每天 1～2 杯。

功效： 调治寒凝血瘀引起的痛经，对于食欲不振也有疗效。

这样做也有效

鲜柠檬洗净，切开，挖出果肉，切块加热水榨汁，榨好后调入蜂蜜饮用。

偏方 4 生姜艾叶薏米粥

温经化瘀，散寒止痛

生姜含有的辛辣素能使血管扩张、血液循环加快，产生热量；艾叶有散寒止痛、温经止血的功效；薏米有利水渗湿、镇静止痛的作用。

配方： 生姜 25 克，艾叶 10 克，薏米 40 克。

制法： 将前两味水煎取汁，用薏米煮粥至八成熟，入药汁同煮至熟。

用法： 经前 3 天开始服用，早晚各 1 次。

功效： 适用于寒凝血滞型痛经者。

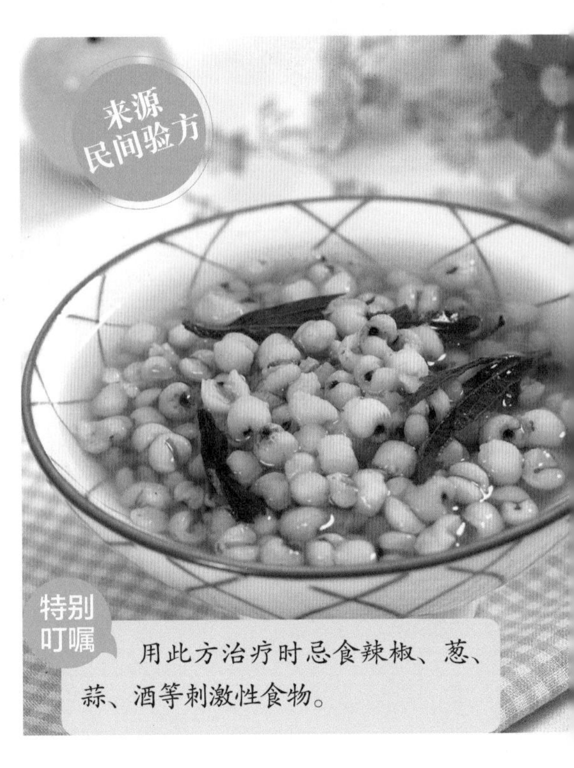

特别叮嘱

用此方治疗时忌食辣椒、葱、蒜、酒等刺激性食物。

经期腹胀

Q 为什么有的人经期会腹胀、胃口差？

A 这种情况属于气滞血瘀型痛经，这是由于平时容易抑郁或愤怒，气郁伤肝而导致的。

Q 气滞血瘀型痛经的女性生活中怎么调理？

A 平时多吃些消除气滞血瘀的食材，比如白萝卜、橘子、韭菜、红葡萄酒、白果、柠檬、柚子等。

偏方 1

现代科学表明，菠萝有溶解阻塞于组织中的纤维蛋白和血凝块的作用，可改善局部的血液循环。

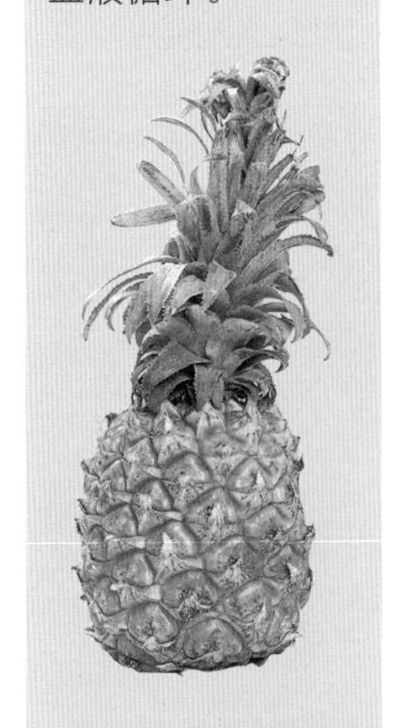

这样做也有效

经前吃一小块菠萝，每天不超过半个。

鲜菠萝汁

活血开胃，促进消化

来源 民间验方

特别叮嘱 有支气管疾病的人应戒食菠萝，患有溃疡病、肾脏病、凝血功能障碍的人也应禁食菠萝。

配方： 新鲜菠萝 1 个。

制法： 将菠萝切成小块，用盐水浸泡半小时，捞出。将菠萝块放到果汁机里打成汁。

用法： 月经前服用，每天喝 1～2 剂。

功效： 开胃消食，调解经期腹胀。

偏方 2

山楂具有健脾胃、消食积、散瘀血的作用；生姜和红枣，可以化解山楂的寒性，起到活血化瘀、温经止痛、行气导滞、缓解痛经的功效。

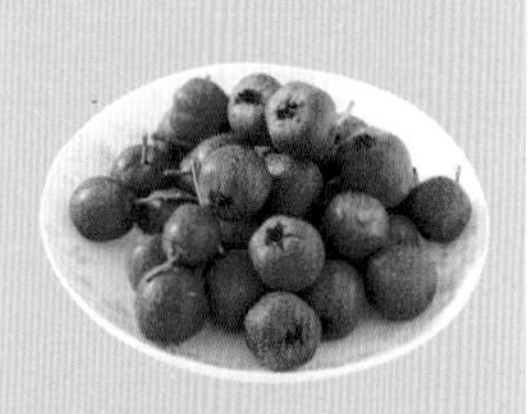

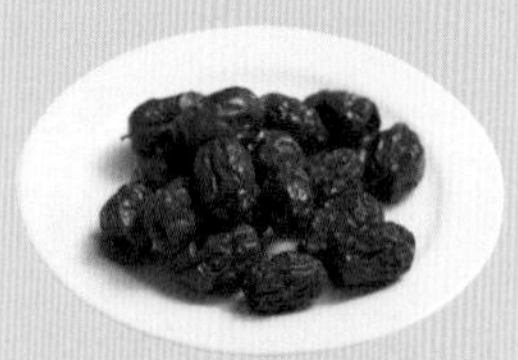

这样做也有效

取山楂50克煮粥，加入适量的红糖。介于两餐之间服用。

经期腹胀不用怕，山楂红枣就治好

姓名： 小郑

年龄： 22岁

小郑最近一段时间来月经，头两天总会有乳房胀痛、腹胀、胃口差的症状。什么都吃不下，热敷也不管用，按一下肚子更痛。她从医学报刊上看到一个偏方——山楂红枣饮，服用后效果很好，于是她将这个方子介绍给身边的朋友，和她有类似情况的人服用后也感觉有效。

山楂红枣饮

轻松告别经期腹胀

来源 民间验方

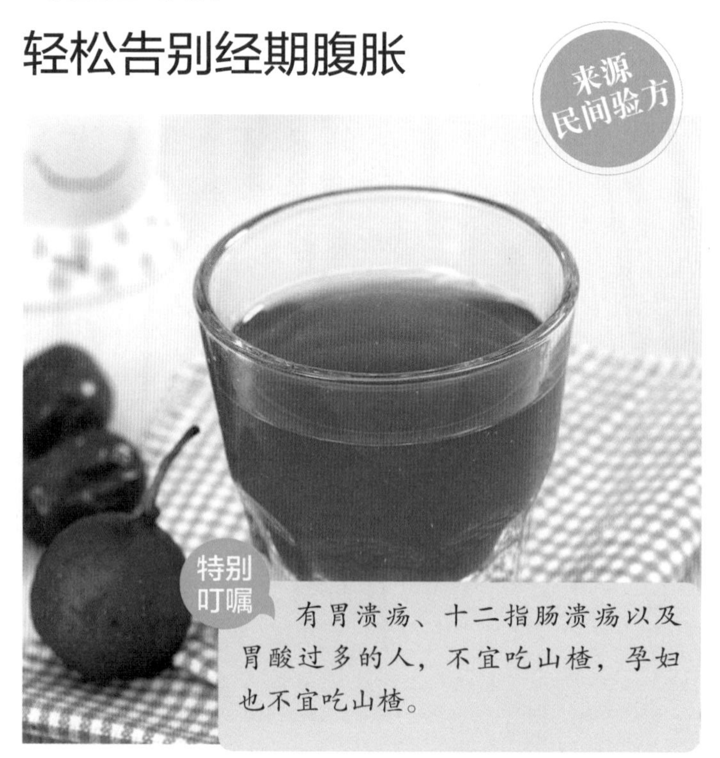

特别叮嘱 有胃溃疡、十二指肠溃疡以及胃酸过多的人，不宜吃山楂，孕妇也不宜吃山楂。

配方： 山楂 50 克，红枣 15 枚，生姜 15 克。

制法： 水煎服。

用法： 每天 1 剂，分 2 次服用。

功效： 健脾开胃，缓解经期腹胀。

来源
民间验方
特别
叮嘱
气虚的人不宜服用此方。

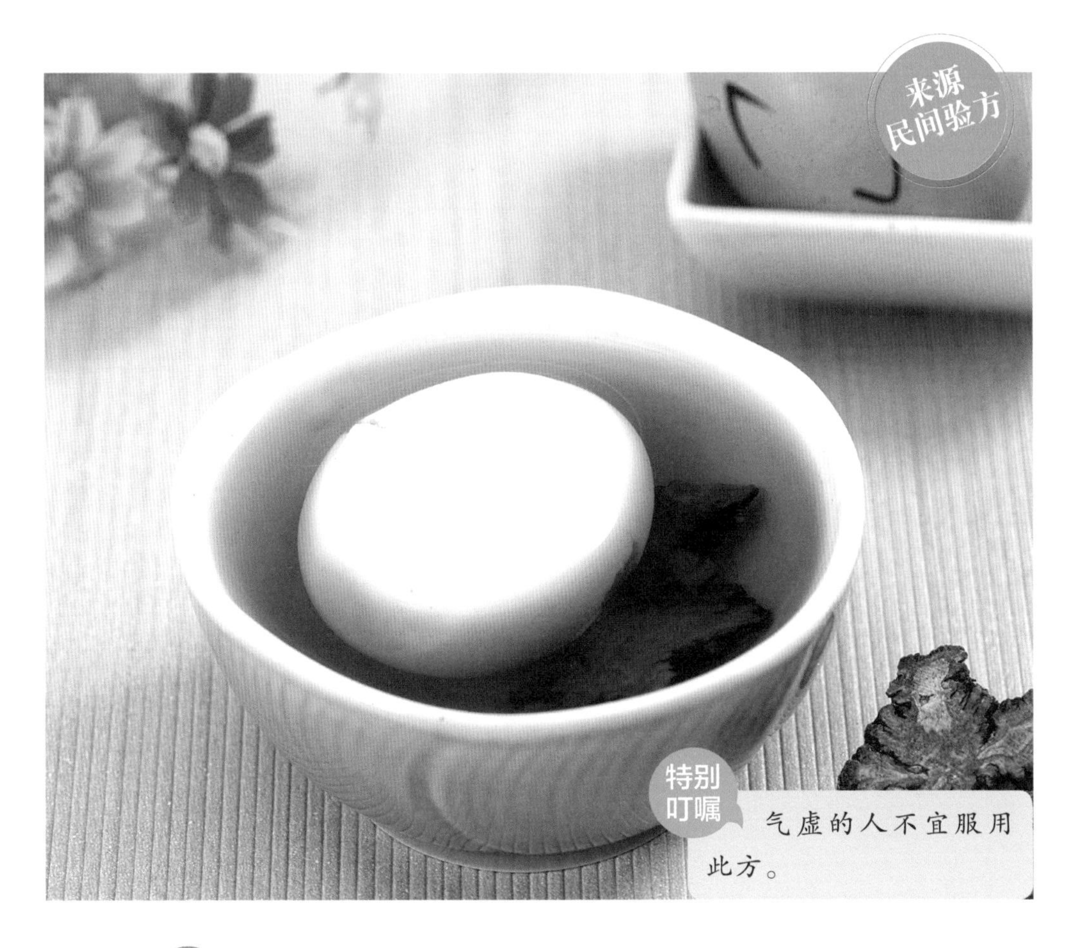

偏方 3 川芎煮鸡蛋

活血行气，祛风止痛

川芎辛温，归肝、胆、心包经，有活血行气、祛风止痛的功效。

配方： 鸡蛋 2 个，川芎 8 克，黄酒适量。

制法： 将鸡蛋、川芎加水 300 毫升同煮，鸡蛋煮熟后取出将壳去掉，再放入汤药内，用文火煮 5 分钟，添加适量黄酒。

用法： 吃蛋饮汤，每日 1 次，5 次为 1 个疗程，在行经前 3 天食用。

功效： 主治气滞血瘀引起的痛经、腹胀。

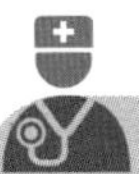

好大夫在线

Q 女性不在经期出现了腹胀，用上面的方子管用吗?

A 女人不在经期，也可根据自己的体质，适当喝些山楂红枣饮和菠萝汁，同样有效。

经期头痛

Q 为什么有的女性经期会头痛?

A 中医认为，经行头痛是由于长期生活习惯不良或者情绪不稳定引起的，这些原因会导致体内毒素长期淤积，毒素进入血管，引起血管扩张，从而造成头痛。

经期头痛即经期发作的偏头痛。偏头痛约数分钟至1小时左右，出现一侧头部一跳一跳的疼痛，并逐渐加剧。

偏方 1

红酒能够通经活络，缓解经期头痛；苹果含有多种维生素和酸类物质，可改善血清脂质，扩张血管，解除痉挛。

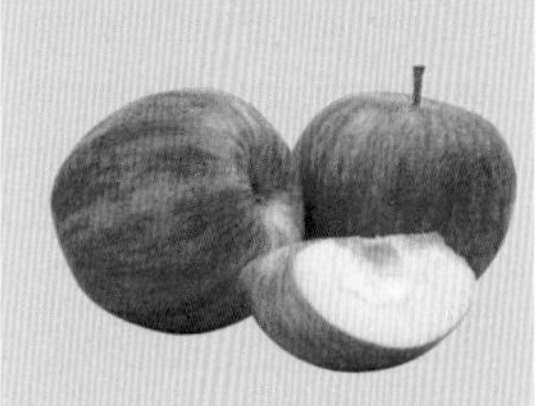

这样做也有效

用一盆热水浸泡双手，并用热毛巾外敷头部，每次20分钟；不断用尖头梳子梳理头皮，可改善脑部供血。

红酒煮苹果

活血通经

来源 民间验方

特别叮嘱 红酒中含有酒精，高血压、高血脂患者不宜食用。

配方： 苹果2个，红酒适量。

制法： 苹果去皮，用刀切成月牙状。把苹果放到奶锅里，倒入红酒没过苹果，用中火炖煮15分钟，关火。苹果在红酒中浸泡2小时后，即可食用。

用法： 每天晚上食用1次。

功效： 活血化瘀，缓解经期头痛。

偏方 2

川芎是活血化瘀的主药，是调治经期头痛之首选药物；白芷可祛风散寒，通窍止痛，消肿排脓；鱼头营养高，是补脑佳品。

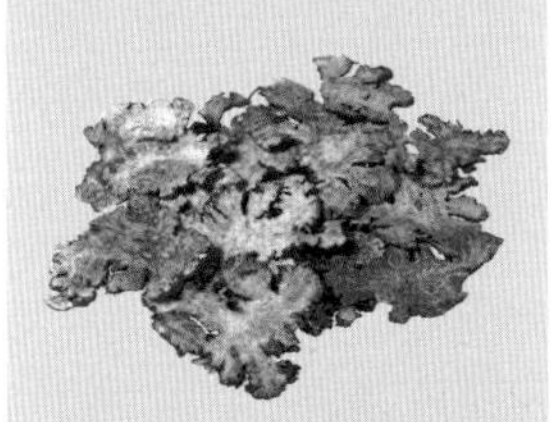

川芎

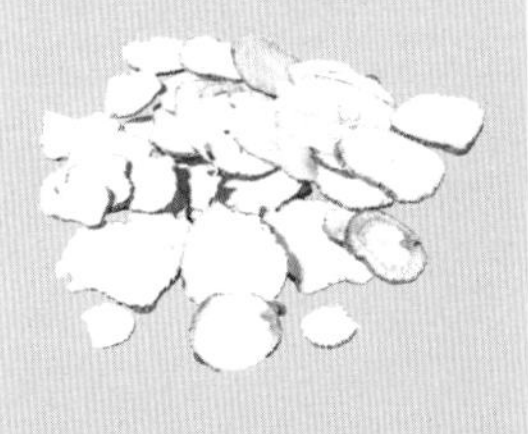

白芷

川芷鱼头汤

祛风止痛，行气活血

来源
民间验方

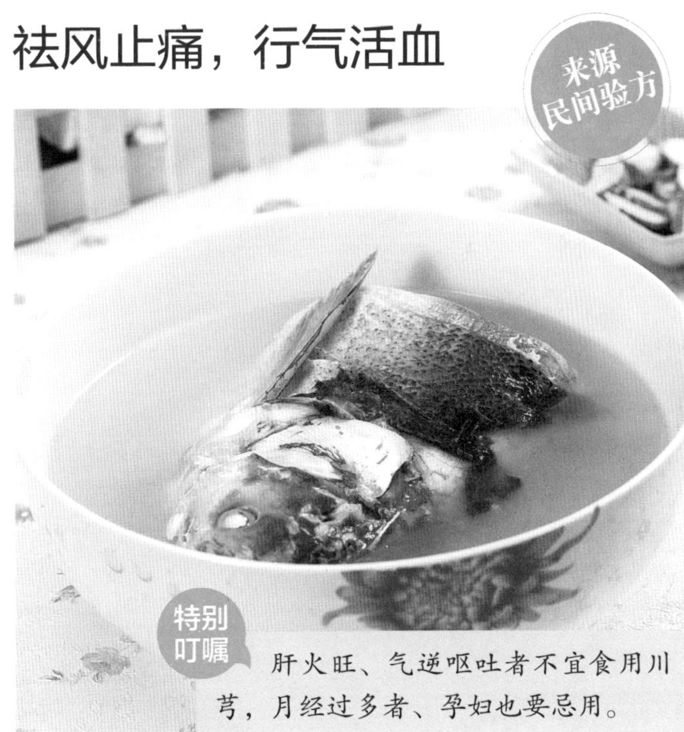

特别叮嘱 肝火旺、气逆呕吐者不宜食用川芎，月经过多者、孕妇也要忌用。

配方： 川芎 6 克，白芷 9 克，鱼头 1 个。

制法： 将上述东西放炖盅内加水炖熟，喝汤吃鱼头。

用法： 于月经来前 3 天服用，每日 1 次。

功效： 减轻经期头痛。

好大夫在线

Q 听说经期爱头痛的人，最好不在经期洗头，有什么科学道理？

A 中医认为，头为六阳之首，子宫为任脉的起点，生理期间，血液循环本来就比较差，洗头会使血液集中在头部，影响子宫的血液循环，使子宫内的血液无法顺利排除干净，容易造成血瘀痛经。

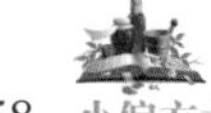

经期腰部酸痛

Q 经期腰部酸痛是什么原因造成的？

A 中医认为，本病的病理实质为血瘀。经期情绪不佳，气滞血瘀，会造成冲任脉、胞宫气血不畅，从而引发痛经、腰痛。

Q 血瘀型痛经有哪些症状，如何调理？

A 月经量少、有血块，伴有明显腰部酸痛。平时要注意饮食，别吃冷饮，即使是夏天也尽量少吃，像梨、西瓜等偏寒的食物要少吃。

偏方 1

益母草是历代医家用来调治妇科疾病的药材，对女性由湿热引起的月经不调、盆腔炎症、瘀血腹痛等有很好的疗效。不过，益母草性微寒，单独服用可能引起腹痛、腹泻，搭配红糖、鸡蛋、鸡肉等温热的食材，可减轻其寒性，具有活血化瘀、调理气血的作用，能够有效缓解血瘀引起的腰酸、腹胀等。

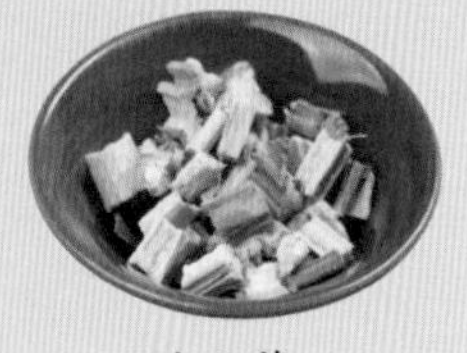

益母草

益母草煮鸡蛋

对女性的关爱很周到

来源 民间验方

特别叮嘱 有肾病的人慎服益母草，怀孕的妇女要禁服。

配方： 益母草 30 克，鸡蛋 2 个。

制法： 将益母草、鸡蛋加水同煮，蛋熟后去壳，再煮片刻，去药渣吃蛋饮汤。

用法： 经前服用，每天 1 次，连服 3～5 天。

功效： 缓解痛经伴有腰酸、腰痛等症状。

偏方 2 热毛巾敷腰部

活血化瘀，缓解腰痛

热毛巾散热面积大，经期敷一下腰部，有活血化瘀、促进血液循环的功效。

配方：毛巾 1 块，半盆热水，水温以不烫手为宜。

制法：将毛巾浸入热水盆中 2 分钟，捞出，拧干水，然后将热毛巾敷在腰腹部即可。

用法：经期使用，每次热敷 2～3 遍。

功效：化瘀调经，缓解腰部酸痛。

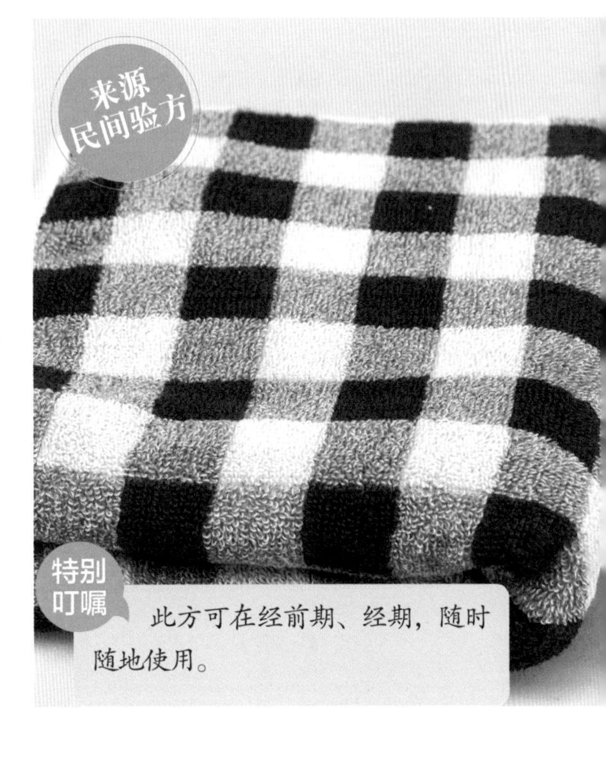

特别叮嘱

此方可在经前期、经期，随时随地使用。

特别叮嘱

艾灸，适合长期坚持做。经常痛经的女性朋友，时常做做艾灸对身体很有好处。

偏方 3 隔姜灸神阙

温经暖宫，化瘀止痛

在艾灸和生姜的药物作用下，能消除体内的寒气，使气血调和，有疏通脏腑经络、温经暖宫、化瘀止痛的作用。

穴位位置：位于肚脐的正中央。

艾灸方法：将新鲜生姜切成厚约 0.3 厘米的薄片，再用针在姜片上扎几个小孔，然后将生姜片放在肚脐眼上。取一根艾炷点燃，对准神阙处施灸。

适用范围：调治经期腰部酸痛。

痛经加便秘

Q 经期便秘是什么原因造成的?

A 主要原因：一是机体上火，二是运动量太少，以致肠胃蠕动缓慢，长期造成肠胃功能下降。

生活小窍门

每天定量吃些蔬菜、水果，适当吃些粗粮，晨起空腹饮1杯温水或蜂蜜水；配合腹部按摩或转腰运动，每晚睡前按摩腹部；养成定时排便的习惯。

偏方

丝瓜能打通热毒阻塞的经络，使气血顺畅。经络通了，痛经自然消除。

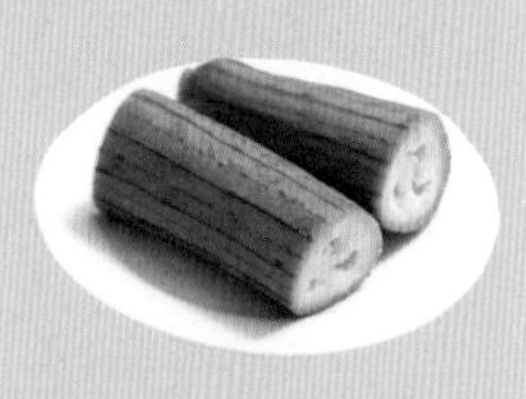

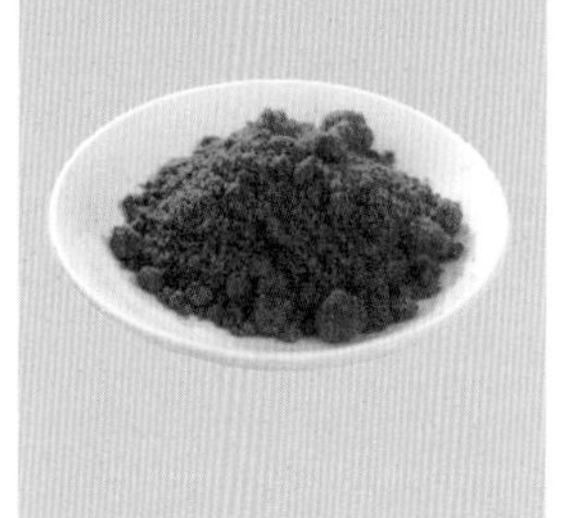

丝瓜红糖汤

清湿热，治便秘

来源 民间验方

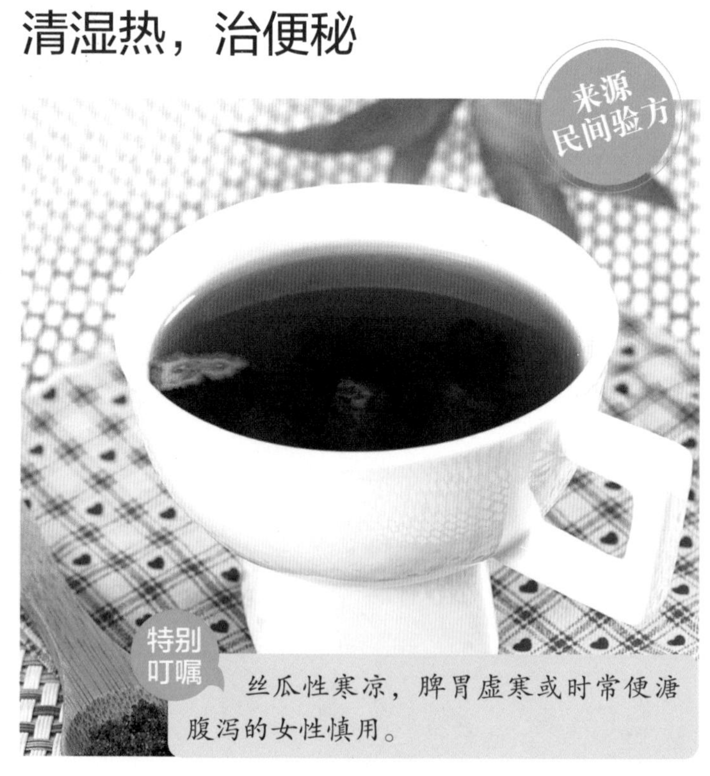

特别叮嘱 丝瓜性寒凉，脾胃虚寒或时常便溏腹泻的女性慎用。

配方： 老丝瓜200克，红糖适量。

制法： 将丝瓜洗净切碎，加水煎汤，再加适量红糖煎煮，趁热喝汤。

用法： 经期服用，每天1剂。

功效： 祛除湿热，改善排便。

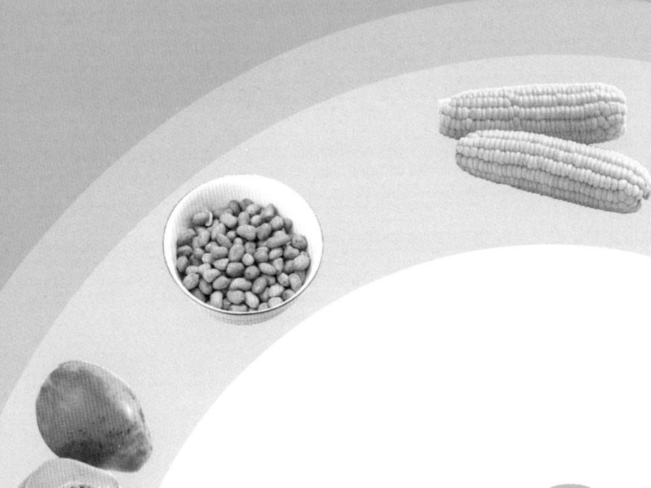

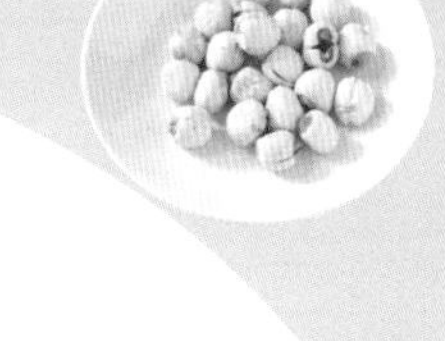

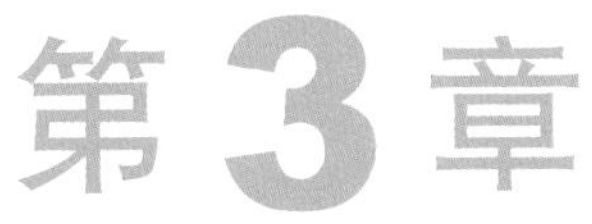

第3章

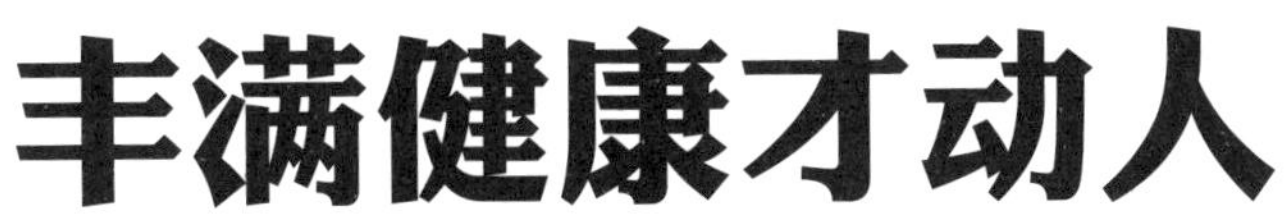

丰满健康才动人

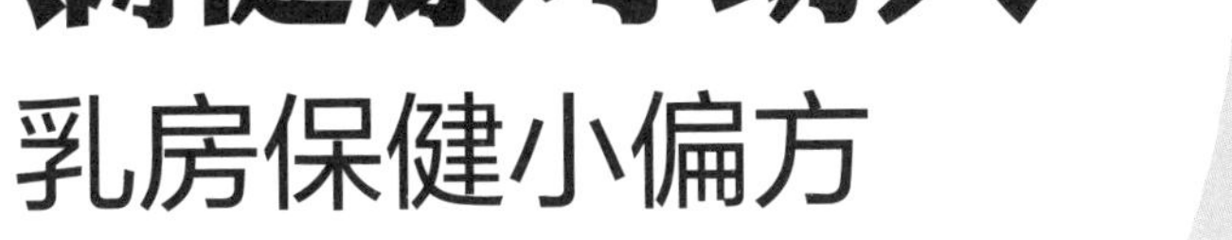

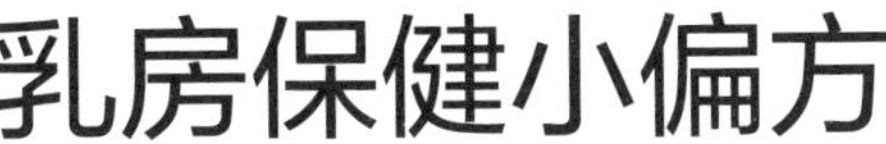

乳房保健小偏方

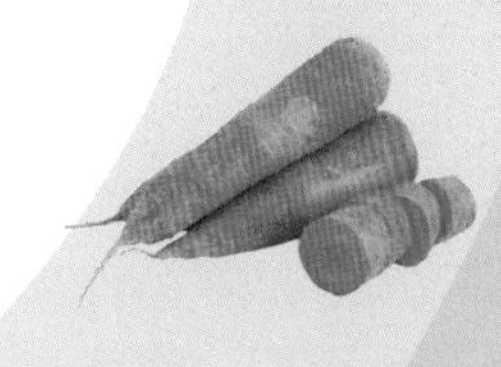

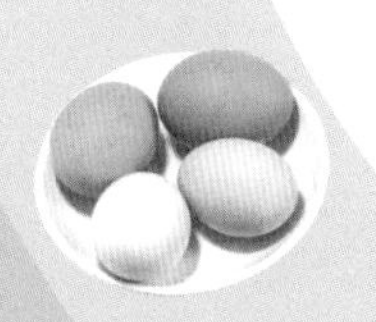

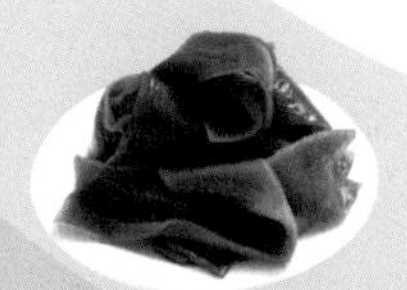

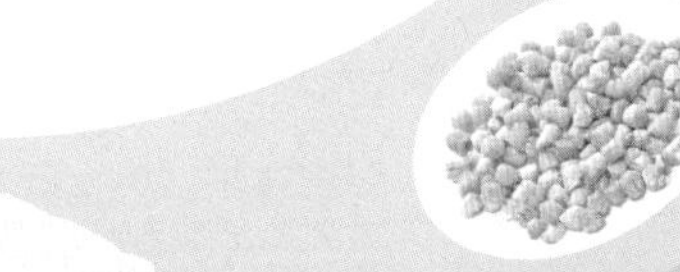

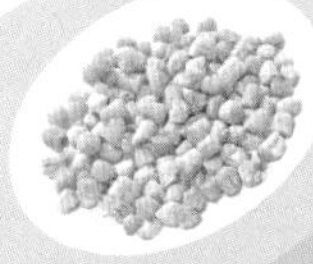

丰胸

Q 胸部发育不良，是什么原因造成的?

A 中医认为，胸部发育不良，主要是由于脾胃虚弱、气血不足，或通往胸部的经络阻塞，致使气血不能上荣于胸部所致。

Q 丰胸有什么好处?

A 乳房很多时候都代表着女性的魅力，在女人的一生中，乳房的变化是非常大的，女人保养好胸部才会更加自信、迷人。

偏方 1

青木瓜富含维生素A和木瓜酵素，能刺激雌性激素的分泌，是丰胸的佼佼者；猪蹄富含丰富的磷脂、蛋白质和胶质，丰胸效果很好；米酒中的酒酿，含有一种天然的激素，能促进女性胸部细胞丰满，其中酒精成分也能改善胸部血液循环，丰胸效果良好。

青木瓜炖猪蹄

改善胸部血液循环

来源 民间验方

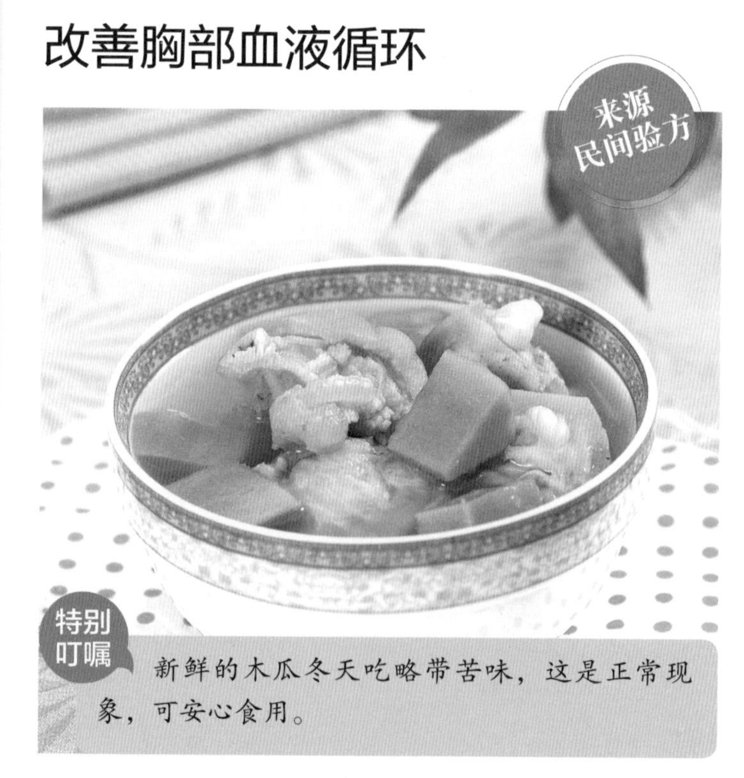

特别叮嘱　新鲜的木瓜冬天吃略带苦味，这是正常现象，可安心食用。

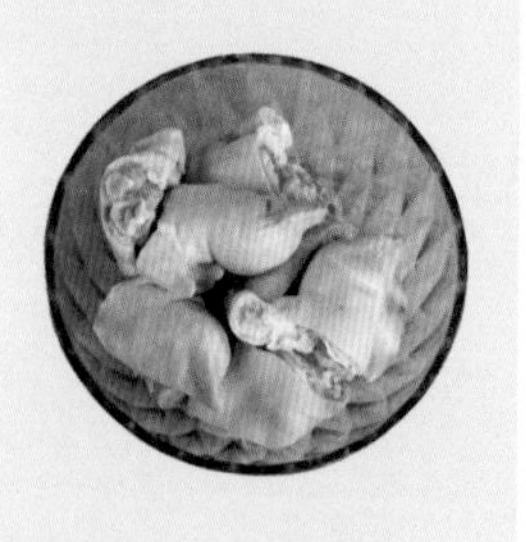

配方： 青木瓜 200 克，猪蹄 500 克，米酒适量。

制法： 将青木瓜去皮切成小块备用；再将猪蹄洗净，切块，放入锅中炖至九成熟时放入木瓜块；炖熟后加入适量的米酒，即可食用。

用法： 每周 2 次。

功效： 改善胸部血液循环，使乳房丰满。

偏方 2

核桃、松仁、黑芝麻、花生仁，这四样东西个个都是丰胸高手，它们都富含维生素 E，能够刺激雌激素的分泌，促进乳房发育和完善。

丰胸请喝“四宝糊”

姓名：余某某

年龄：24岁

小余生在江南水乡，长得娇小可爱，性格也好，但是她对自己的胸部却不是很满意。看到身边的女性朋友，有的去做丰胸手术，但是她不喜欢这种方式。于是，她找一位中医咨询。医生告诉她一个方法，让她喝“四宝糊”。

四宝糊

使你的乳房变得丰满

来源
民间验方

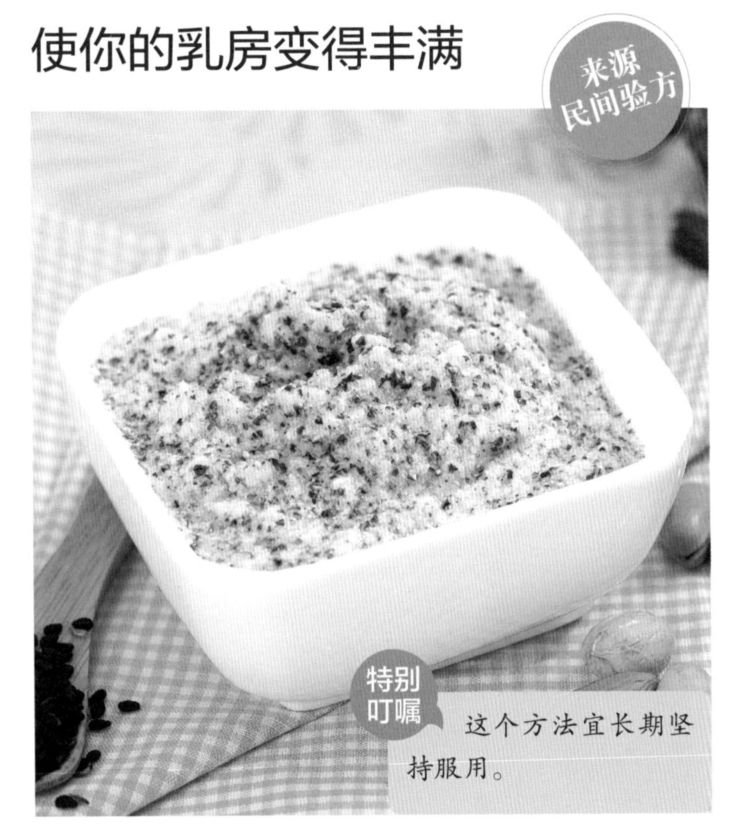

特别叮嘱 这个方法宜长期坚持服用。

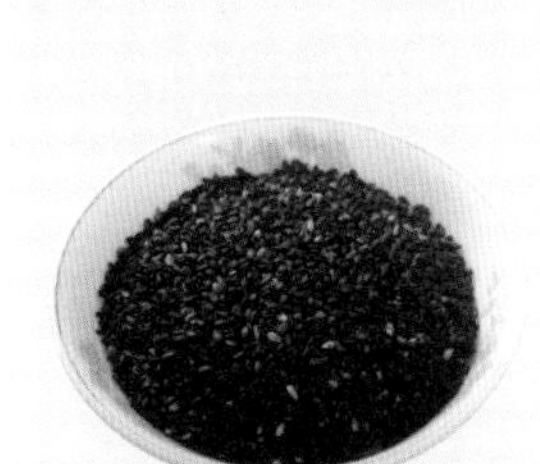

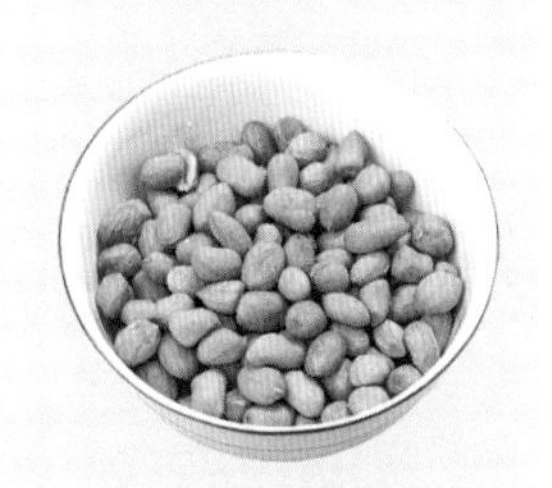

配方：取核桃、松仁、黑芝麻、花生仁适量。

制法：将上述四物打成糊。

用法：每天吃 1 碗。

功效：使乳房有活力、丰满。

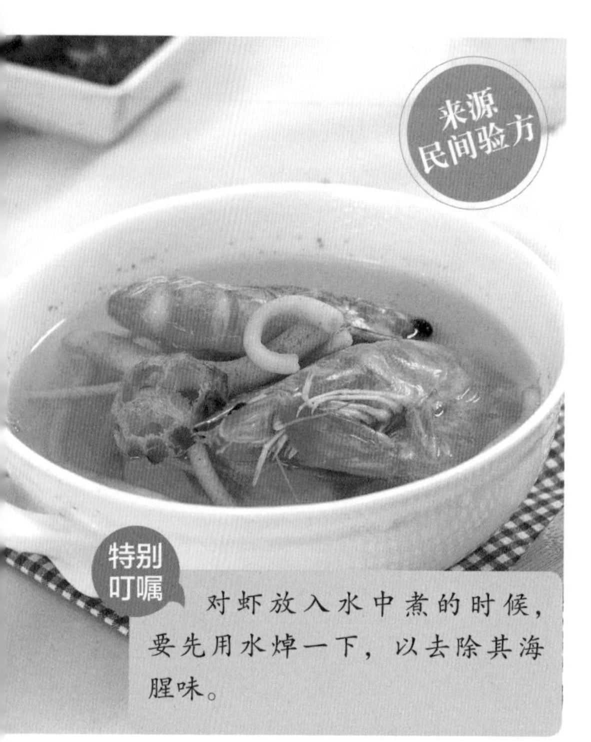

特别叮嘱

对虾放入水中煮的时候，要先用水焯一下，以去除其海腥味。

偏方 3 丝瓜络煮对虾

补益气血，丰满乳房

丝瓜络，又名“丝瓜筋”，能够疏通乳房经络；通草有利水化湿的功效（很多时候，人体经络不畅多与痰湿有关）；对虾有补肾壮阳、养血益气、开胃通乳等功效。

配方：丝瓜络 15 克，通草 10 克，对虾 2 只，少量的姜、盐。

制法：在锅中加入适量的清水，等到清水煮沸后，将洗净的丝瓜络、通草、对虾和姜倒入锅中，煮 15 分钟，快煮熟时加盐调味即可。

用法：食用对虾，每周 2 次。

偏方 4 按摩乳房

加强乳房血液循环

按摩乳房不仅可以促进雌激素的分泌，促进乳房的发育。同时还可以活血理气，加强乳房部位的血液循环，使乳房获得更多的营养，变得丰满圆润。

操作：一只手置于乳房下侧，从胸骨往腋下按摩；另一只手放在乳房上面，从腋下往胸骨按摩；两只手同时进行，共按摩 20 次。

用法：每天 1 次。

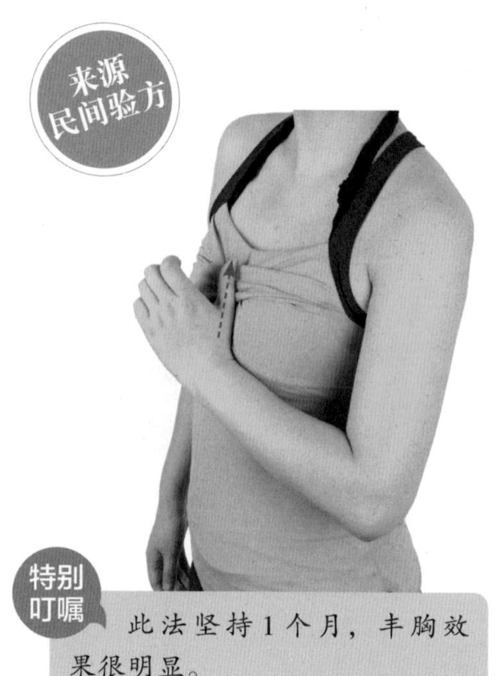

特别叮嘱

此法坚持 1 个月，丰胸效果很明显。

乳头皲裂

Q 乳头皲裂是什么原因造成的？

A 乳头皲裂是指乳头和乳晕部分发生大小不等的皲裂，产后女性易得乳头皲裂是因为需要哺乳，婴儿吸吮乳汁时会对乳头产生机械性刺激；有的女性也会因为乳房局部病变引起皲裂。为了避免乳头皲裂，哺乳女性在每次喂奶后，应慢慢地将奶头取出，不要直接从孩子嘴里往外拉乳头。另外，每次喂完奶后可以挤出少许乳汁涂抹在乳头上。

偏方 1

红糖是很好的养颜、保健佳品，《本草纲目》记载，红糖性温，有化瘀生津、散寒活血、暖胃健脾、缓解疼痛的功效。红糖外用可以美白、排毒、滋润、减轻干痒的功效。白酒外用可通脉、活血，能去除外伤痈疮，调治皮肤病等。

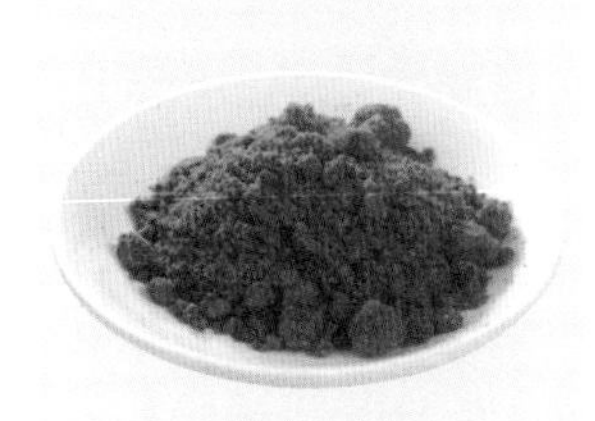

红糖白酒膏

减轻乳房干裂

来源《本草纲目》

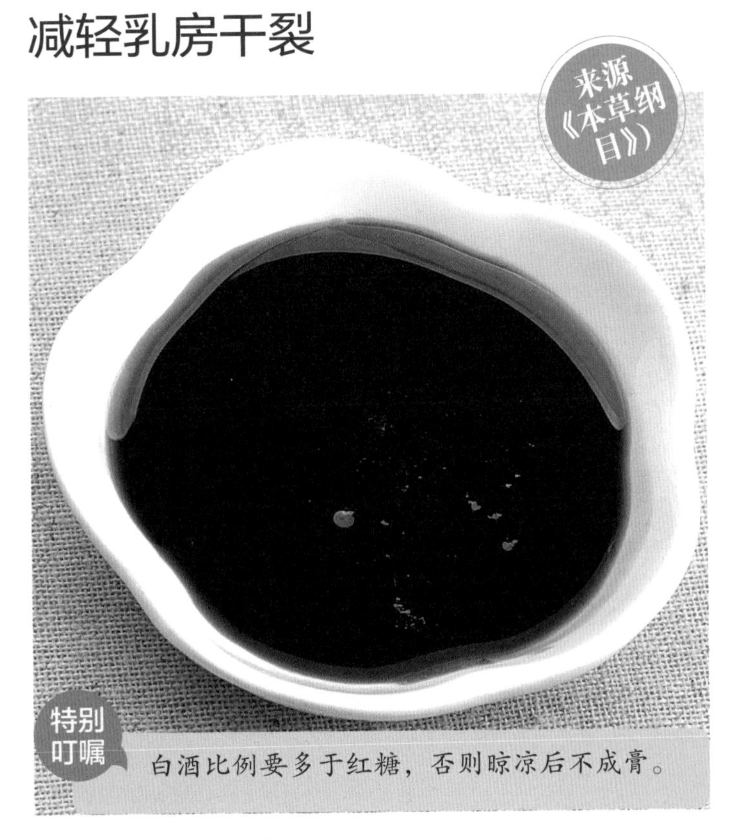

特别叮嘱 白酒比例要多于红糖，否则晾凉后不成膏。

配方：红糖、白酒各适量。

制法：将红糖和白酒放入锅中，用文火炖成膏状，晾凉。

用法：每日哺乳后用膏外敷乳头。

功效：调养哺乳期女性乳头皲裂。

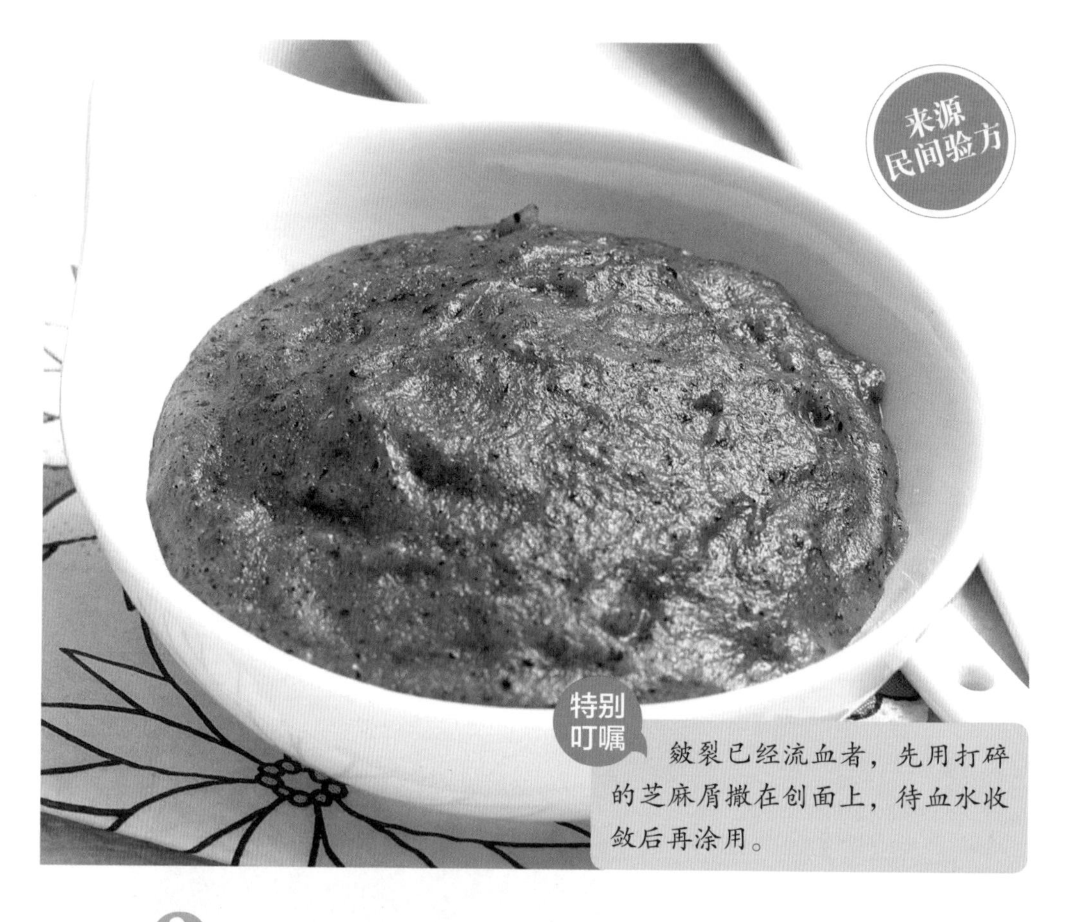

特别叮嘱 皲裂已经流血者，先用打碎的芝麻屑撒在创面上，待血水收敛后再涂用。

偏方 2 黑白芝麻香膏

消炎止痛，平滑肌肤

芝麻外用可防燥，是养肤护肤的不二选择；香油外用可起到保湿的作用，使肌肤更加平滑细腻、消炎止痛。

配方： 黑白芝麻共 50 克，香油适量。

制法： 炒锅置火上，放入黑白芝麻和盐，用文火炒香，至黑芝麻呈黄色发散出香味取出、研细、过筛，与香油调成糊状。

用法： 用香膏涂抹乳头，每日涂抹 2 次，3 日后见效，1 周痊愈。

功效： 适用于乳头皲裂、流血、疼痛难忍者。

这样做也有效

使用蜂胶涂抹效果也很好，蜂胶有快速止血、加速伤口愈合的作用。将蜂胶滴在皲裂处，保持乳头干燥，通常 24 小时后伤口就能够愈合，如果程度严重，可加长使用时间。

乳房肿块

Q 乳房有肿块，是怎么回事?

A 很多女性的乳房部位都会出现慢性良性肿块，以乳房肿块和胀痛为主症，有的不痛不痒，有的跟月经周期有关。

Q 乳房有肿块，是什么原因造成的?

A 中医认为乳房有肿块是肝气郁滞的表现，多由思虑过多、忧郁愤怒等损伤肝脾引起气滞痰凝，调治的关键是疏肝理气。

偏方 1

玉米丝瓜络汤

清热理气，消肿散毒

玉米通便利尿，且含硒和镁等营养物质，能调节内分泌和新陈代谢，消除体内毒素，可防治乳腺疾病；丝瓜清热化痰、凉血解毒、通经活络，对乳腺疾病起到较好的预防作用；橘核理气、消肿散毒，搭配一起对乳房良性肿块有很好的疗效。

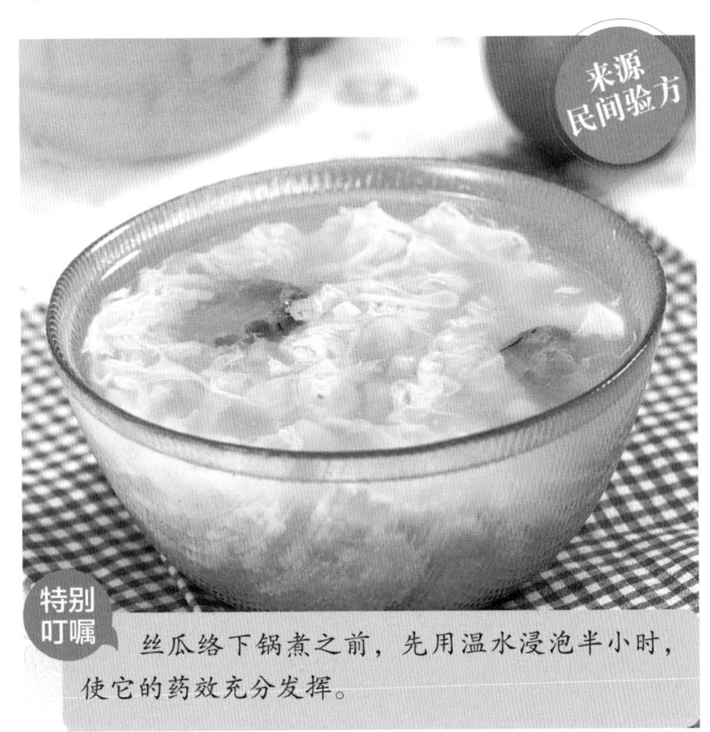

来源 民间验方

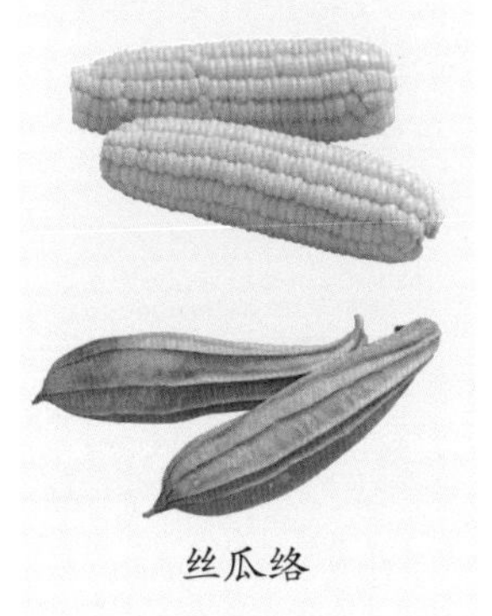

丝瓜络

特别叮嘱 丝瓜络下锅煮之前，先用温水浸泡半小时，使它的药效充分发挥。

配方： 玉米 100 克，丝瓜络 50 克，橘核 10 克，鸡蛋 1 个。

制法： 前三样东西加水熬 1 小时煮汤，再在汤中加入蛋花、冰糖调匀服用。

用法： 每周服汤 2 次。

功效： 凉血解毒，通经活络。

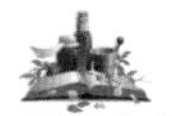

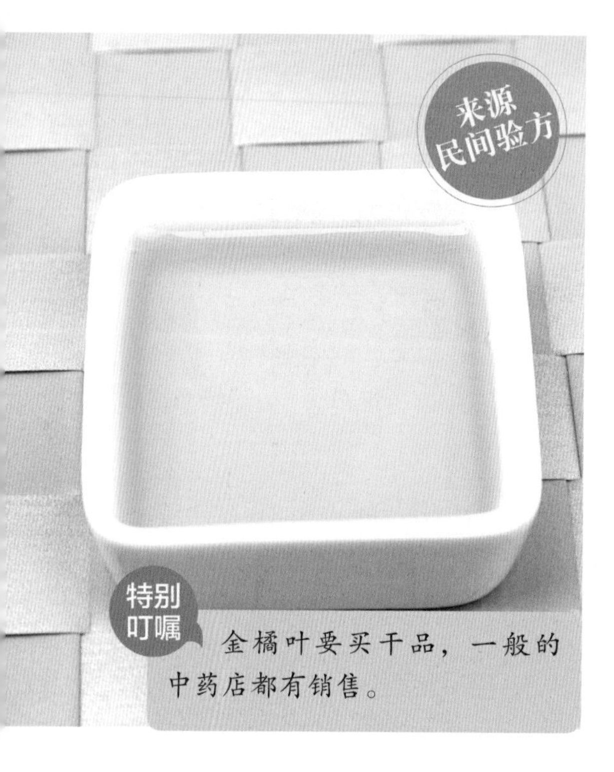

特别叮嘱 金橘叶要买干品，一般的中药店都有销售。

偏方 2 金橘叶茶

舒肝解郁，散凝消肿

中医认为，金橘叶味辛苦，性微寒，入肝、脾、肺三经，可疏肝解郁、开胃气、散肺气，对调治乳房肿块、乳腺炎有良好效果。

配方：金橘叶 30 克。

制法：将金橘叶晾干后切碎，放入砂锅，加水浸泡 30 分钟，然后煎煮 15 分钟，用洁净纱布过滤、去渣，取汁饮用。

用法：每日饮 1 次。

功效：适用于肝郁气滞引起的乳房良性肿块。

偏方 3 按摩乳根

消除乳房肿块

中医认为，按摩乳根穴可消除胸下满闷、胸痛乳痛、乳瘀等问题。

取穴：乳头直下，乳房的根部就是乳根穴。

方法：以健侧食指抵住乳根，微用力揉按 5 分钟。

用法：每日 2～3 次。

功效：用于调治乳房肿块。

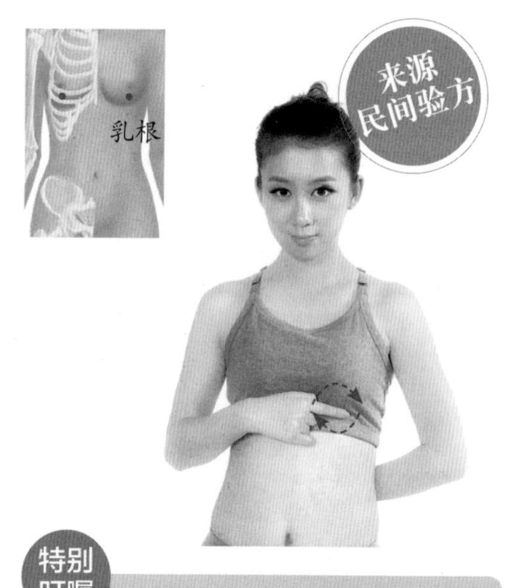

特别叮嘱 按摩乳根穴，以穴位有酸胀感为宜。

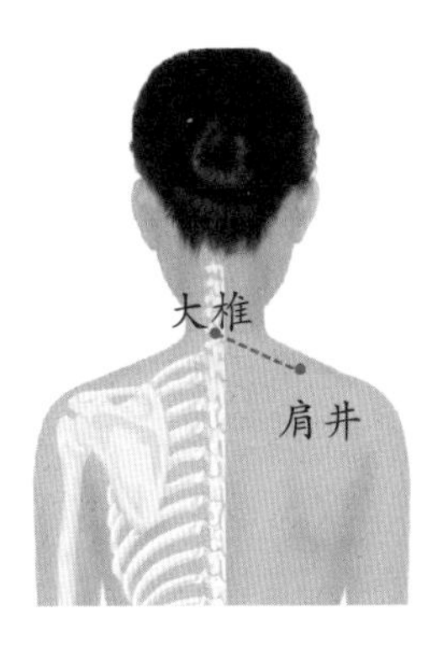

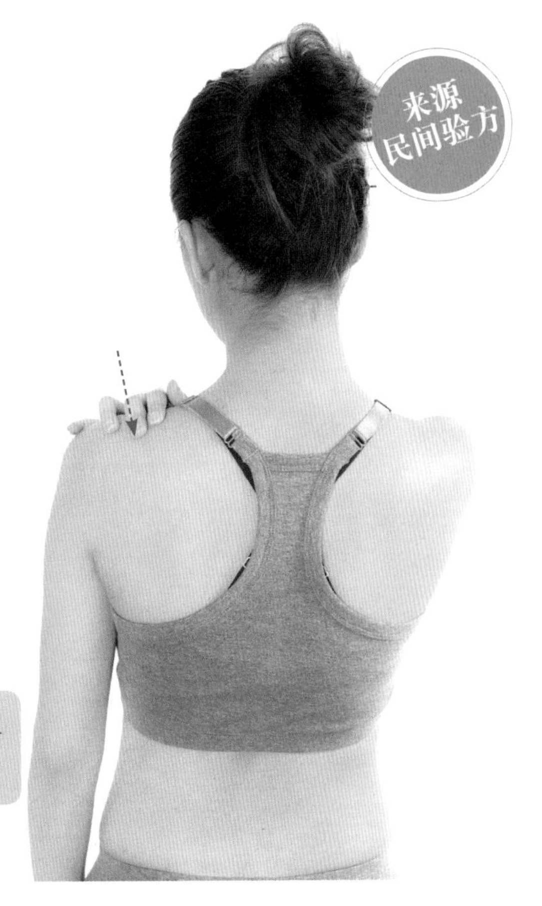

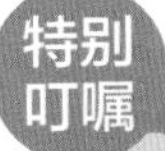

体质较差的病人不宜给予较强的按压刺激。

偏方 4 按压肩井穴

消肿化瘀之奇穴

肩井穴为治疗乳腺炎症特效穴，长期按摩可以预防乳腺炎的发生。

取穴：双手交抱，掌心向下放在肩上，中间三指放在肩颈交会处，中指指腹所在的位置便是肩井穴。

方法：双手按住肩井穴，略微用力做前后分筋拨动 5 分钟。

用法：每日 2～3 次。

功效：用于调治乳房肿块。

好大夫在线

Q 预防乳腺疾病，每天做什么运动好?

A 每天早晚坚持做广播体操中的扩胸运动。女性经常做扩胸运动，每天坚持锻炼 10～15 分钟，可预防乳腺增生等乳腺病，还会有丰胸的效果。

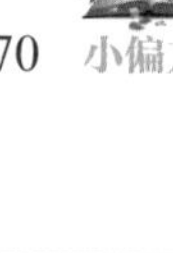

乳晕色深

Q 乳晕色深是正常现象吗?

A 少女的乳头、乳晕是粉红色的，随着年龄的增长、性生活的刺激、生育等因素，乳头、乳晕的颜色会渐渐加深，变成深褐色，这是正常的色素。如果年轻的女性没有经历过性生活，乳头、乳晕就严重发黑，就要考虑是否为病理现象。

乳头、乳晕颜色加深，首先是体内雌激素水平增高所致。肝功能失调的肝病患者也会常常出现乳晕、乳头颜色加深的情形。

偏方 1

胡萝卜健脾消食、补肝明目，其富含的胡萝卜素在体内可转化为维生素A，维生素A可使皮肤柔软细嫩，逐渐淡化乳晕黑色素；牛肉富含铁质和蛋白质，能够补中益气、滋养脾胃，含有的B族维生素有助于雌激素的合成，促进乳房发育。

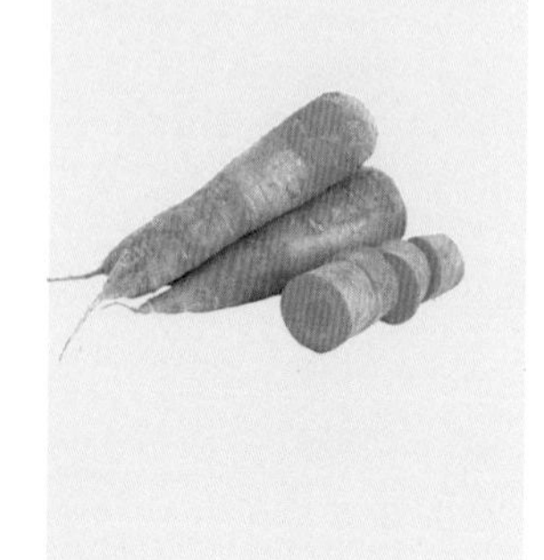

胡萝卜炖牛肉

补中益气，滋养脾胃

来源 民间验方

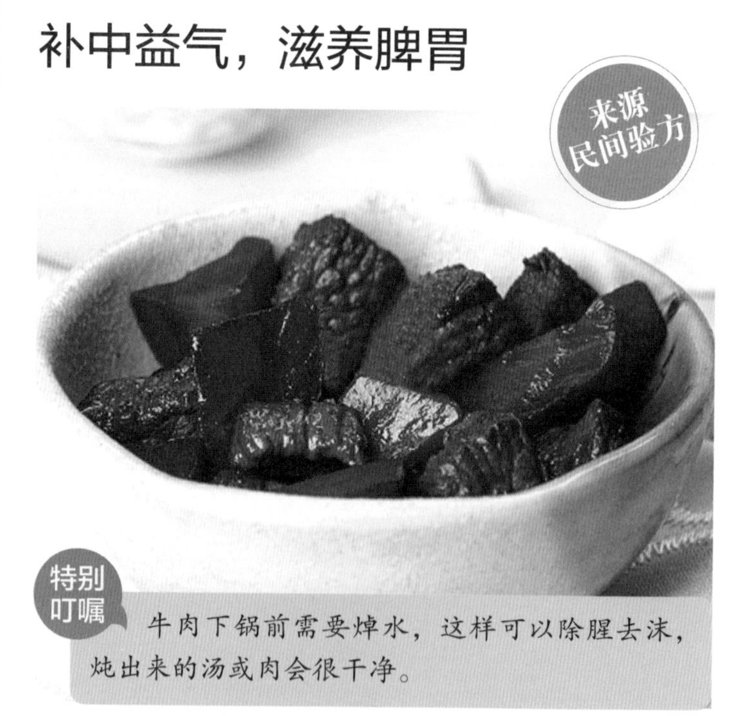

特别叮嘱 牛肉下锅前需要焯水，这样可以除腥去沫，炖出来的汤或肉会很干净。

配方： 胡萝卜1根，牛肉150克，砂糖1匙，盐、酱油适量。

制法： 将胡萝卜、牛肉切块，一起放入锅中，加清水适量，放入酱油、砂糖，用武火煮沸，改用文火炖煮至牛肉熟烂，放入精盐就能食用。

用法： 每周服用2～3次。

功效： 淡化乳晕黑色素。

偏方 2 山药莲子桂花汤

滋补脾胃，充盈气血

山药莲子补脾肾，桂花味辛性温，有温中散寒、暖胃止痛、平肝的作用，对食欲不振、胃疼、胃寒有一定疗效。长期服用，可改善乳房营养不良引起的乳晕色深。

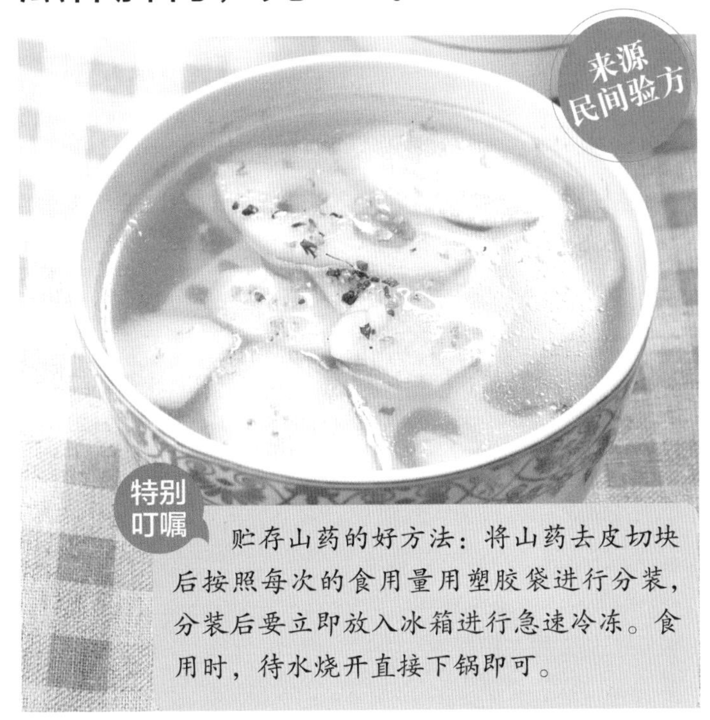

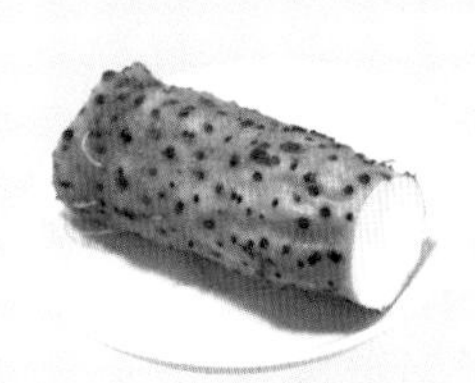

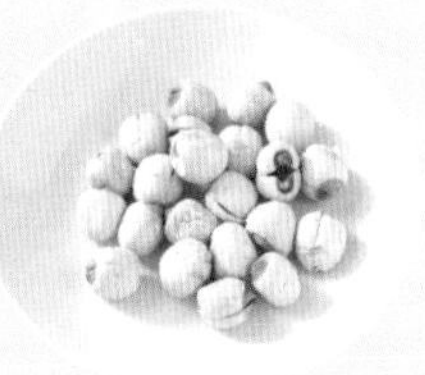

特别叮嘱 贮存山药的好方法：将山药去皮切块后按照每次的食用量用塑胶袋进行分装，分装后要立即放入冰箱进行急速冷冻。食用时，待水烧开直接下锅即可。

配方： 山药、莲子各 30 克，桂花 10 克。
制法： 上述三种东西，共煮食并饮汤。
用法： 每日服用 2～3 次。
功效： 均衡营养，滋补脾胃，调理乳晕色深。

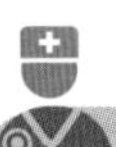

好大夫在线

Q 什么情况下，乳头、乳晕颜色深是正常的？

A 女性随着年龄的增长、性生活的刺激、生育等因素，乳头、乳晕的颜色会逐渐加深，变成深褐色，这是女性成熟的标志；女人到了更年期后，表皮细胞新陈代谢缓慢，乳头、乳晕颜色会变成黑色，这是正常生理现象。女性在怀孕期及生产后出现乳头、乳晕颜色变深，也正常。

乳腺增生

Q 乳腺增生是怎么回事?

A 乳腺增生，中医称之为“乳癖”，并认为本病多由郁怒伤肝、忧思伤脾，致气血淡湿郁阻乳络，结核而成。

Q 乳腺增生有哪些症状?

A 乳房一侧或双侧胀痛、刺痛，或刀割样痛，并可向胸前区、胸侧、腋下放射，月经来潮后或经净后疼痛锐减或消失。

偏方 1

海带生菜汤

乳腺增生不用慌

海带可疏肝理气，常吃具有软坚散结、消除疼痛、缩小肿块的作用；生菜富含维生素、膳食纤维及多种矿物质，多吃可以促进胃肠道的血液循环，有助于消化。海带和生菜搭配一起，能够清热散结，调治乳腺增生。

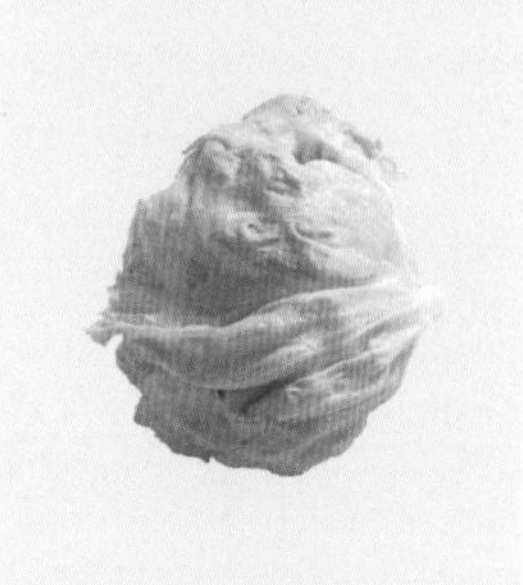

来源 民间验方

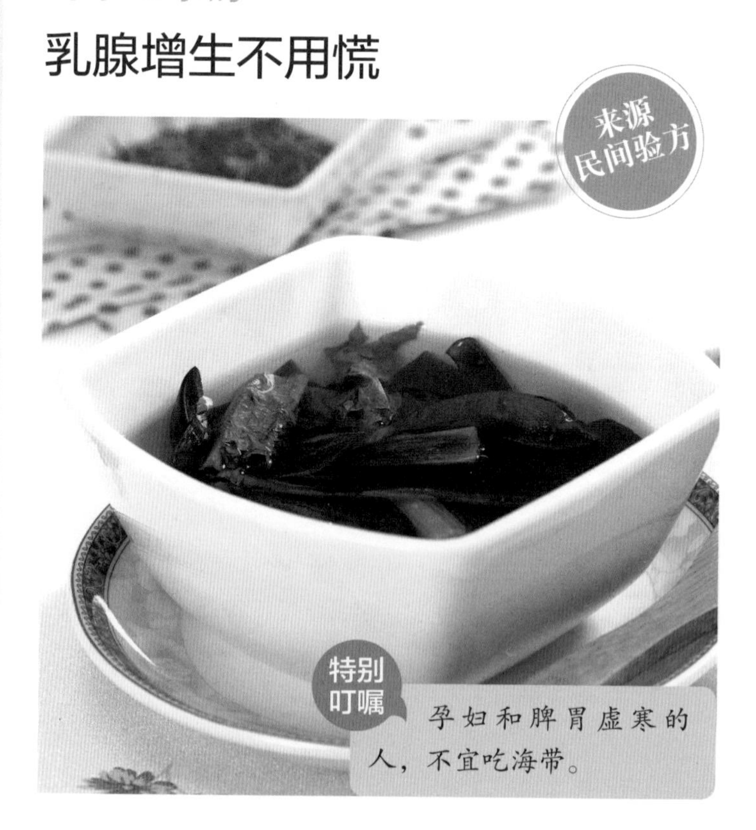

特别叮嘱 孕妇和脾胃虚寒的人，不宜吃海带。

配方： 海带、生菜各 100 克，姜、葱、香油等适量。

制法： 将姜、葱、海带放在清水中，一起煲 30 分钟；起锅前放入生菜、香油，用盐调味即可。

用法： 吃海带、生菜，饮汤，每周 1～2 次。

功效： 清热散结，消除乳腺隐患。

偏方 2

海带鳖甲猪肉汤

不会被乳腺增生盯上

海带里面含有大量的碘，它能够抑制催乳素的释放；鳖甲咸寒，软坚散结。海带与鳖甲配伍，既能祛痰、活血，还可以预防乳腺增生、子宫肌瘤等疾病，尤其对恶性肿瘤有很好的辅疗作用。

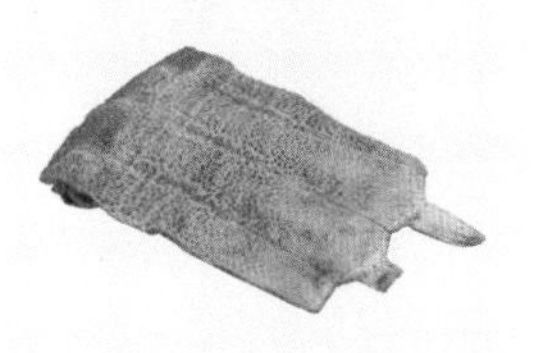

鳖甲

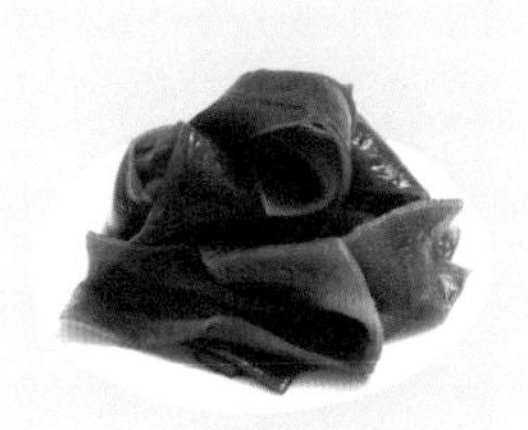

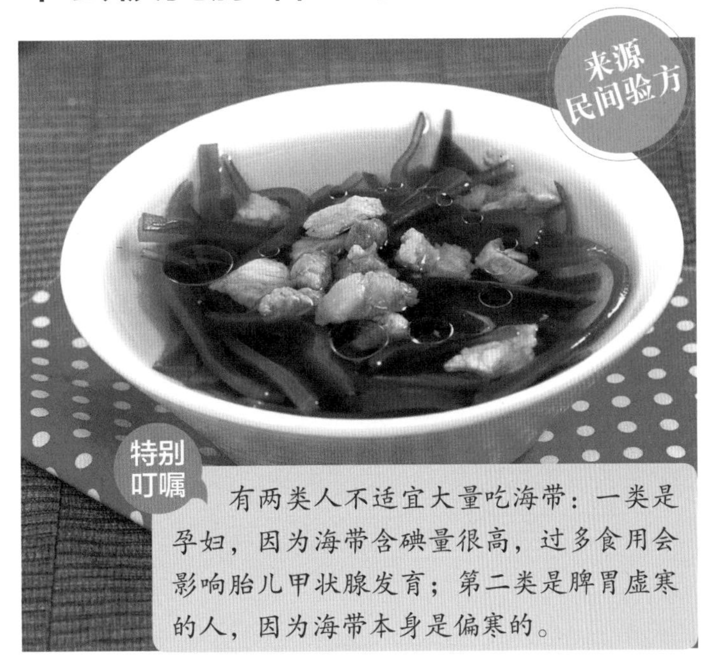

特别叮嘱 有两类人不适宜大量吃海带：一类是孕妇，因为海带含碘量很高，过多食用会影响胎儿甲状腺发育；第二类是脾胃虚寒的人，因为海带本身是偏寒的。

配方： 海带 120 克，鳖甲 60 克，猪肉 200 克，葱姜适量。

制法： 把鳖甲切成小碎块备用；将洗净的猪肉切成小块，放进沸水中焯一下；用热水将海带泡开，再把它切成丝，姜切成片，葱切成段。将焯好的猪肉倒入盛有热水的砂锅中，把海带丝、葱姜、鳖甲倒进锅里，换小火再煮 1 个半小时，加入适量的胡椒粉、盐、味精。

用法： 每日服用 2 次，吃海带、猪肉，喝汤。

功效： 防治乳腺增生。

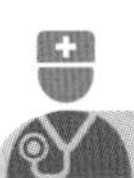

好大夫在线

Q 乳腺增生的女性，平时饮食要注意什么？

A 多吃蔬菜和水果，忌食辛辣刺激的食物及容易加重病情的食物，比如生猛海鲜等。

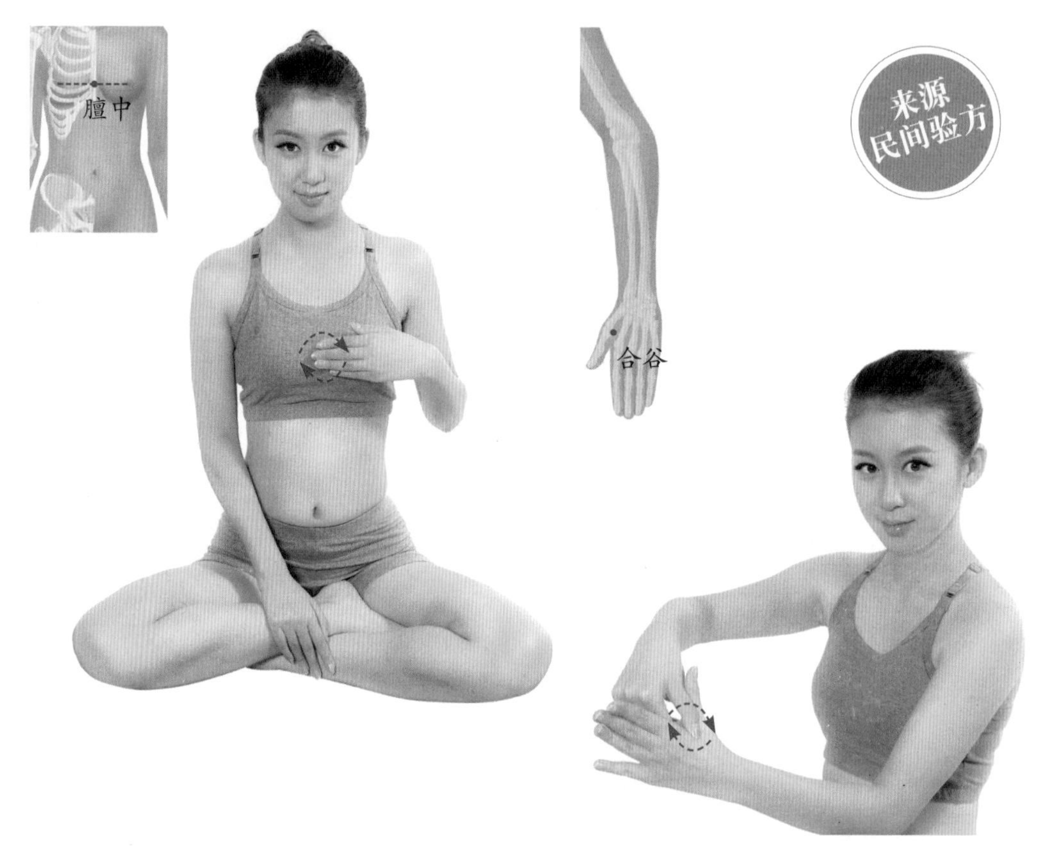

偏方3 按摩膻中、合谷穴

按按捏捏就治增生

合谷穴是解除肝郁气滞常按摩的穴位；膻中穴是宗气聚会之处，所以又叫作气穴，是治疗乳腺增生的针对性要穴。

特别叮嘱 按摩合谷、膻中两个穴位，以有酸、麻、胀感为度。

取穴： 合谷穴位于手背虎口处，第一、二掌骨间，第二掌骨桡侧的中点；膻中穴在胸部，当前正中线上，平第四肋间，两乳头连线的中点。

方法： 除拇指外四指并拢按摩膻中，用拇指腹轻轻按揉合谷穴，每穴按1～3分钟。

用法： 每日2～3次。

功效： 活血通络、行气解郁。

乳腺炎

Q 乳腺炎是什么原因引起的?

A 乳腺炎是指乳腺的急性化脓性感染，多出现在女性的哺乳期，尤其是第一次生产的女性。病菌一般从乳头破口或皲裂处侵入，也可直接侵入引起感染。

Q 乳腺炎有哪些症状?

A 临床表现主要有：乳房胀痛，畏寒发热，局部红、肿、热、痛，触及硬块，白细胞升高。

偏方 1 黄花菜猪蹄汤

乳腺炎初期有奇效

黄花菜配猪蹄为汤，有安神解郁、通经活络的作用，是辅助治疗乳腺炎初期 的汤品。

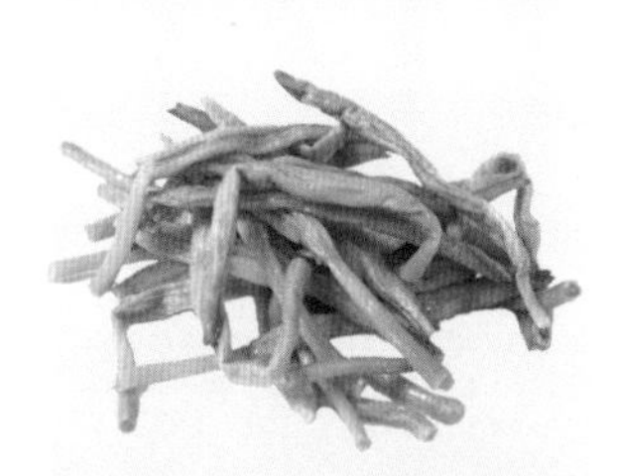

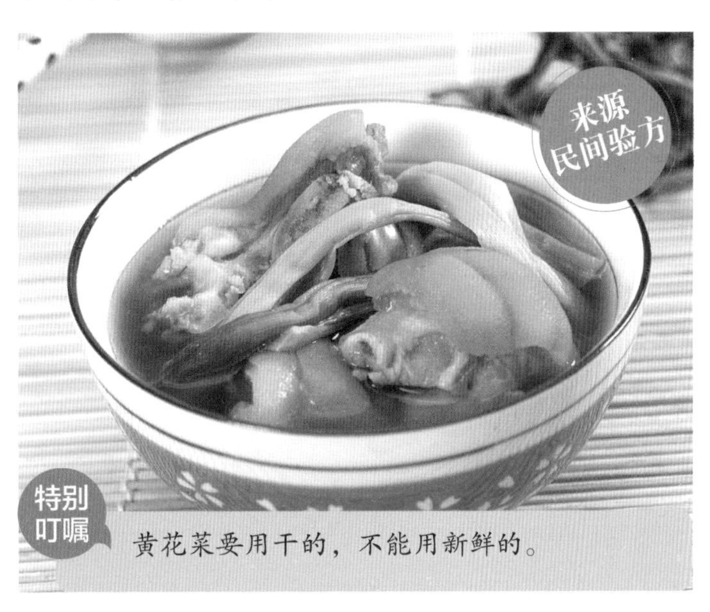

黄花菜要用干的，不能用新鲜的。

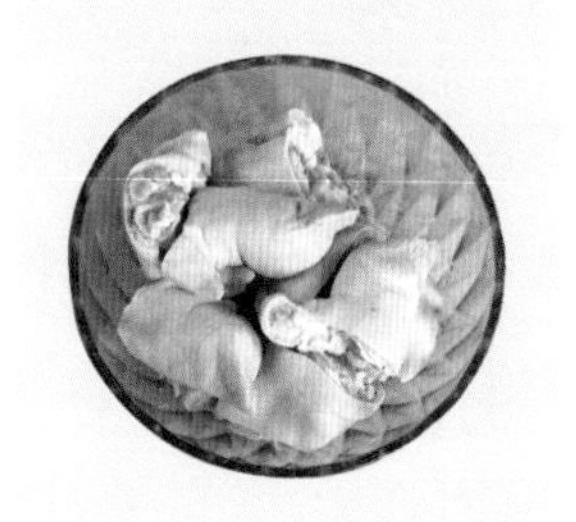

配方：干黄花菜 50 克，猪蹄 200 克，清汤、料酒、精盐、味精、姜片、葱段各适量。

制法：将黄花菜泡好去根，切段；将猪蹄放进沸水锅中煮 5 分钟，捞出；起火上锅，放进猪蹄、清汤，及上述调料；炖 1 小时后，加入黄花菜段，烧至猪蹄肉熟。

用法：每周 2～3 次，吃肉喝汤。

功效：适用于乳腺炎初期未成脓的女性食用。

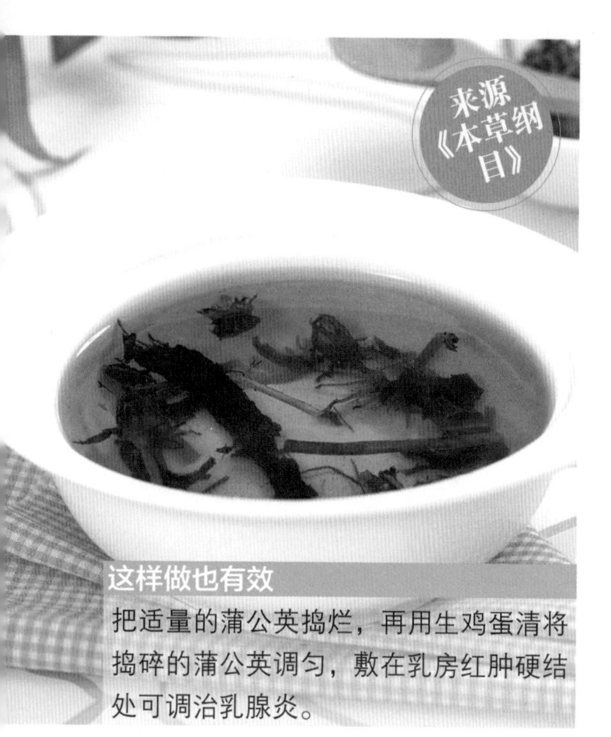

偏方 2 蒲公英汁

消肿散结功效好

蒲公英味甘、苦，性寒，入肝、肾二经，具有清热解毒、消肿散结的功效，适用于乳腺炎热毒炽盛者。

配方：蒲公英 40 克，地丁 20 克，天冬 15 克，蜂房 10 克。

制法：将上述药材用水煎煮，去渣取药液；再加清水煎 1 次，合并药液。

用法：每日 1 剂，分 2 次服用。

功效：清热解毒，消肿散结。

这样做也有效

把适量的蒲公英捣烂，再用生鸡蛋清将捣碎的蒲公英调匀，敷在乳房红肿硬结处可调治乳腺炎。

偏方 3 仙人掌外敷

清热解毒

仙人掌味淡性寒，有行气活血、消肿止痛、清热解毒的作用，能很好地调治乳腺炎。

配方：新鲜仙人掌或仙人球适量。

制法：除去仙人掌或仙人球表面的刺和绒毛，捣成泥，敷于乳房患处，上盖纱布。

用法：每天更换几次，使敷料保持湿润，至红肿消退止。

功效：清热解毒，可治急性乳腺炎引起的乳房红肿。

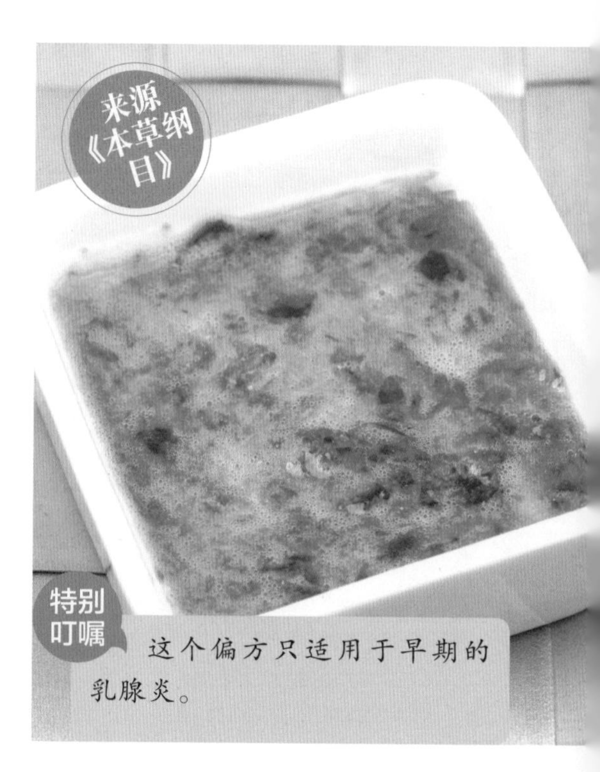

特别叮嘱

这个偏方只适用于早期的乳腺炎。

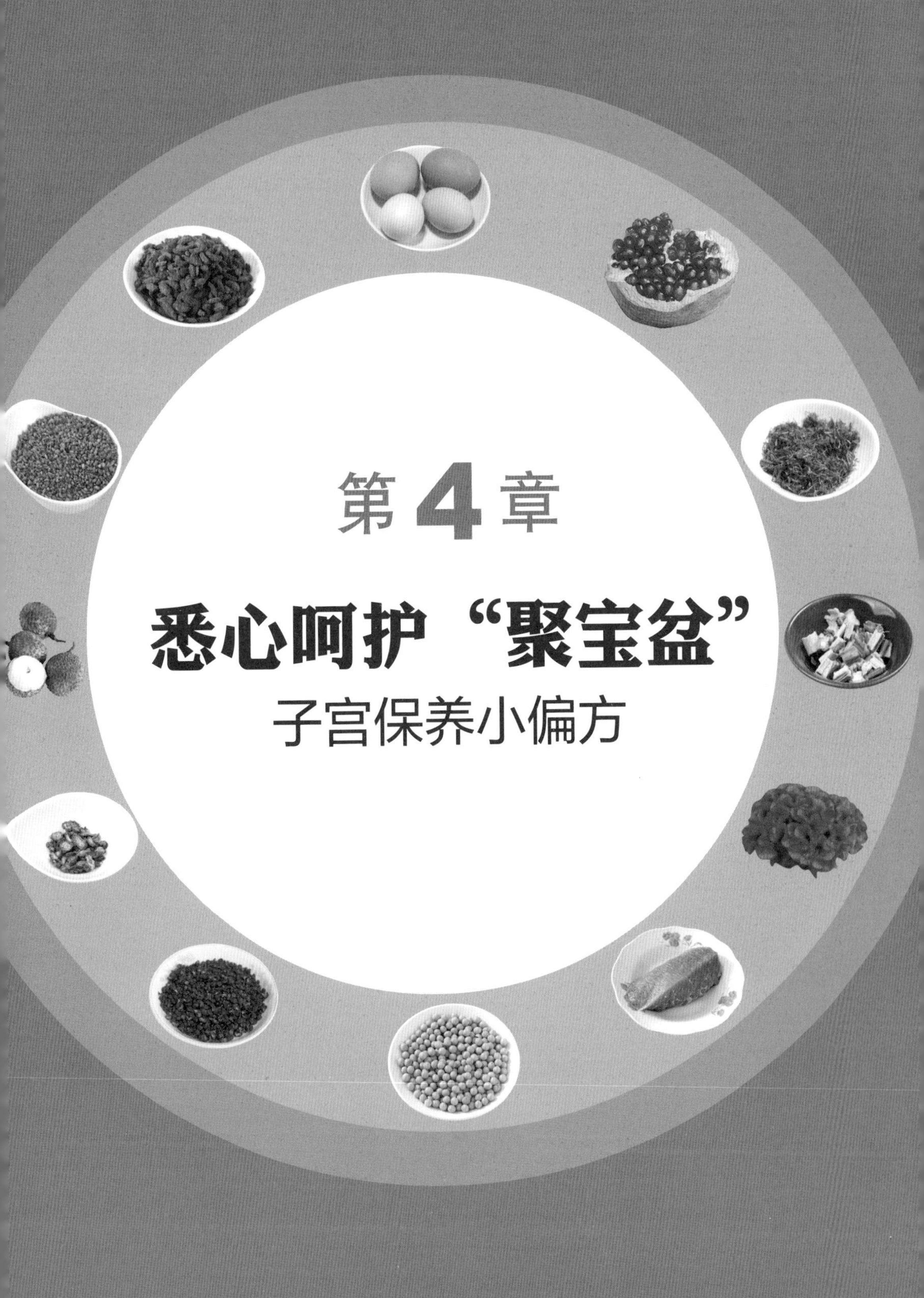

第4章

悉心呵护“聚宝盆”

子宫保养小偏方

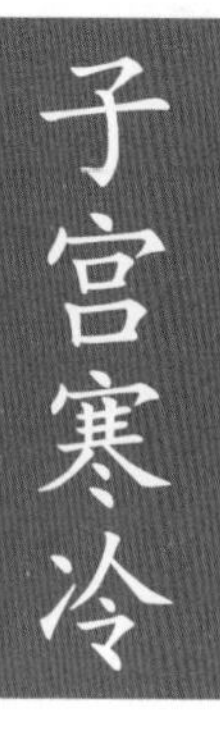

Q 子宫寒冷是怎么回事？

A 宫寒是中医的概念，“宫”不仅包括西医“子宫”这个器官，还包括卵巢、输卵管在内，在古代称为“胞宫”，代表女性整个生殖系统。

宫寒的女性大多由肾阳虚引起，肾主生殖，肾阳亏虚会引起不孕症。宫寒与女人的生活习惯也有关，比如吃太多寒凉、冰冻的东西，平时不注意保暖，这都容易造成宫寒。

偏方 1

海盐颗粒大，便于热量的储存和传输；花椒和葱都具有温热散寒的功效。将这三者炒热后捂肚子，能够很好地温暖子宫，赶走宫寒带来的痛苦。

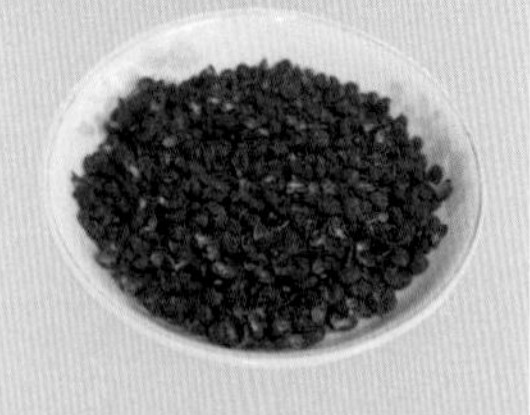

粗盐热敷腰腹部

排除瘀血，温暖子宫

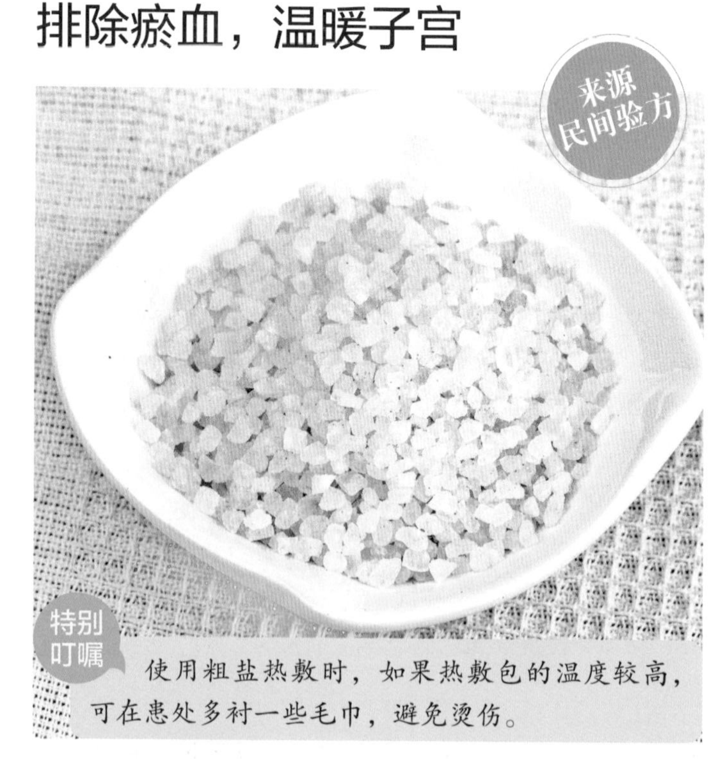

特别叮嘱 使用粗盐热敷时，如果热敷包的温度较高，可在患处多衬一些毛巾，避免烫伤。

配方： 海盐 250 克，花椒 30 粒，葱花适量，毛巾 1 条。

制法： 将海盐、花椒、葱花放入锅里干炒，待葱花变黄即盛出；将炒好的材料用毛巾包好，放在腰上或小肚子上热敷。

用法： 每天早晚各敷 1 次。

功效： 温暖子宫，排出瘀血。

这样做也有效

双手相叠置于小腹中间，紧压腹部，慢慢按摩腹部，以每分钟 10 次左右的频率进行，直至小腹内有热感为宜。

偏方 2

艾叶、生姜、当归有温通血脉的功效；鸡蛋则起到养血润燥的作用。这几种材料一起食用则有散寒止痛、温经止血、温暖子宫的作用。

子宫寒凉难怀孕，就喝艾叶鸡蛋汤

姓名：马小姐

年龄：28岁

马小姐婚后三年，没有生育。她和丈夫之前看过医生，做过许多检查，男方各方面都正常，女方也没患上具体病症，只是月经经常推迟，来月经时总是小腹疼痛、手脚冰凉，热敷后疼痛得到缓解。这是典型的宫寒不孕。马小姐听医生的建议，长期服用艾叶鸡蛋汤，终于怀孕了。

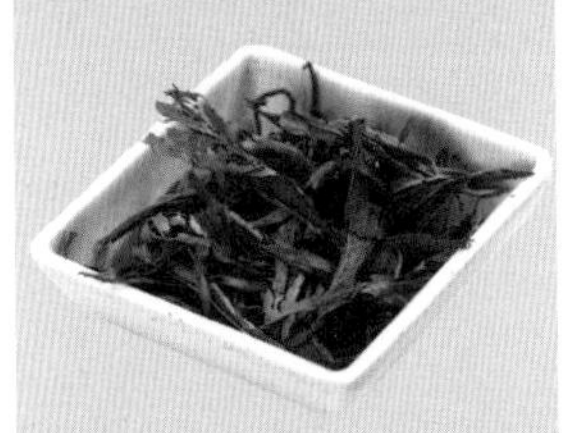

艾叶

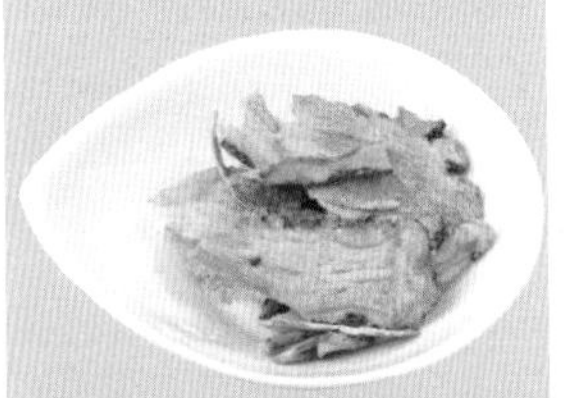

当归

艾叶鸡蛋汤

温经止血，温暖子宫

来源 民间验方

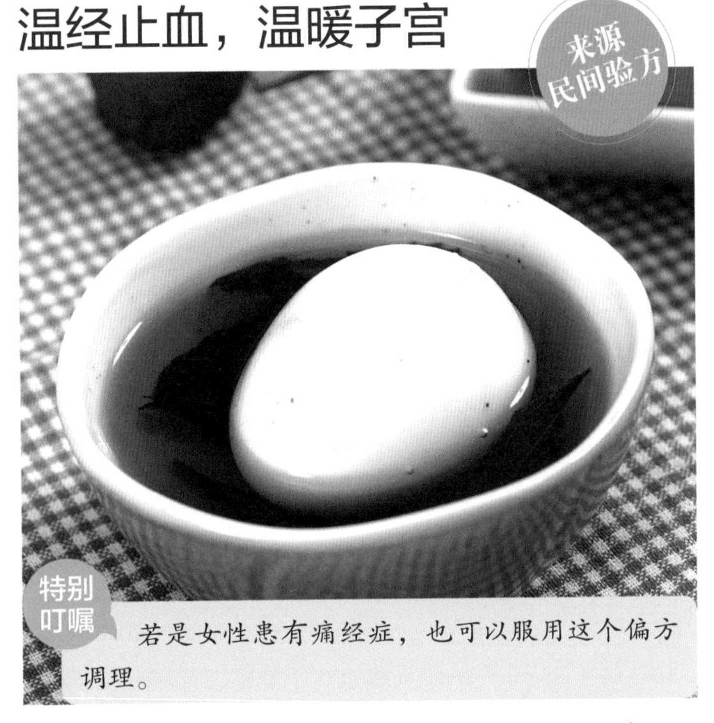

特别叮嘱 若是女性患有痛经症，也可以服用这个偏方调理。

配方：鸡蛋 2 个，生姜 15 克，艾叶、当归各 10 克。

制法：将艾叶、当归、生姜、鸡蛋（带壳）适量加水煎煮；蛋煮熟后去壳取蛋，放入同煮，煮好后，吃蛋饮汁。

用法：每日服用 1 次，坚持半年。

功效：散寒止痛、温经止血、温暖子宫。

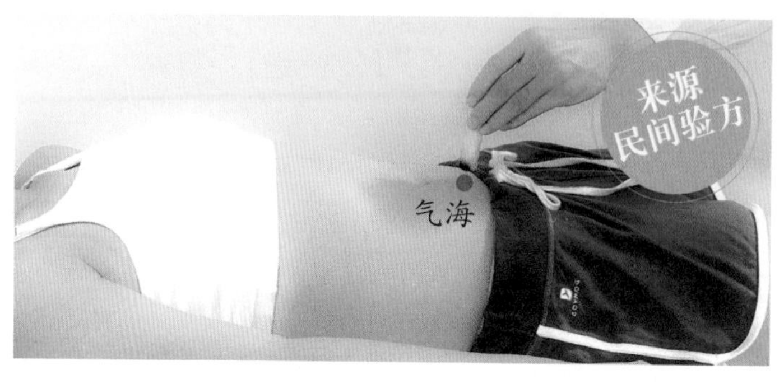

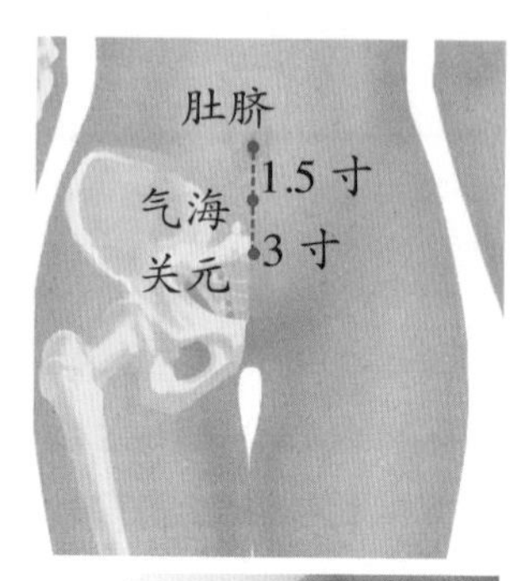

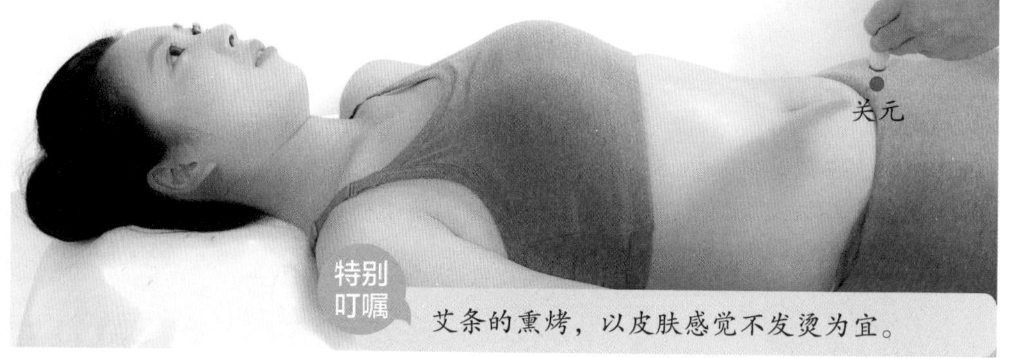

偏方 3 艾灸气海、关元穴 调治子宫寒凉难怀孕

气海穴是人体任脉上的主要穴道之一，可生发阳气，具有温阳益气、化湿理气的作用。关元穴具有培元固本、补益下焦的功效，刺激关元穴可调节内分泌，从而达到治疗生殖系统疾病的目的。

穴位位置： 让患者坐好或躺下，选取两个穴位，即肚脐正中直下 1.5 寸处的气海穴、肚脐正中直下 3 寸处的关元穴。

艾灸方法： 取 1 根艾条点燃，对准气海、关元穴施灸，每天灸 30 分钟。

好大夫在线

Q 子宫寒凉的女性，在生活中有哪些细节要留意？

A 不要食用生冷食物，季节变化时注意添加衣物保暖。餐前可喝1杯姜茶（1片姜，以开水冲泡，趁热服下去），它可以化解寒凉食物中的寒气。

注： 将食指、中指并拢，以中指中节横纹处为准，画一条水平线，横向宽度为 1.5 寸。将食、中、无名指、小指并拢，以中指中节横纹处为准，画一条水平线，横向宽度为 3 寸。

子宫肌瘤

Q 哪些原因会引发子宫肌瘤?

A 子宫肌瘤是女性生殖器官中最常见的一种良性肌瘤，多发于30～50岁的中年女性。现代医学研究发现，中年女性未育、性生活失调和性情抑郁，造成内分泌紊乱、激素分泌过剩是导致子宫肌瘤的罪魁祸首。患病初期，多无明显症状。到了中后期，会出现月经量多，绝经后出血或接触性出血，白带异常，自摸有肿块，下半身疼痛等症状。

偏方 1

桂枝茯苓汤具有活血化瘀、缓消包块的功效。

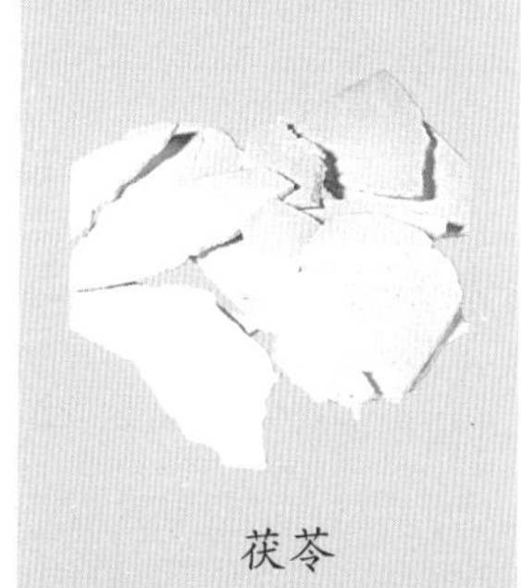
茯苓

这样做也有效

还可以到药店购买中成药桂枝茯苓丸服用，每次1丸，每天2次。

桂枝茯苓汤

活血化瘀、温通气血

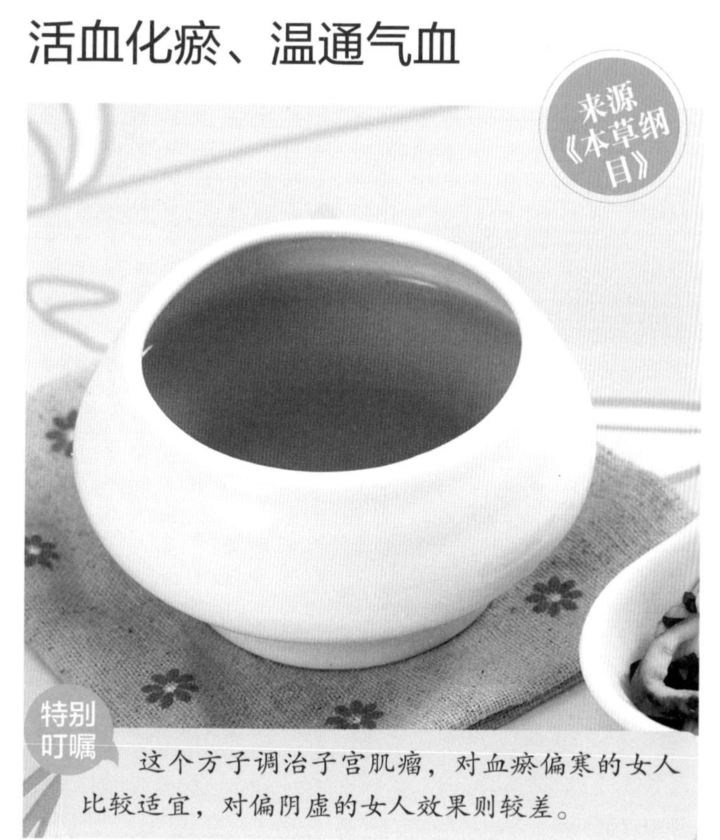

来源《本草纲目》

特别叮嘱 这个方子调治子宫肌瘤，对血瘀偏寒的女人比较适宜，对偏阴虚的女人效果则较差。

配方： 桂枝、桃仁、茯苓、丹皮各9克，莪术12克。
制法： 将所有药材用水煎2次，将煎得的汤汁混合后服用。
用法： 每天1剂，早晚分服。
功效： 活血化瘀，调治子宫肌瘤。

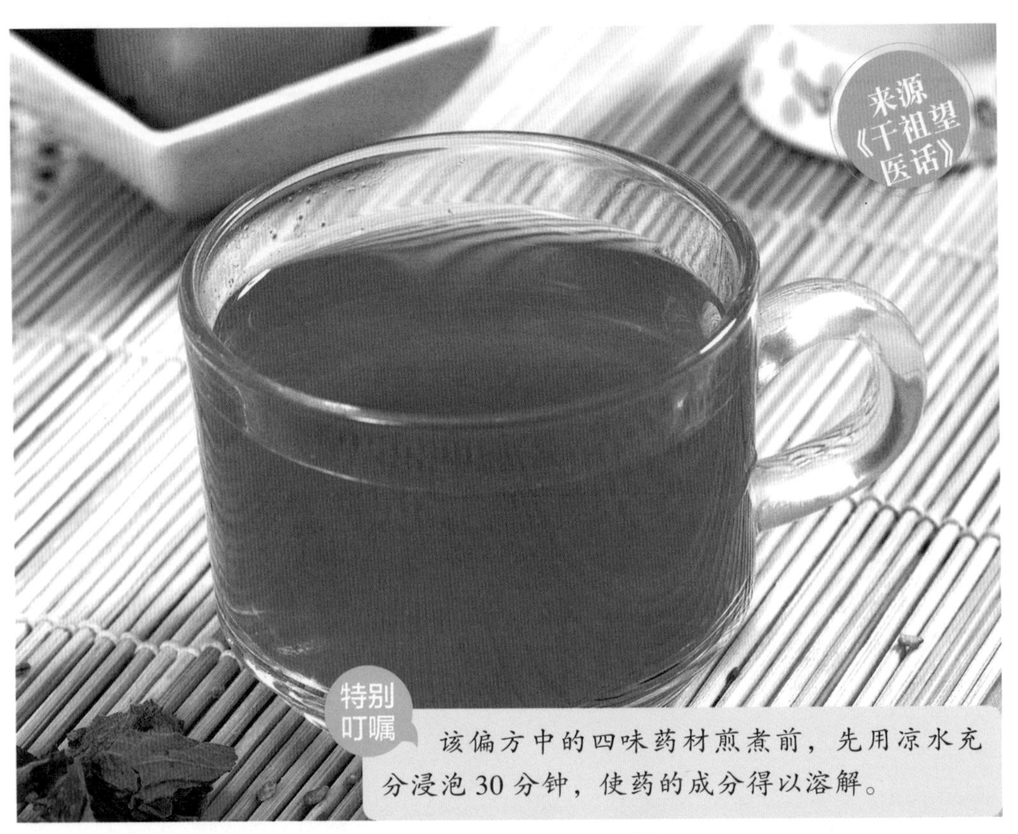

特别叮嘱 该偏方中的四味药材煎煮前，先用凉水充分浸泡30分钟，使药的成分得以溶解。

偏方2 金荞麦仙鹤草治疗子宫肌瘤有奇效

金荞麦性凉味涩，可以清热解毒、清肺排痰、排脓消肿、祛风化湿；仙鹤草，性平，味苦、涩，具有收敛止血、补血养血的功效。金荞麦、仙鹤草、乌梅和旱莲草合用有排脓消肿、活血化瘀的功效，对子宫肌瘤有一定疗效。

配方： 金荞麦40克，仙鹤草30克，乌梅35克，旱莲草12克。

制法： 将上述药材水煎2次。

用法： 早晚分服，每日1剂。

功效： 可调治子宫肌瘤，行经量多。

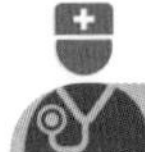

好大夫在线

Q 子宫肌瘤该怎样预防？

A 建议每天吃1个红苹果。红苹果可有效抑制一些妇科肿瘤细胞的生长，同时降低它们对雌激素的反应，具有预防妇科肿瘤的作用。除了红苹果外，还可吃番茄、火龙果、葡萄、胡萝卜、草莓、红柚等蔬果，这些物质中含有某种天然植物化学成分，也能够预防妇科肿瘤。

宫颈炎

Q 哪些情况会引起宫颈炎？

A 宫颈炎是指妇女子宫颈充血、肥大、糜烂的一种最常见疾病。西医学认为，长期慢性刺激是宫颈炎的主要诱因。此外，性交过频、流产、分娩、宫颈损伤、产褥期与经期不卫生，都可导致宫颈炎症。日常生活中，注意保护宫颈，保持卫生清洁，已婚女性应定期做妇科检查。

偏方 1

鸡冠花有白色和红色两种，白色的具有渗湿清热的功效，可以止白带；红色的具有除热利湿的功效，可以治疗赤白带。鸡冠花汤可去除患者体内湿热，从而治疗急性宫颈炎。

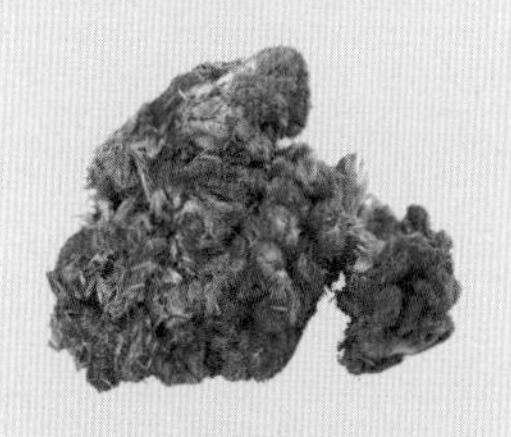

鸡冠花

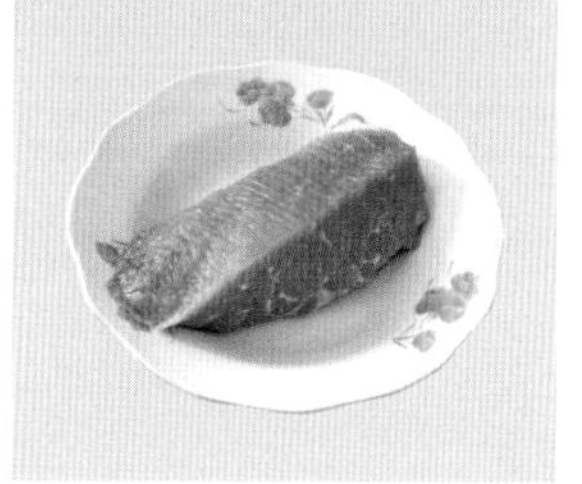

鸡冠花瘦肉汤

清热，利湿，消炎

来源《本草纲目》

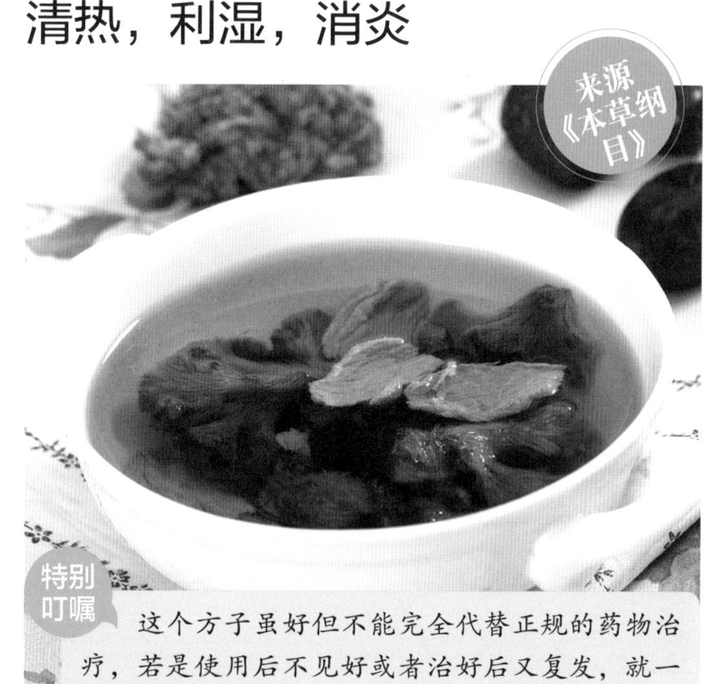

特别叮嘱 这个方子虽好但不能完全代替正规的药物治疗，若是使用后不见好或者治好后又复发，就一定要到医院检查。

配方： 鸡冠花 20 克，猪瘦肉 100 克，红枣 10 颗。

制法： 鸡冠花、红枣、猪瘦肉洗净，红枣去壳。然后，将全部用料一起放进砂锅中，加入适量清水，大火煮沸后改用小火煮 30 分钟，调味后即可。

用法： 每天 1 剂。

功效： 除热利湿，保护宫颈。

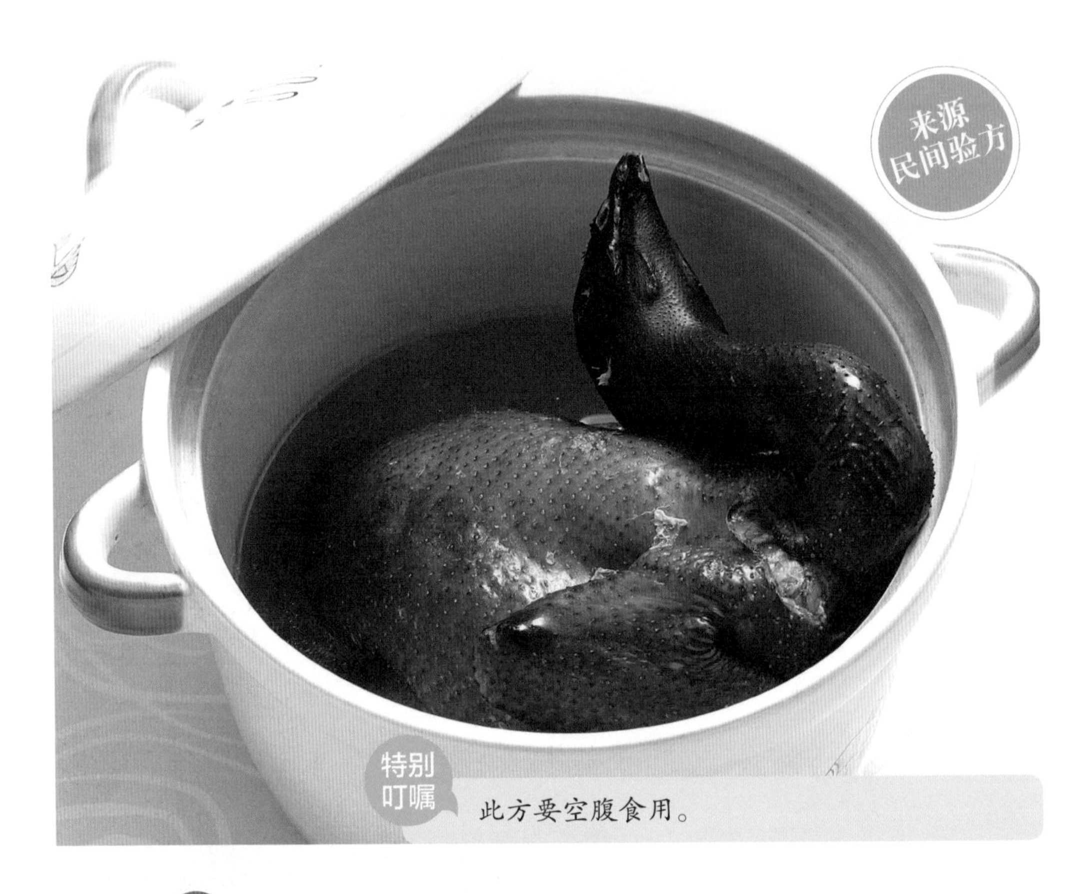

偏方 2 清蒸乌鸡

温中健脾，宫颈无隐患

乌鸡有滋补强壮的作用，对于久病体虚、四肢疲倦、泄泻、带下等均有治疗作用；白果仁具有收敛除湿的功效；莲子的表皮味涩，涩能止带、止泻；糯米入脾、胃经，具有补中益气、缓中和胃的功效；胡椒味辛辣而性热，能够散阴寒之气，能够暖脾、除湿、止带、调治宫颈炎。

配方： 乌鸡1只，胡椒30克，莲子、白果、糯米各15克。

制法： 将乌鸡洗净，再将以上材料研成细末放进鸡腹内，然后将鸡放入砂锅内煮，鸡肉烂熟后食用。

用法： 每周服用2～3次。

功效： 温中健脾、除湿止带、调治宫颈炎。

来源
《本草纲目》
特别叮嘱
体质偏寒的人，不宜食用绿豆。

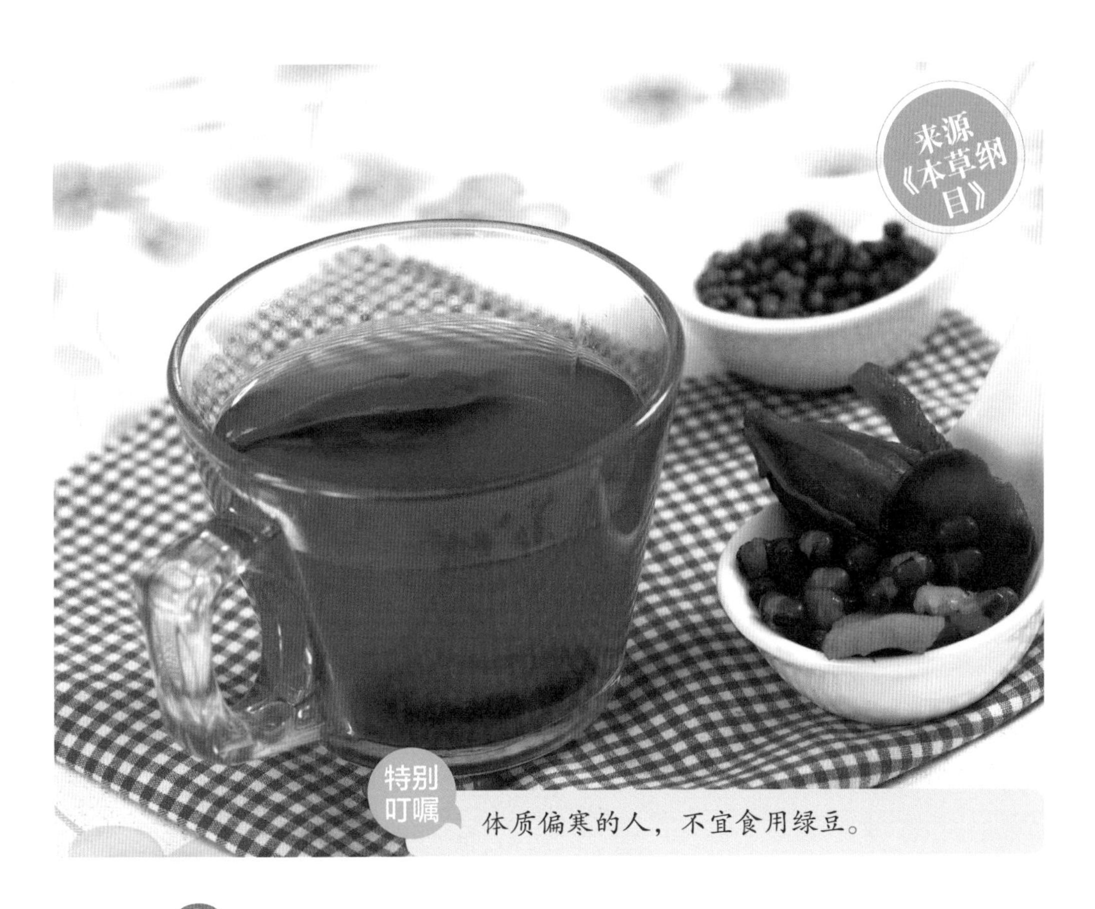

偏方 3 栀子天花粉

清热解毒，消肿排脓

栀子有抗菌作用，它对金黄色葡萄球菌、脑膜炎双球菌、卡他球菌等有抑制作用；天花粉具有清热解毒、消肿排脓、利湿的功效。

配方：天花粉和栀子各 15 克，芦根和绿豆各 30 克。

制法：将上述药材用水煎，口服。

用法：每天 1 剂，每日服用 2 次。

功效：治疗宫颈炎湿热症。

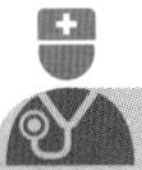

好大夫在线

Q 生活中如何做，才不会被宫颈炎盯上？

A 讲究性生活卫生，适当控制性生活，杜绝婚外性行为和避免经期性交；其次，要及时有效地采取避孕措施，降低人工流产、引产的发生率，减少人为的创伤和细菌感染机会；定期做妇科检查，以便及时发现宫颈炎症，及时治疗。

慢性盆腔炎

Q 盆腔炎有哪些常见症状?

A 急性盆腔炎是指由病菌感染引起的急性炎症，病情通常来势较凶，患者常会出现高热、寒战、腹胀的症状。慢性盆腔炎的患者不一定会发热，常表现为下腹坠痛、腰酸痛，盆腔一侧或两侧有囊性、不活动包块，还伴随着白带多、月经多、不孕等问题。

偏方 1

莲子、芡实清心补脾、固涩下焦以止带下；枸杞子可补益肝肾精血；淮山药健脾培土；猪排骨能坚筋骨而益肾。本方对于肝肾不足、湿热下注的盆腔炎患者的康复很有好处。

这样做也有效

枸杞子有补肝益肾精血的功效，平时可用它泡水喝；莲子和芡实有清心补脾，固涩下焦，止带下的功效，这两味中药平时也可以用来熬粥。

莲子排骨汤

调治肝肾不足的盆腔炎

来源 民间验方

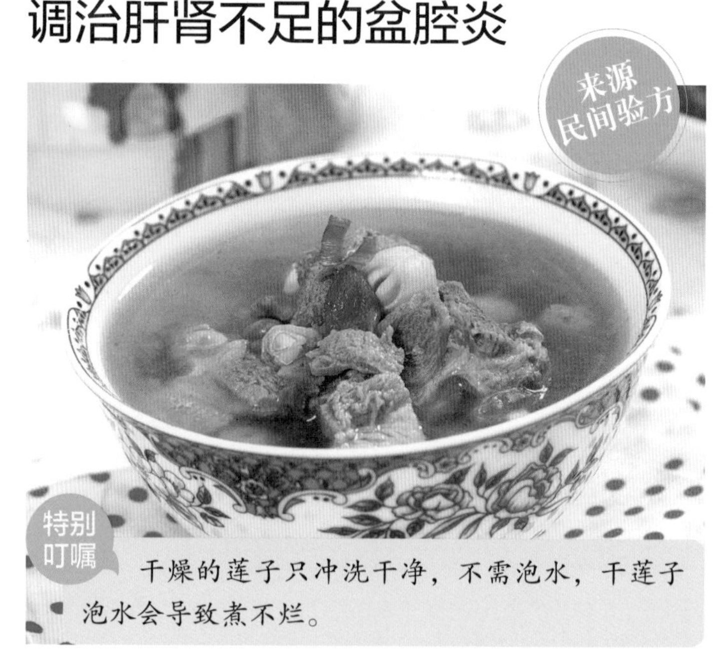

特别叮嘱 干燥的莲子只冲洗干净，不需泡水，干莲子泡水会导致煮不烂。

配方： 莲子 40 克，芡实 30 克，枸杞子 20 克，淮山药 25 克，猪排骨 200 克，料酒、盐、胡椒、味精、姜、葱各适量。

制法： 将猪排切成块，与莲子、芡实、淮山药、枸杞子一起放到砂锅中，加上料酒、胡椒、葱、姜，用中火炖 1 小时，放入盐、味精即可。

用法： 每周服用 2～3 次，坚持服用。

功效： 调治因肝肾不足、湿热下注引起的盆腔炎。

偏方 2

金荞麦性凉，味涩、微辛，对肺和肝脏很有好处，具有清热解毒、排脓散瘀、祛风除湿的功效。中医经常用金荞麦调治肺脓肿、肺炎、咽喉肿痛、肝炎、消化不良、产后瘀滞腹痛等症。

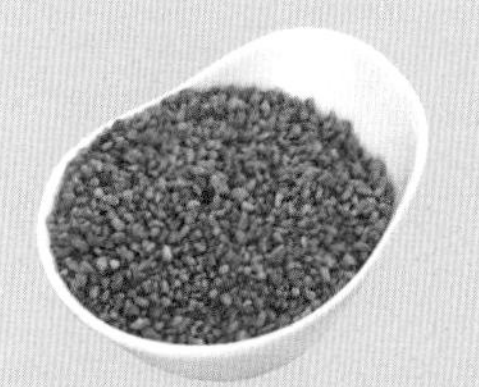

金荞麦

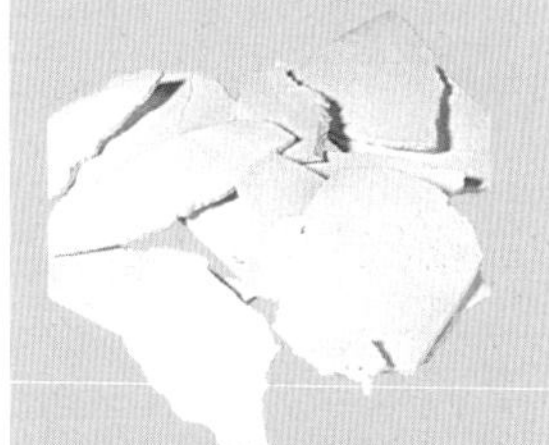

茯苓

金荞麦调治慢性盆腔炎，效果好

姓名：方女士

年龄：38岁

方女士是一位患有多年慢性盆腔炎的患者，她长期白带异常、月经不调，药吃了不少，但效果并不大。医生对她说，这个病确实很顽固，当机体抵抗力下降时还会急性发作。医生告诉她一个偏方——金荞麦茯苓汤，让她平时做调理。坚持服用一段时间，她的症状明显减轻了。

金荞麦茯苓汤

清热解毒效果佳

来源《本草纲目》

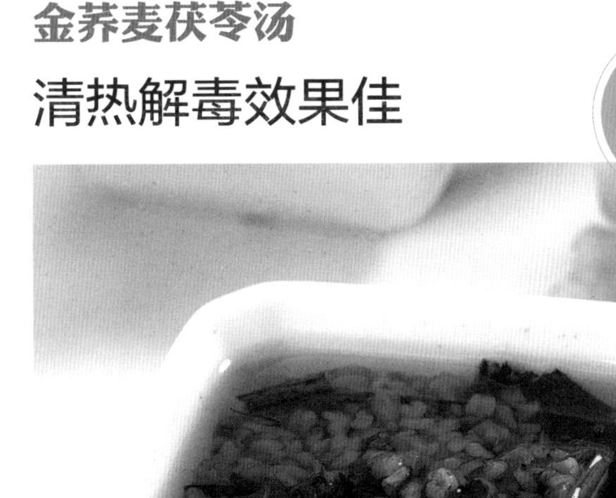

特别叮嘱 虽然方法很简单，但需要持之以恒，坚持服用。

配方：金荞麦 45 克，土茯苓 30 克，败酱草 25 克。

制法：将上述所有药材水煎内服。

用法：每日 2 次，每天 1 剂。

功效：清热解毒，调治慢性盆腔炎。

偏方 3

大黄有清热利湿的作用，对湿热郁结型慢型盆腔炎有很好的疗效。

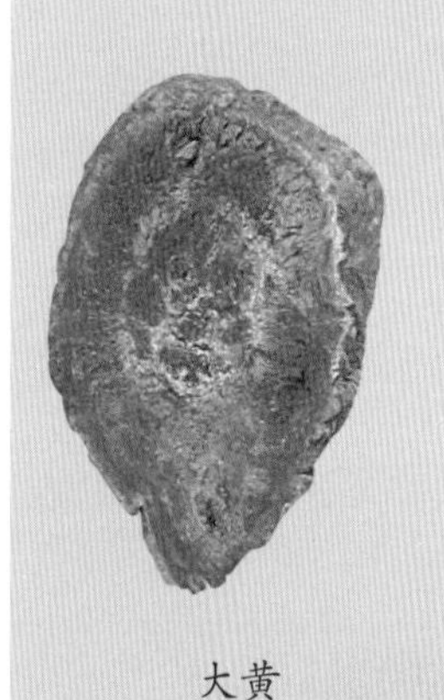
大黄

大黄外敷法

清热利湿，增强抵抗力

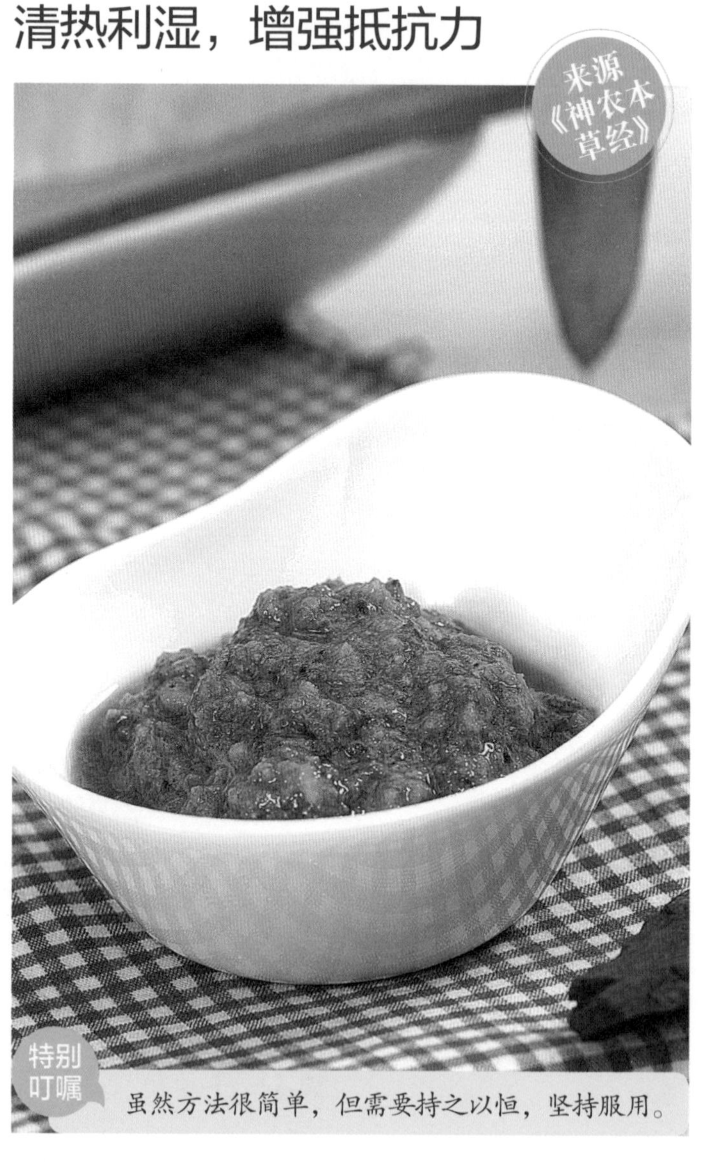

配方： 大黄 100～200 克，米醋适量。

制法： 将大黄研成细末，以米醋调成糊状。

用法： 将糊直接敷在下腹部，外敷的同时，每天再用 30 克大黄煎水，用煎好的汤汁冲洗阴道。

功效： 清热利湿。

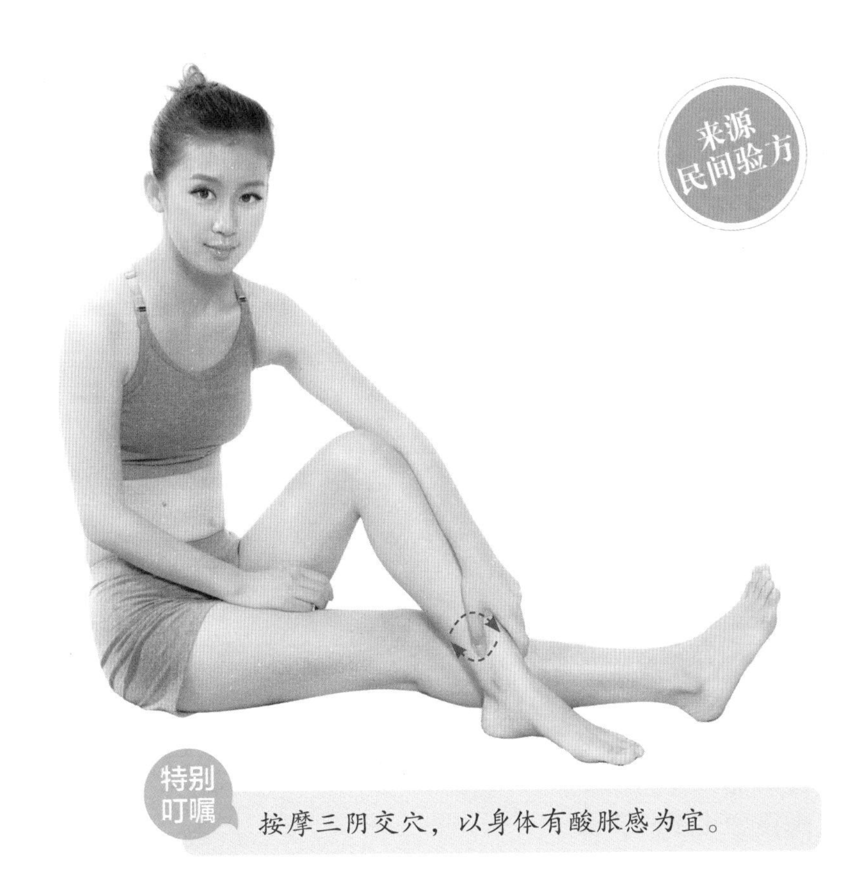

特别叮嘱 按摩三阴交穴，以身体有酸胀感为宜。

偏方 4 按摩三阴交
妇科病的灵丹妙方

按摩三阴交穴，对盆腔炎引起的月经不调、痛经有很好的疗效。

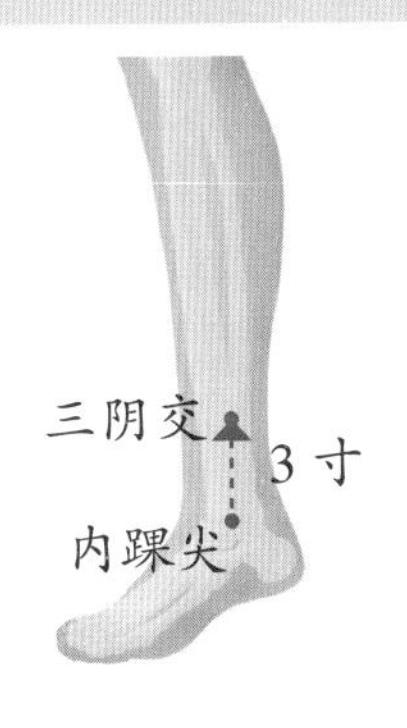

穴位位置：三阴交穴位于小腿内侧，当内踝尖上3寸，胫骨内侧缘后方。

按摩方法：用拇指指腹用力向下按压三阴交穴1～3分钟。

适用范围：通利收摄，活血止血，滋阴利湿。

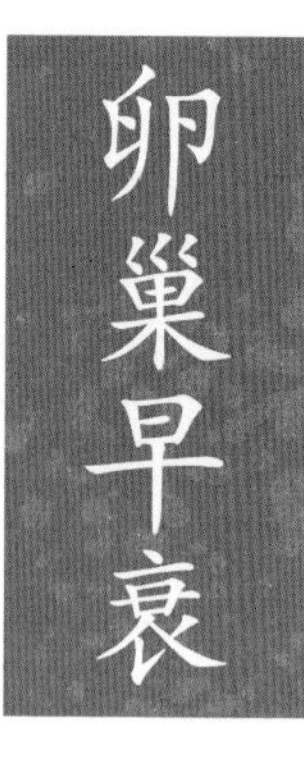

Q 卵巢早衰是怎么回事?

A 卵巢早衰是女性青春期后在 40 岁前发生闭经、卵巢萎缩、体内性激素水平低落、促性腺激素水平高达绝经期水平的现象，伴有不同程度的一系列低雌激素症状，如潮热多汗、面部潮红、性欲低下等。此病多因肾虚引起，常见病机是肝肾不足、肾脾亏虚。卵巢早衰是有先兆的，发病前多出现月经减少、月经稀发、闭经的变化过程。

偏方 1

丹参有活血调经、祛淤止痛，凉血消痈，清心除烦，养血安神的功效；黄豆有益气养血、健脾宽中、润燥消水的功效，两者合用对卵巢保养有很好的功效。

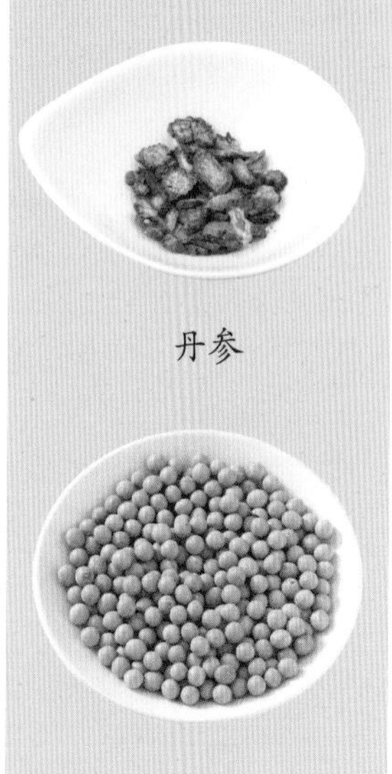
丹参

丹参黄豆汤

益气养血，保养卵巢

来源 民间验方

特别叮嘱 从各大中药店都能买到丹参。

配方： 黄豆 50 克，丹参 10 克，蜂蜜适量。

制法： 将丹参洗净放入砂锅中，黄豆洗净用凉水浸泡 1 小时，捞出倒入锅内加水适量煲汤，至黄豆烂，拣出丹参，加蜂蜜调味。

用法： 吃豆喝汤，每周食用 2～3 次。

功效： 保养卵巢。

偏方 2

枸杞子具有滋补肝肾、延衰抗老的功效，可改善女性的体质；而红枣有补气养血的功效，二者结合再配上鸡蛋，对卵巢的保养是很有好处的。

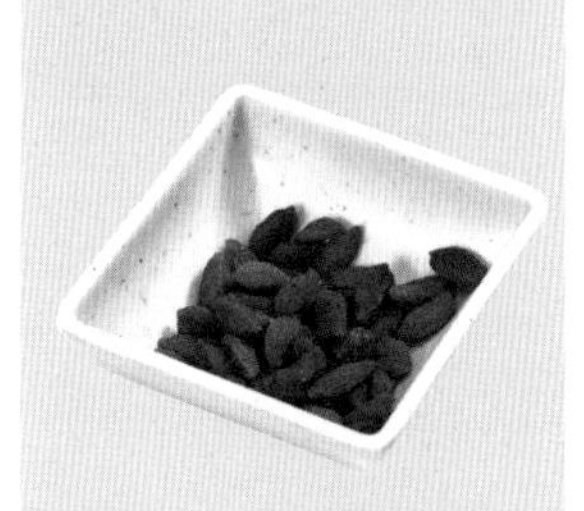

这样做也有效

还可以将枸杞子和红枣一起泡茶喝。

枸杞子红枣鸡蛋汤，给卵巢多一些关爱

姓名： 邢女士

年龄： 32岁

邢女士虽只有30多岁，可容颜却像40多岁。一次，她在一份医学杂志上了解到：卵巢保养得好，女人才显得年轻。如果卵巢功能不好则会影响女性雌激素的分泌，从而影响女性的肤质、肤色和三围体态。该杂志中介绍了一个保养卵巢的小偏方：枸杞子红枣鸡蛋汤。

枸杞子红枣鸡蛋汤

补气养血，延衰抗老

来源 民间验方

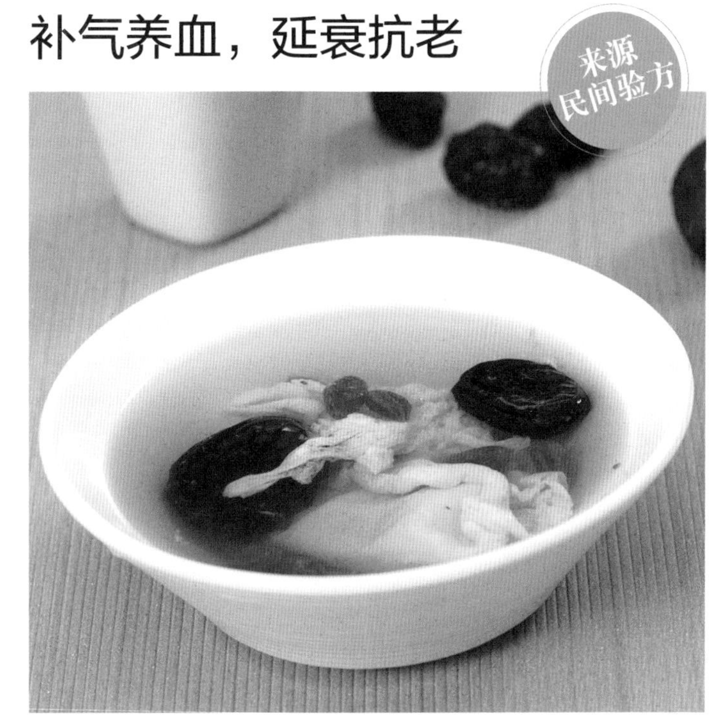

配方： 30 克枸杞子、10 颗红枣、2 个鸡蛋。

制法： 将枸杞子洗净，沥干水分；将红枣洗净去核，与枸杞一起放进砂锅里；倒入适量清水，等水烧开后，加入鸡蛋煮熟，调味即可。

用法： 吃蛋、喝汤，做 1 次可分 2 次食用。

功效： 保养卵巢，防止早衰。

来源
民间验方
特别
叮嘱
此方法要长期坚持才有效果。

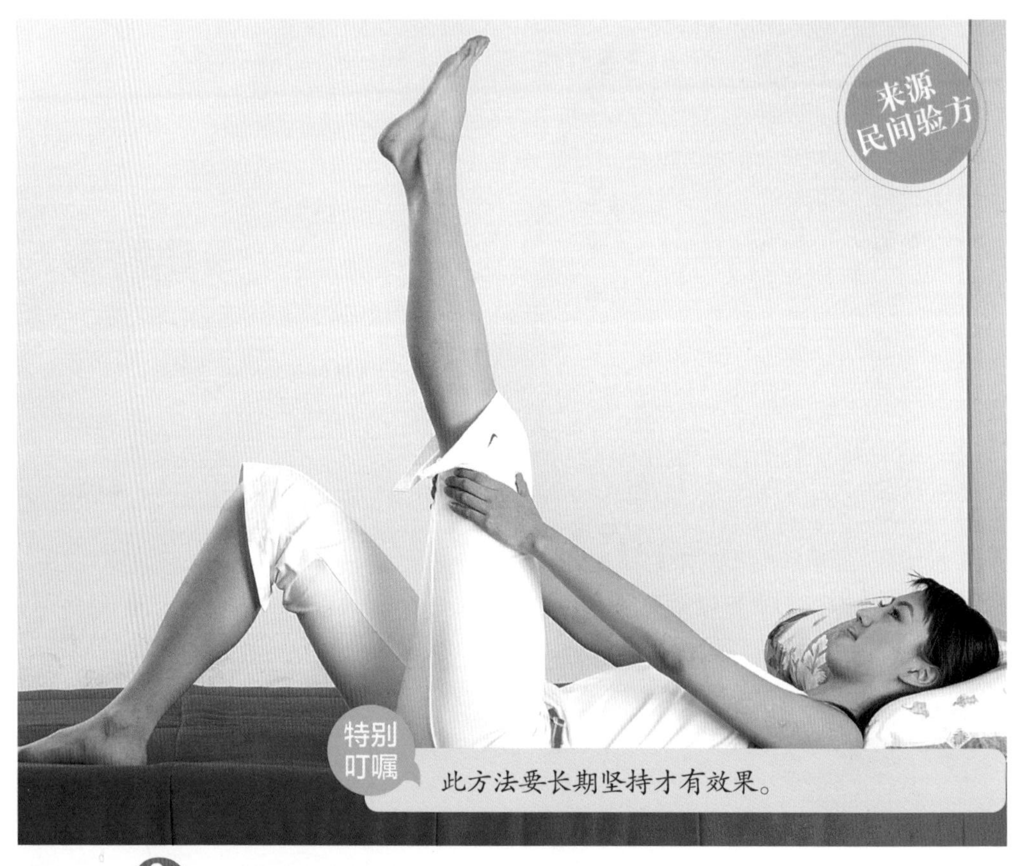

偏方 3 常做抬腿动作促进卵巢内分泌

这个方法能够加强腹部的伸展，收紧子宫，促进卵巢内分泌，同时还可以提高注意力。

技术要领： 平躺，抬起骨盆，双臂平伸，缓慢抬起左腿，小腿与地面保持平行，下巴内收，眼睛平视。

用法： 每天做 2～3 次。

功效： 收紧子宫，促进卵巢内分泌。

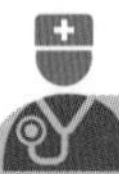

好大夫在线

Q 维护卵巢功能，平时吃些什么食物好?

A 平时经常食用富含植物性雌激素的食物，例如黄豆、核桃仁、黑豆、柏子仁、松子仁、扁豆、黑米、葵瓜子等。用黄豆、黑豆每天打豆浆喝，是很安全的补充植物性雌激素的方式。鲜奶对预防因卵巢功能下降引起的骨质疏松有帮助。

多囊卵巢综合征

Q 什么是多囊卵巢综合征？

A 多囊卵巢综合征是一种生殖功能障碍与糖代谢异常并存的内分泌紊乱综合征。持续性无排卵、雄激素过多和胰岛素抵抗是其重要特征。中医认为，本病与肝、肾、脾的功效失调，以及痰湿、血瘀有关。

多囊卵巢综合征多起病于青春期，以月经稀少或闭经、不孕、多毛、肥胖、痤疮以及双侧卵巢呈多囊性增大等为主要症状。

偏方 1

泽兰是调治女性病证的一味良药，有很好的活血化瘀功效；再配上鸡蛋，有充足的营养，对卵巢的保养是很有好处的。

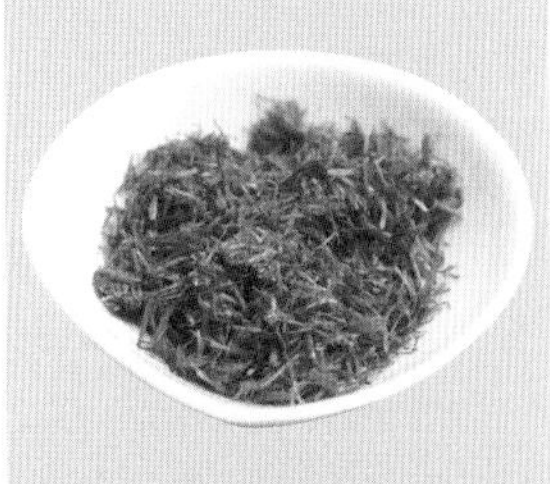

红花

泽兰煮鸡蛋

呵护卵巢

来源 民间验方

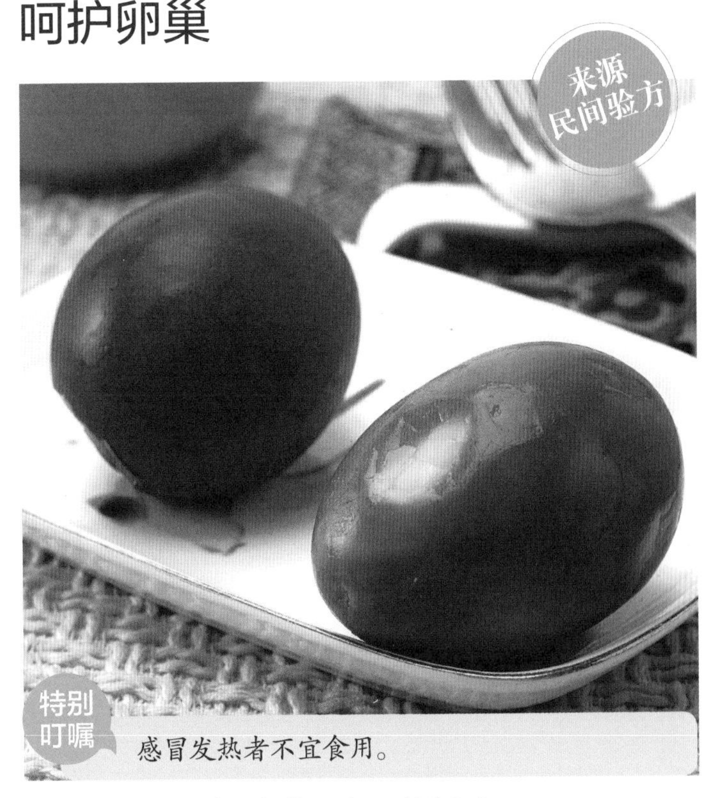

特别叮嘱 感冒发热者不宜食用。

配方： 泽兰 15 克，红花 9 克，鸡蛋 2 个。

制法： 泽兰、红花加水煎煮，鸡蛋熟后去壳取蛋，再煮片刻。

用法： 每天吃蛋 1 个，连吃 5～7 天。

功效： 理气活血，保养卵巢。

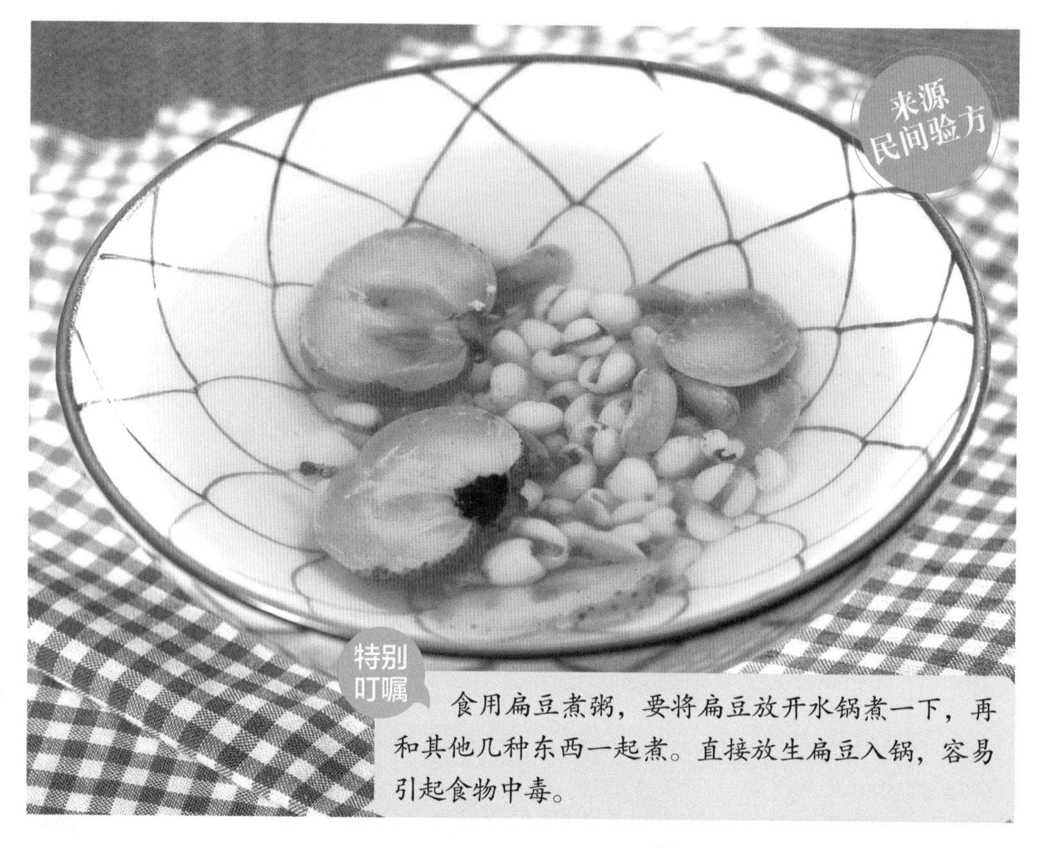

特别叮嘱

食用扁豆煮粥，要将扁豆放开水锅煮一下，再和其他几种东西一起煮。直接放生扁豆入锅，容易引起食物中毒。

偏方 2 薏仁扁豆山楂水

治疗痰湿型多囊卵巢综合征

薏苡仁健脾益胃、补肺清热、祛风化湿、养颜益寿。扁豆健脾化湿，有利于暑湿邪气的祛除。山楂味甘、酸，性微温，具有消积化滞、健脾开胃、化痰行气的功效，可促进食欲、帮助消化。

配方：薏苡仁、扁豆各10克，山楂8克，红糖适量。

制法：四味共同煮粥食用。

用法：月经后1周服用，每天1次，连服7～8天。

功效：调理痰湿内阻引起的多囊卵巢综合征。

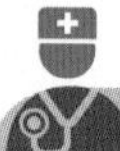

好大夫在线

Q 很多人认为，胖女人才容易得多囊卵巢综合征，是这样吗？

A 多囊卵巢综合征不是胖女人的专属，过瘦的女人也可能会得这个病。从中医的角度来说，瘦女人得这个病，多是血热，可能是阴虚火旺或肝郁化热引起的。治疗时需要辨证下药，不要跟着别人盲目食疗。

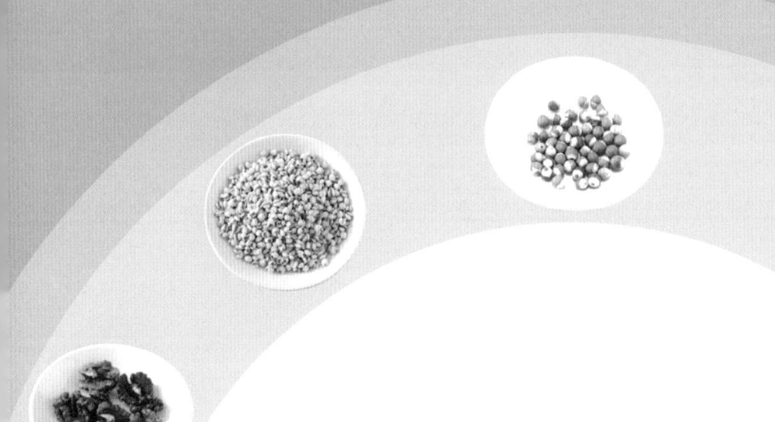

第5章

私密花园巧打理

阴道护理小偏方

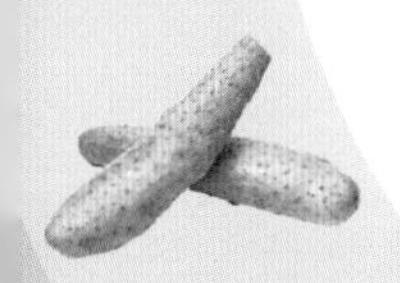

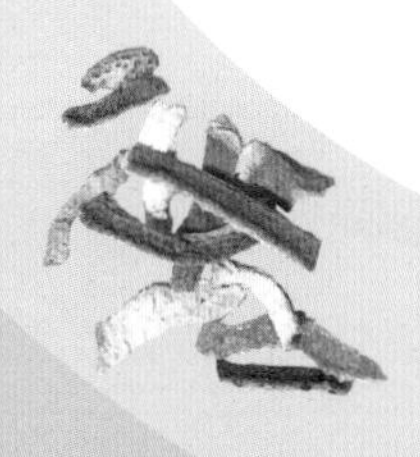

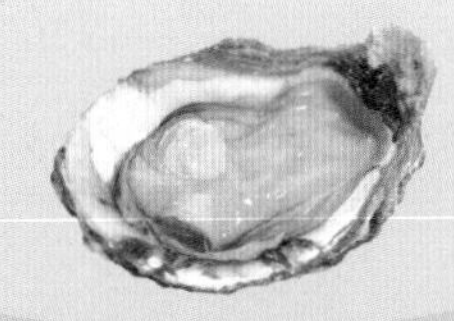

白带清稀如水

Q 白带异常是怎么回事?

A 中医称之为带下病，是指带下的量明显增多，色、质、味发生异常，或伴全身、局部症状。其主要病因是湿邪，如《傅青主女科》说:“夫带下俱是湿症”。流出的白色黏液，像鼻涕、唾液的，叫白带；色淡黄，黏稠有腥臭气味的，叫黄带；淡红黏稠，似血非血的，叫赤带。

中医认为，白带清稀如水是脾胃虚弱、肾虚不固引起的。

偏方 1

胡椒具有温中散寒、下气、消炎的功效，具有健脾胃、抗炎、镇静和镇痛等作用；鸡蛋本身就有丰富的营养，对身体有温补的功效。

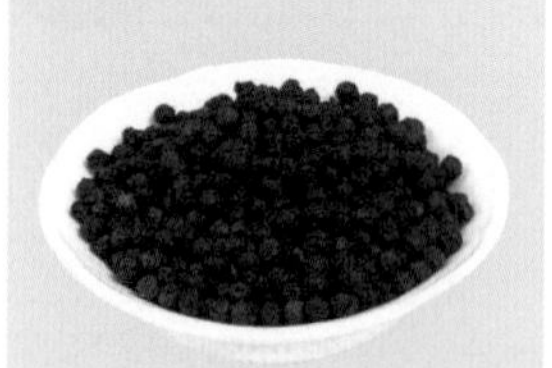

胡椒鸡蛋

温中散寒，化湿止带

来源 民间验方

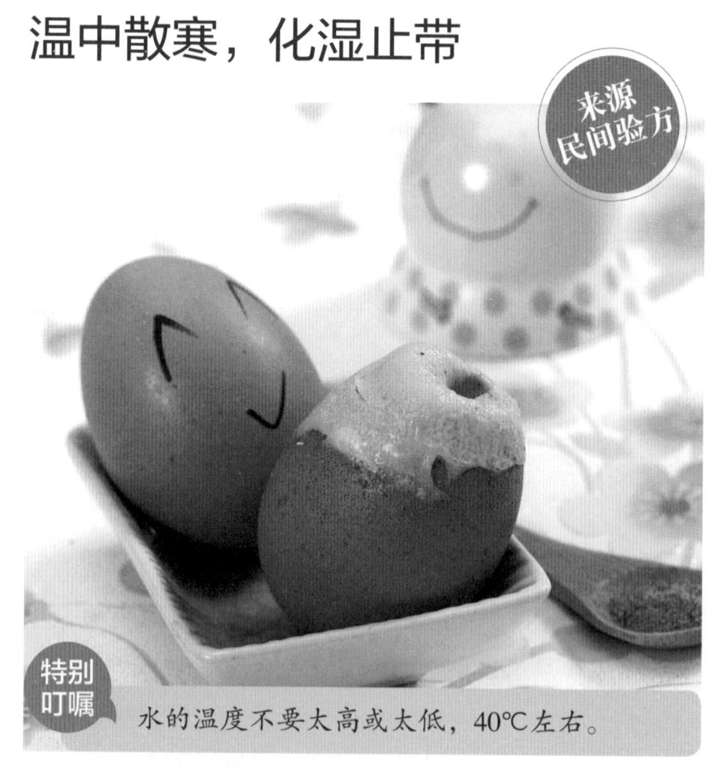

特别叮嘱 水的温度不要太高或太低，40℃左右。

配方：7 粒胡椒，1 个鸡蛋。

制法：先将胡椒炒焦，研成末。再将 1 个生鸡蛋捅 1 个小孔，将研好的胡椒末放到鸡蛋内，用厚纸将孔封住，放在锅中蒸熟。

用法：食用前将鸡蛋壳去掉，每天吃 2 次，长期坚持。

功效：温中散寒，治疗体寒造成的白带异常。

偏方 2

茨实又叫鸡头子，是一种很常见的中药材，具有健脾除湿、固肾益精的功效；核桃有补血益气、补肾填精、止咳平喘的功效。核桃和芡实搭配一起，对妇女肾虚引起的白带不止具有良好的收敛作用。

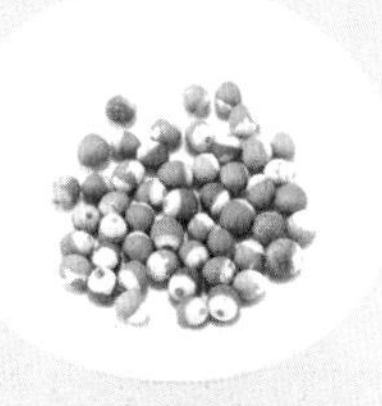

芡实

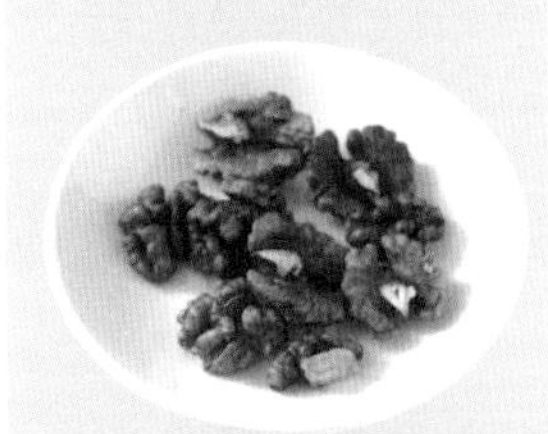

这样做也有效

平时也可嚼几粒红枣和核桃仁，同样有固肾益精的功效。

白带清稀如水，快喝芡实核桃粥补肾

姓名： 庞女士

年龄： 38岁

前些日子，庞女士的白带量特别多，清稀如水。她担心自己有妇科炎症，就去做白带检查，结果没发现病菌。医生得知她平时怕冷畏寒、腰酸腿软、耳鸣头晕、尿频后，清楚了她的情况是由肾虚不固引起的白带异常，于是给她开了一个补肾的方子——芡实核桃粥。

芡实核桃粥

补肾养虚，止带良方

来源《神农本草经》

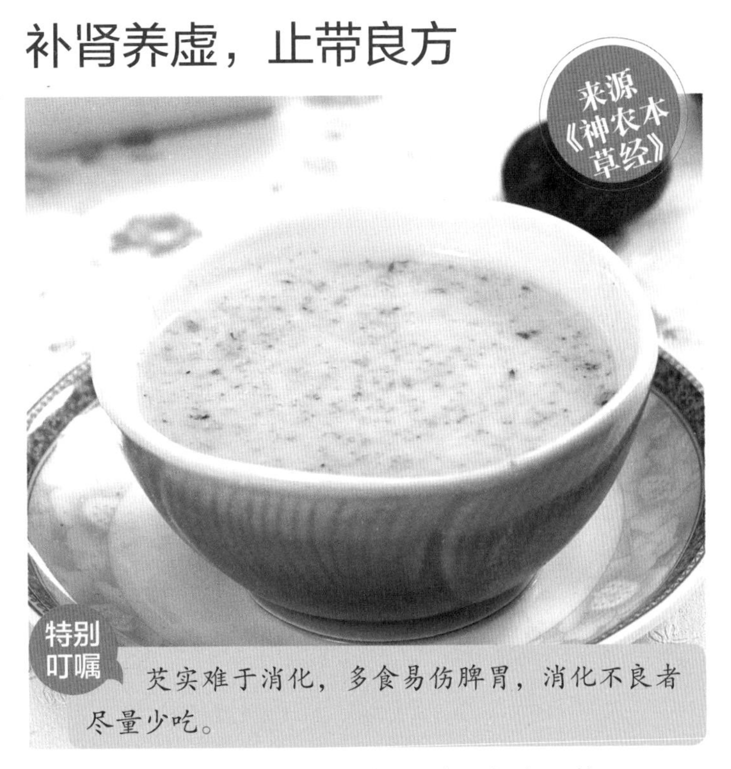

特别叮嘱 芡实难于消化，多食易伤脾胃，消化不良者尽量少吃。

配方： 芡实粉 30 克，核桃肉 15 克，红枣 7 枚。

制法： 将核桃肉打碎，红枣去核。将芡实粉用凉开水打成糊状，放入滚开水中搅拌，再放入核桃肉、红枣肉，煮熟成粥，加糖食用。

用法： 每日 1 次，连用半个月。

功效： 健脾除湿，固肾益精。

白带量多色白

Q 白带量多色白是什么原因引起的?

A 中医认为，带下病主要是脾虚、肾虚、肝火旺盛或湿热引起的。一般白带颜色异常、有臭味，是实证，需要清热化湿；而白带量多、色白或清稀，没有什么异味，是虚证，需要补脾肾。

偏方 1

脾俞穴有健脾和胃、利湿升清的功效，与足三里穴合用能健脾，有助于恢复脾的升清降浊、运化水湿的功效。

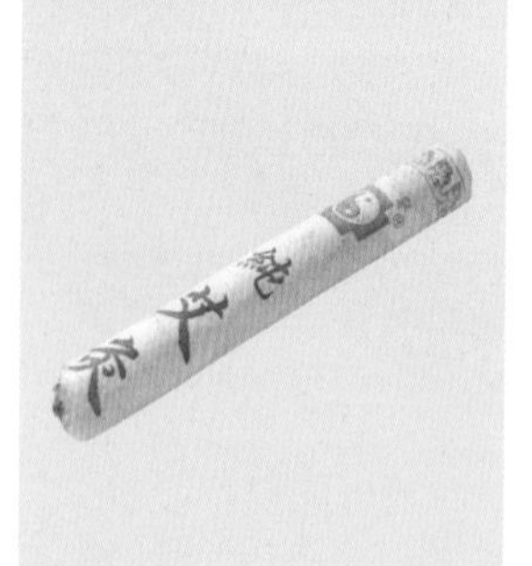

艾灸脾俞

一根艾条，白带除

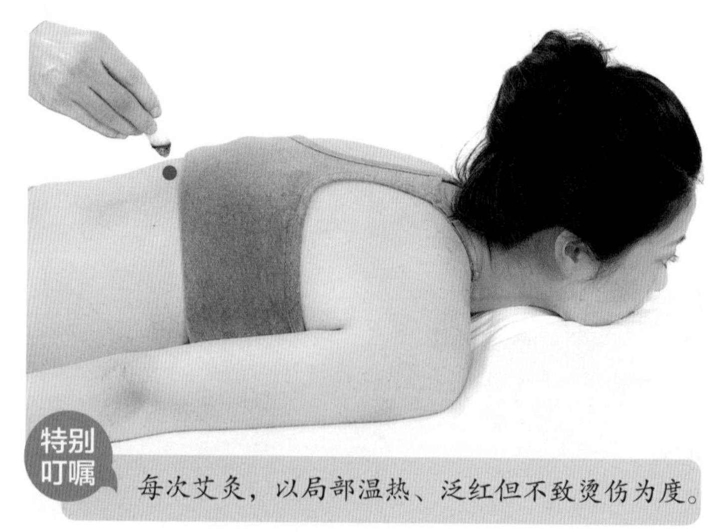

特别叮嘱 每次艾灸，以局部温热、泛红但不致烫伤为度。

穴位位置： 两侧肩胛骨下缘的连线与脊柱相交处为第 7 胸椎，向下数 4 个突起下方左右各两指宽的位置。

艾灸方法： 患者取俯卧位，施灸者右手拿艾条，然后将艾条的一端点燃对准穴位处，点燃的艾条头与皮肤的距离约 1 寸左右。用艾条温和灸 15 分钟。

偏方 2

薏苡仁利水渗湿，健脾，除痹，清热排脓；山药用于脾虚食少，泄泻便溏，白带过多。

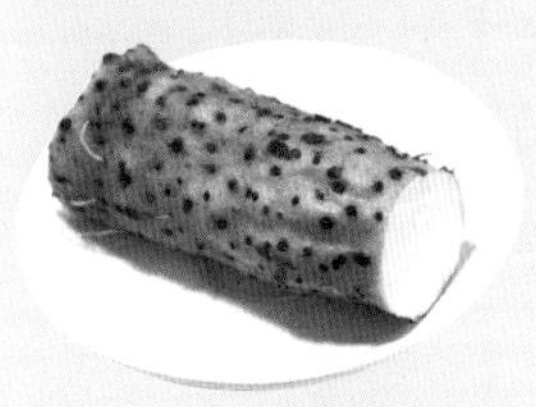

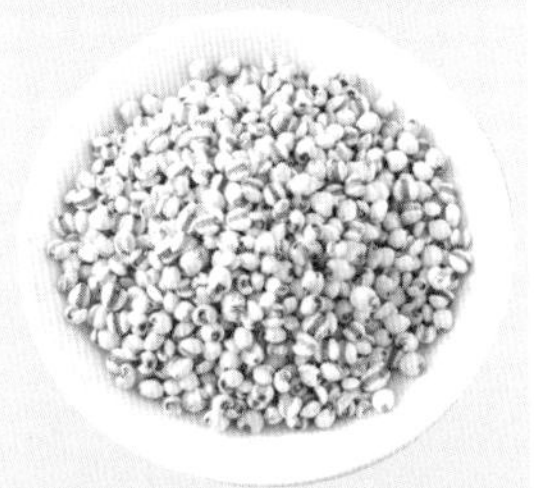

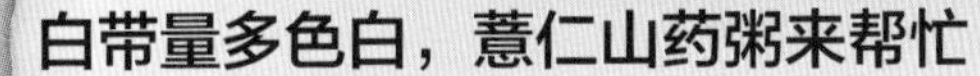

白带量多色白，薏仁山药粥来帮忙

姓名：高女士

年龄：35岁

高女士一段时间内，白带不是很正常。她的白带量多、色白，但没有什么异味，舌苔白腻。医生诊断，她的白带增多是由脾虚引起的，给她推荐了一个偏方——薏仁山药粥。此方调治白带量多有很好的功效。

薏仁山药粥

补脾止带效果好

来源《本草纲目》

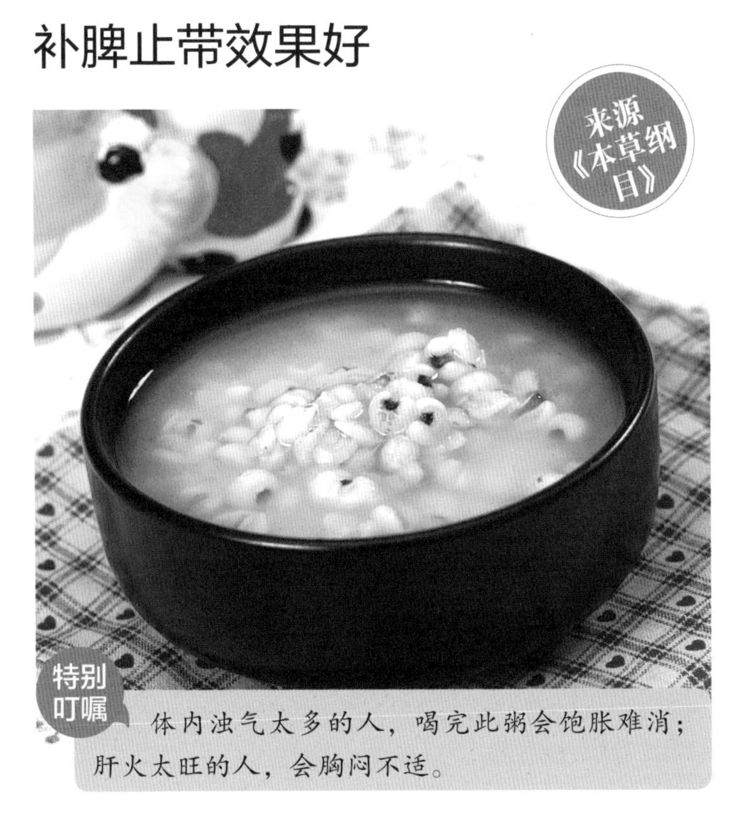

特别叮嘱 体内浊气太多的人，喝完此粥会饱胀难消；肝火太旺的人，会胸闷不适。

配方：山药 60 克，薏苡仁 30 克。

制法：上述两味食物共煮粥。

用法：日服 2 次。

功效：利水渗湿，健脾，止白带。

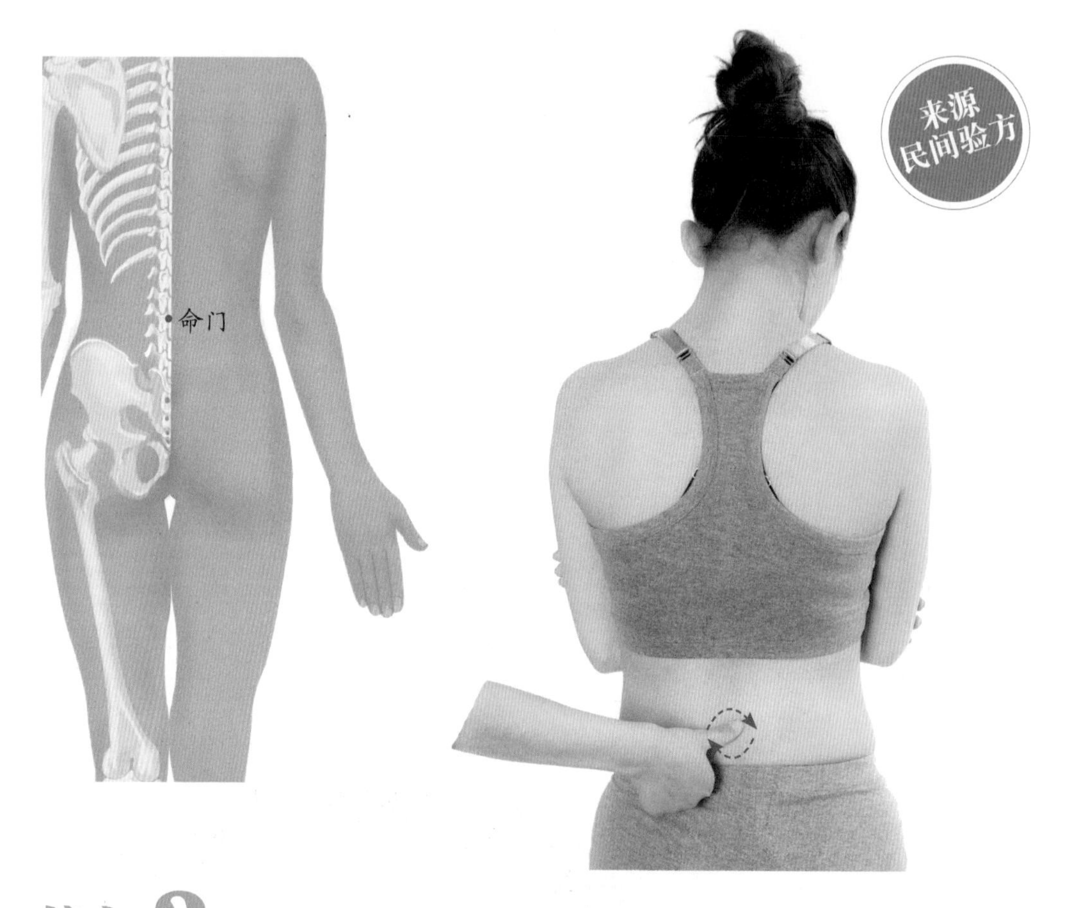

偏方 3 按摩命门穴

祛除白带真轻松

按摩命门穴，有益肾壮阳、通经活络的功效，可用于赤白带下、月经不调、虚损腰痛等病症的调理。

穴位位置： 命门穴在腰部脊柱区，第 2 腰椎棘突下凹陷处。正常情况下，与肚脐处在同一水平线上。

按摩方法： 用两手的中指揉压命门穴 1~3 分钟，长期坚持，可辅助祛除白带。

适用范围： 女性白带过多、月经不调等问题。

特别叮嘱： 按摩命门穴，不宜用力过大，以有酸胀感为度。

白带色黄有异味

Q 白带色黄是怎么回事？

A 女性带下色黄如茶叶汁，黏腻臭秽者，称为黄带，多因湿郁化热所致。

Q 黄带常伴有哪些常见症状？

A 症见带下量多，色黄如茶叶汁，或黄而黏腻，或呈泡沫状，味腥臭秽，常伴有外阴瘙痒、热痛及全身不适。

偏方1

车前草（车前子亦可）具有祛痰湿、清热、排毒、抗菌消炎的功效，它性质寒凉，搭配性味平和、健脾益肾的山药，及补益虚损、健脾养胃的猪肚，醇香平和，适合体质虚弱的女性，时常饮用可以辅助调治妇女因湿热所致的白带色黄。

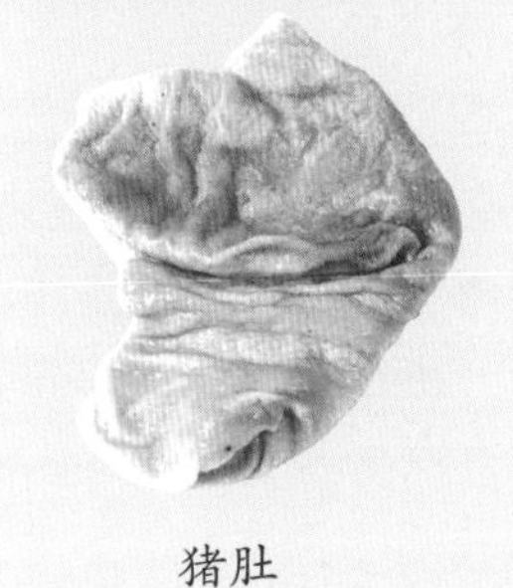
猪肚

车前草炖猪肚

清除黄带和异味

来源 民间验方

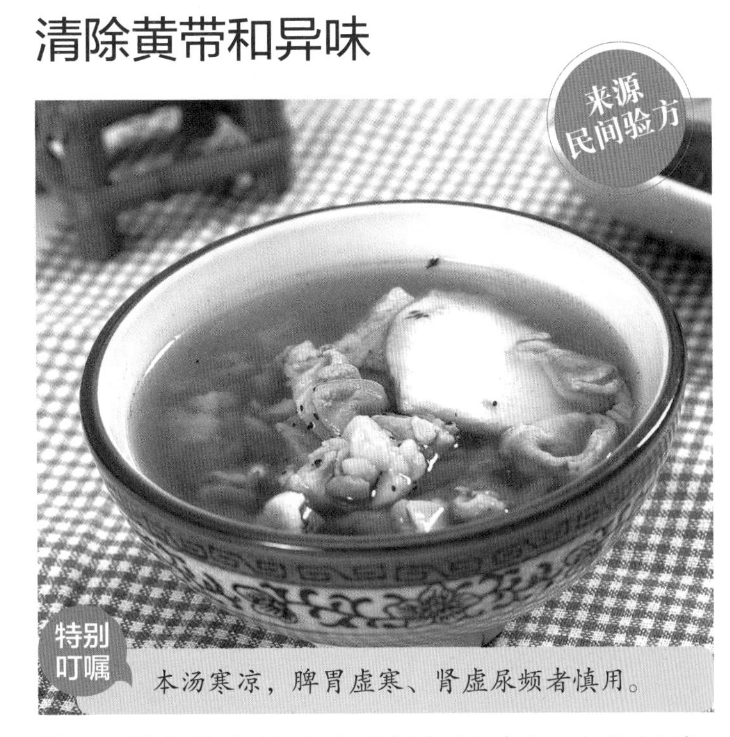

特别叮嘱 本汤寒凉，脾胃虚寒、肾虚尿频者慎用。

配方：鲜车前草60克（干制品20克），山药60克，猪肚500克，生姜2片。

制法：将车前草、山药洗净，稍浸泡；猪肚洗净后汆水，切成小块。所有材料都放到瓦煲中，加适量清水，武火滚沸后改用文火煲约2小时，下盐即可。

用法：每天服1次，每周服2～3次。

功效：调治白带色黄、有异味。

偏方 2

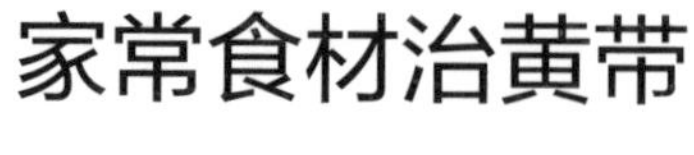

山药红枣糯米粥

家常食材治黄带

来源 民间验方

此方主要适用于脾胃虚造成的黄带。

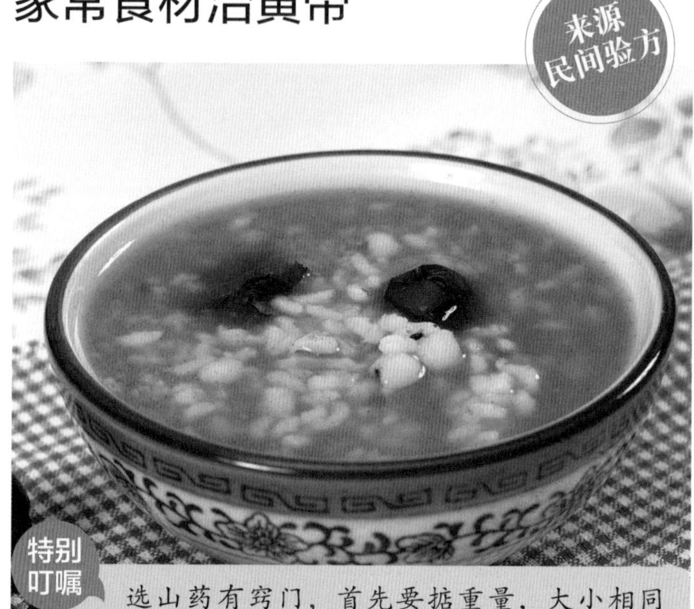

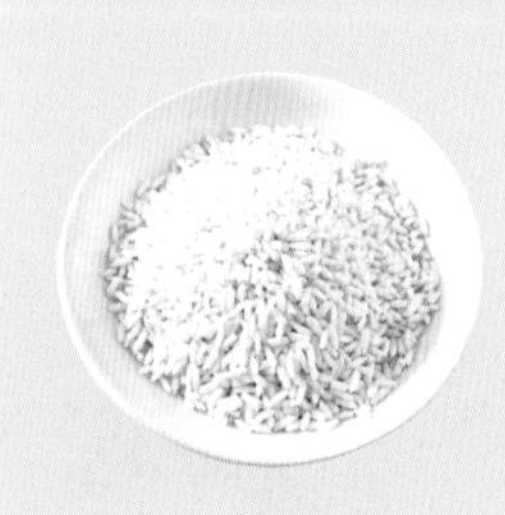

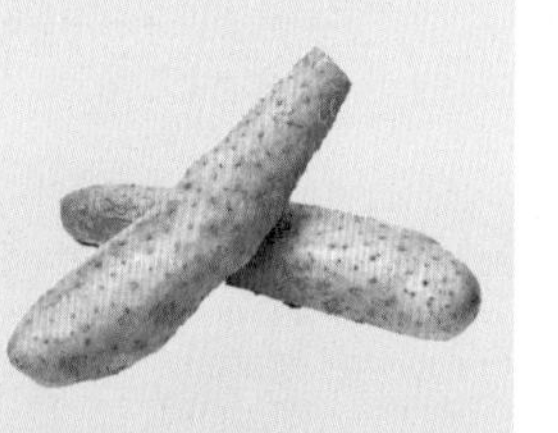

特别叮嘱

选山药有窍门，首先要掂重量，大小相同的山药，较重的更好。其次看须毛，同一品种的山药，须毛越多的越好。须毛越多的山药口感越好，营养也更好。最后再看横切面，山药的横切面肉质应呈雪白色，这说明是新鲜的，若呈黄色似铁锈的不要购买。

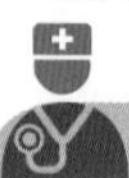

好大夫在线

Q 白带异常的女性，饮食要注意哪些方面?

A 调治期间忌食辛温酸辣之品，以免热灼阴液，导致阴虚火旺。平时，还可以吃些滋阴补肾的食物，比如黑木耳、黑豆、淡菜、芝麻、栗子、枸杞子、乌鸡等。

配方： 山药粉20克，薏米20克，荸荠粉50克，红枣50克，糯米50克，白糖适量。

制法： 将薏米洗净，倒入锅中，加适量清水，放在大火上煮至薏米开花时，再加入糯米、红枣，煮至米烂，将山药粉、荸荠粉倒入锅内，搅匀后停火。加入白糖即食。

用法： 可长期服用。

功效： 健脾补气、养胃和中。

白带发红

Q 白带发红是怎么回事？

A 白带发红，也叫赤带。赤带是女性阴道中流出一种赤色的黏液，似血非血，淋漓不断且伴有局部的灼热、瘙痒及全身不适感。因赤带大多与白带混杂而下，所以一般又称“赤白带下”，其病理机制多因湿热或阴虚火盛所致。

赤带患者应注意，平时不宜吃辛辣的食物。在午餐和晚餐后2个小时，吃点生白萝卜片，每次吃1个苹果大小。

偏方 1

黄花菜猪瘦肉汤

调治肝胆湿热引起的赤带

来源 民间验方

黄花菜味甘性平，有止血消炎、清热利湿、消食、明目、安神等功效，对大便带血、小便不通、失眠、乳汁不下等有疗效。黄花菜搭配猪瘦肉，性质平和，营养丰富，不伤脾胃。

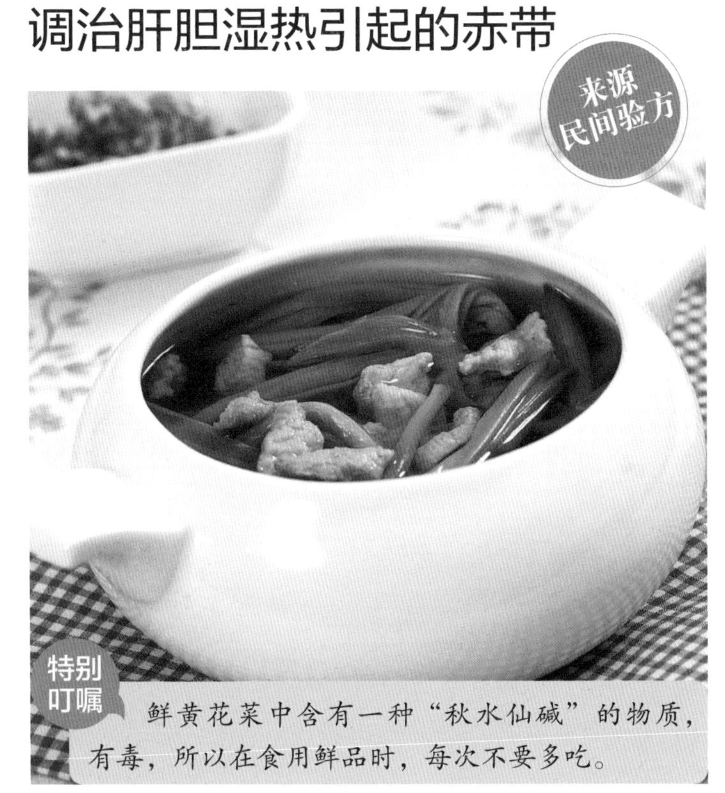

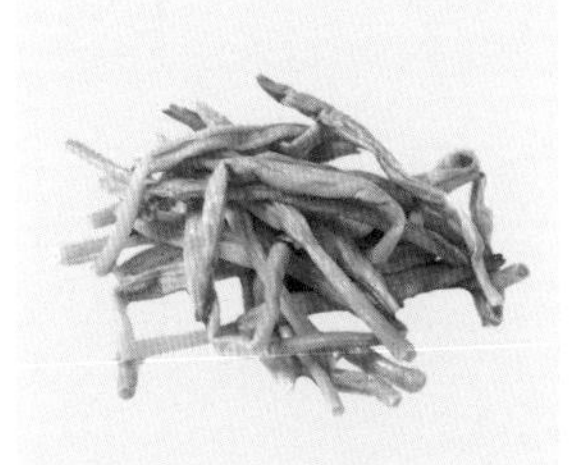

特别叮嘱 鲜黄花菜中含有一种“秋水仙碱”的物质，有毒，所以在食用鲜品时，每次不要多吃。

配方：黄花菜30克，精猪瘦肉10克。

制法：将两味食材下锅，用水煮汤服用。

用法：每周喝3～5次。

功效：对肝胆湿热引发的白带发黄、赤带有辅助疗效。

偏方 2

龙胆草煲粥

清心除烦，治赤带

龙胆草具有泻火除湿、清热泻肝的功效。《本草纲目》对其有功效记载："性味苦、涩，大寒，无毒。主治骨间寒热，惊病邪气，定五脏，杀虫毒。"竹叶，是中医一味传统的清热解毒药。这两味药共同熬粥，可起到降火、清心除烦的功效，适用于肝郁化火引起的失眠、急躁易怒、目赤口苦、妇女带下等症。

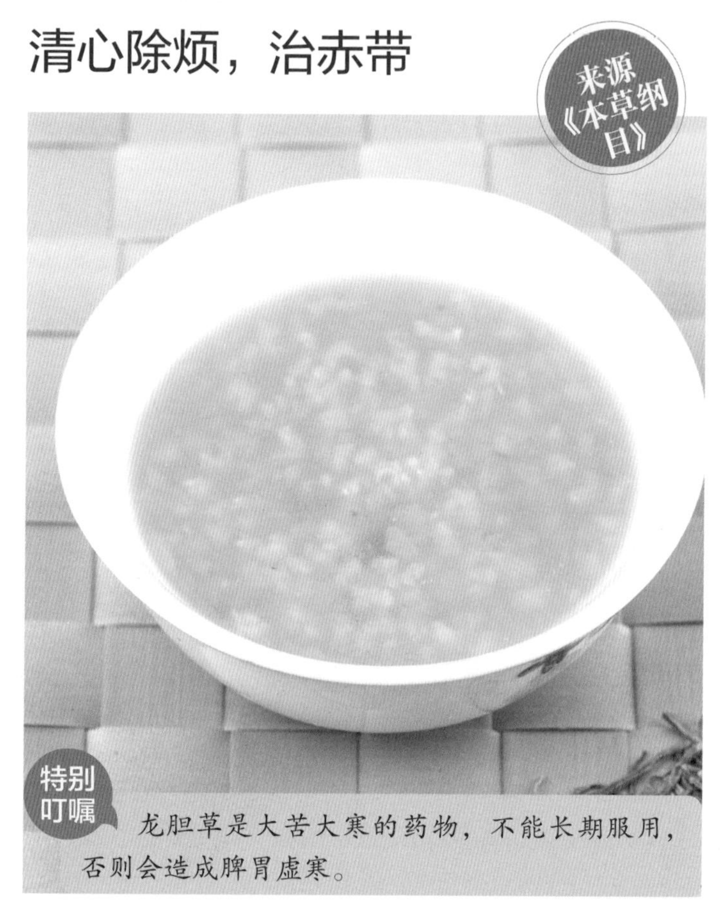

来源《本草纲目》

特别叮嘱 龙胆草是大苦大寒的药物，不能长期服用，否则会造成脾胃虚寒。

配方：龙胆草 10 克，竹叶 20 克，大米 100 克。

制法：将龙胆草、竹叶洗净，用水煎取汁液，去渣后加入大米同煮成粥即可。

用法：每天服 1 次，连服 7～10 天。

功效：清热泻肝，泻火除湿。

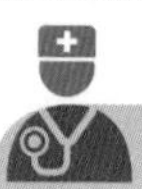

好大夫在线

Q 除了黄带、赤带外，有些女性还会出现白带发黑的现象，有点像咖啡色，这是怎么回事？

A 如果是在月经前一两天出现黑色白带，那是正常现象，那些黑色、咖啡色分泌物，其实是白带中残留的经血。如果平时出现，还带有血丝，那就要警惕，需排除妇科恶性肿瘤等。

白带黏稠色绿

Q 白带黏稠、发青绿是怎么回事?

A 绿色白带多数情况下是阴道炎所致，在阴道炎急性期时白带量会增多，可能会湿透内裤，白带会变为黄绿色脓样，质稀，有特殊臭味。中医认为，肝属木，木色属青，带下流如绿豆汁，是肝木出了问题。肝气郁滞久了，就会化热，造成青带。白带发绿，有时是急性宫颈炎最常见的症状，白带一般绿色如脓或夹杂血丝，伴有腰酸、下腹坠痛等症状。

偏方 1

陈皮茯苓粥

解肝木之火治白带

来源 民间验方

陈皮性温，具有温胃散寒、理气健脾、燥湿化痰、止呕之效，适合胃部胀满、消化不良、咳嗽多痰、食欲不振之人食用；茯苓药性平和，利水而不伤正气，是利水渗湿之药。此方可化痰降脂、健脾燥湿，对付白带黏稠色绿。

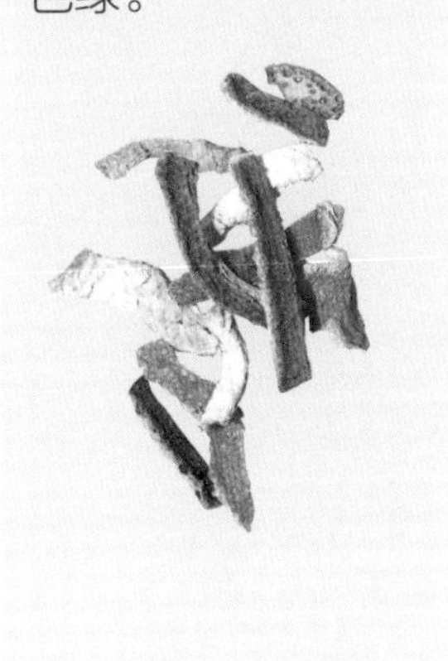

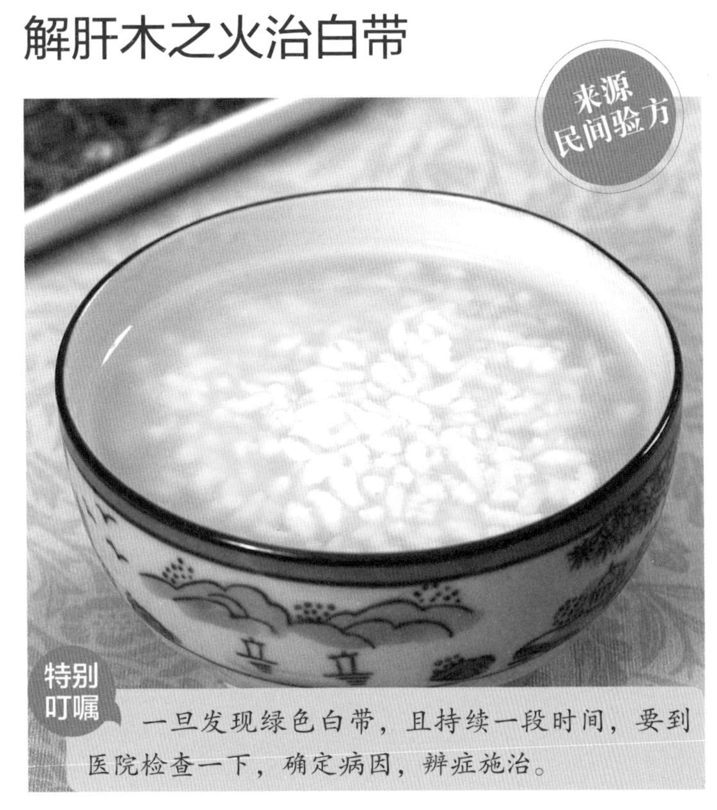

特别叮嘱 一旦发现绿色白带，且持续一段时间，要到医院检查一下，确定病因，辨症施治。

配方： 陈皮、茯苓各 10 克，粳米 100 克。

制法： 将陈皮、茯苓先用水煮，去渣取汁，与粳米一起煮成粥。

用法： 每周 3～5 次，可长期服用。

功效： 健脾燥湿、化痰降脂。

来源
《傅青主女科》
特别叮嘱
此方不能长期服用，吃三五天要停服，再用其他食疗方代替。

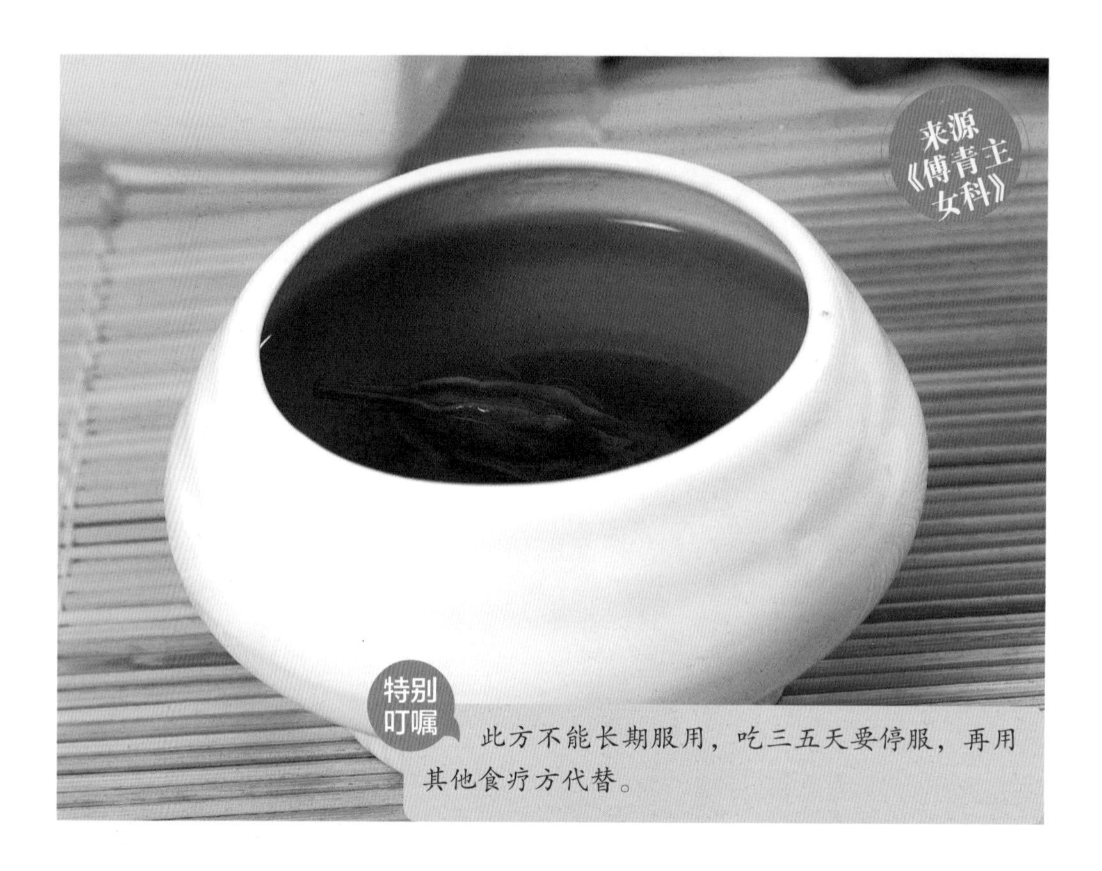

偏方 2 逍遥汤

调治青带的经典方

柴胡可疏肝解郁，白芍养血柔肝，甘草、茯苓、陈皮健脾益气，搭配茵陈清热利湿，栀子可清肝热。郁气化解、湿热清除后，青绿白带就会消失。

这样做也有效

到各大药店买中成药逍遥散，遵医嘱服用。

配方： 茯苓 20 克，甘草 20 克，柴胡 5 克，陈皮 5 克，白芍 25 克（酒炒），茵陈 15 克，栀子 10 克（炒）。

制法： 将上述药物，一同用水煎服。

用法： 每日 1 次，喝 3～5 天。

功效： 舒肝郁、除湿热。

阴道干涩

Q 阴道干涩是怎么回事?

A 阴道干涩症是指妇女阴道分泌物显著减少的妇科杂症，又称阴道干燥症。主要体现在性爱中，许多女性的阴道反应迟钝。中医认为，肾阴虚的体质会导致阴道干涩。阴虚是指身体的气血、津液不足，阴虚容易火旺，不但会出现阴道干涩的问题，还会出现皮肤干燥、咽干、眼干等症状。

偏方 1

晒干后的牡蛎具有潜阳补阴、软坚散结、收敛固涩的功效，可用于阴虚阳亢引起的烦躁、失眠、头晕头痛、耳鸣目眩等症，尤其适合体虚而多热的女性服用。女性因阴虚火旺引起的白带减少、带下赤白、阴道干涩等症，也能够通过多吃牡蛎得以缓解。

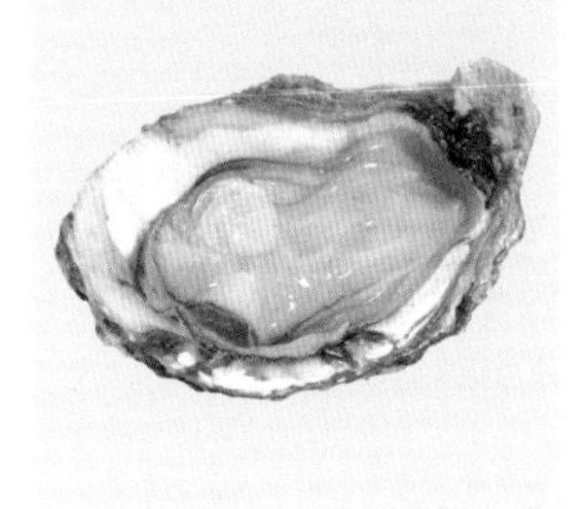

牡蛎瘦肉汤

滋阴补血，阴道湿润

来源《本草拾遗》

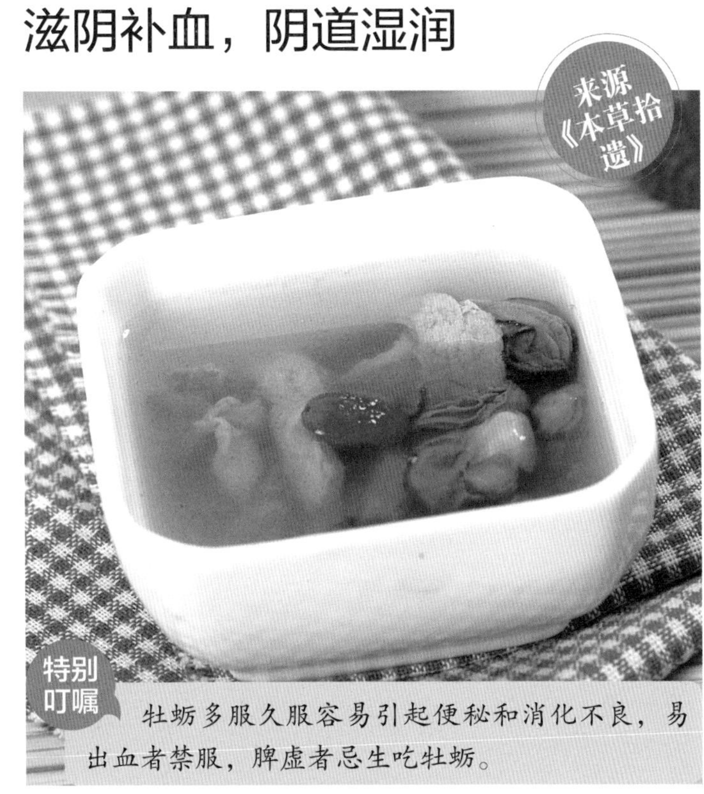

特别叮嘱　牡蛎多服久服容易引起便秘和消化不良，易出血者禁服，脾虚者忌生吃牡蛎。

配方：鲜牡蛎 100 克，猪瘦肉 100 克。

制法：将鲜牡蛎、猪肉切成薄片，放入沸水中煮熟，加食盐调味。

用法：吃肉喝汤，每周服用 3～5 次。

功效：滋阴补血，润滑阴道。

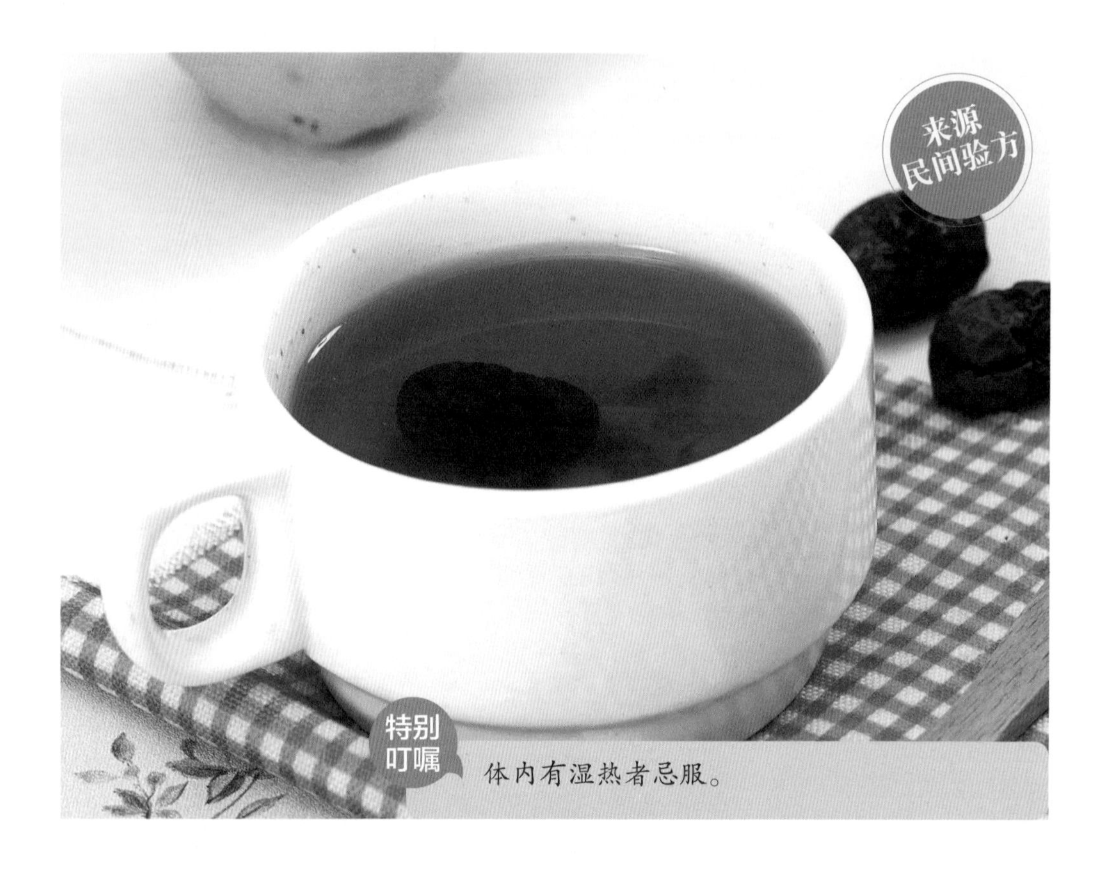

偏方 2 龙骨大枣饮

补益心肾，养血安神

龙骨具有安神、平肝潜阳、敛汗固精、止血涩肠的功能。龙骨和牡蛎是经常搭配使用的两味药，具有协调阴阳、补心肾的功能。大枣性平、味甘，有补脾和胃、益气生津、养血安神的作用，还能够提高女性的免疫力。

配方：桂枝 15 克，白芍、龙骨、牡蛎各 18 克，炙甘草 6 克，生姜 3 片，大枣 3 枚。

制法：将这些药材用水煎服。

用法：每天服用 1 剂，坚持半个月。

功效：润滑阴道。

偏方 3

阴道干涩，需要补充维生素 B_2。猪肝每 100 克中就含有约 2 毫克的维生素 B_2，含量丰富。豆腐也是对女性很好的食品。豆腐里含有的“大豆异黄酮”是一种植物雌激素，长期服用可以补充女性体内的雌性激素，从而帮助改善阴道干涩的状况。

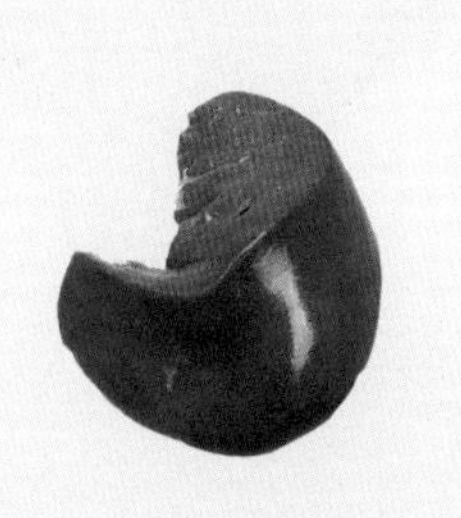

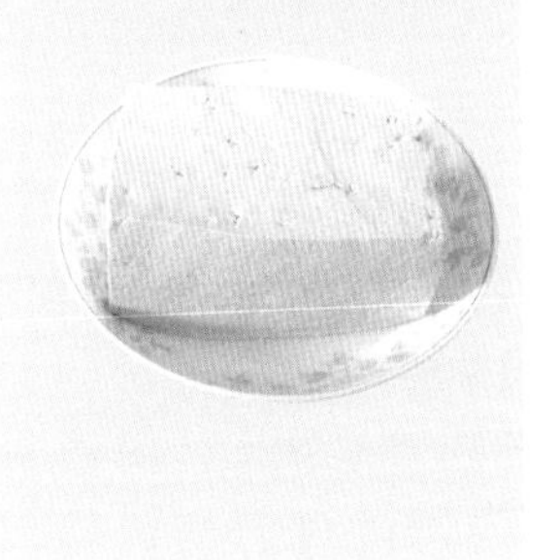

阴道干涩，不妨喝点猪肝豆腐汤

姓名：冯女士

年龄：35岁

按理说与丈夫的性生活正是美好的时候，但是冯女士却出了问题。最近一年时间，她的阴道越来越干，以致在和丈夫做爱的时候阴道会疼痛。无奈何，冯女士只得像闺密请教。闺密给她推荐了一道偏方——猪肝豆腐汤。冯女士坚持服用了1个多月，症状得到了很大的改善。

猪肝豆腐汤

补充维生素，润滑下体

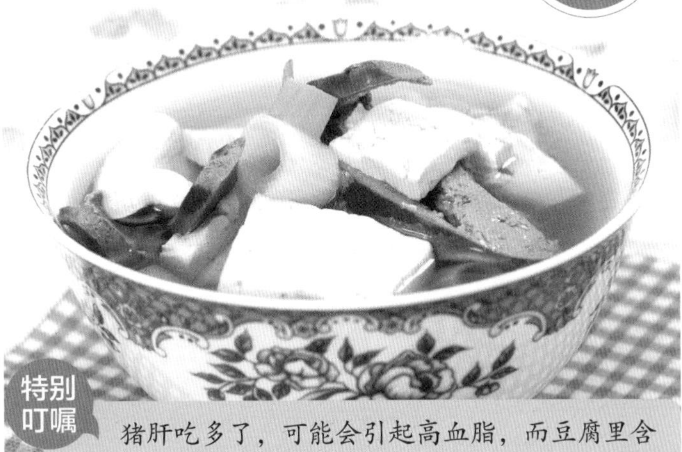

特别叮嘱 猪肝吃多了，可能会引起高血脂，而豆腐里含有丰富的大豆卵磷脂，能够控制血脂。猪肝搭配豆腐吃，正好能将猪肝引起高血脂的副作用消除。

配方： 猪肝 50～100 克，豆腐 250 克，精盐、姜、葱等调料适量。

制法： 将猪肝洗净切成薄片，豆腐切成厚片，然后将它们放到锅中，加水煮熟，加入准备好的调料即成。

用法： 吃豆腐和猪肝，喝汤，每周食用 3～4 次。

功效： 补充维生素 B_2，润滑下体甚至全身。

阴道松弛

Q 阴道松弛是怎么回事？

A 阴道松弛，通常以婚后女性居多。女人性生活过多或生育后，阴道内壁弹性细胞会逐渐变得干瘪、萎缩甚至死亡，导致阴道失去弹性，影响夫妻性生活。另外，松弛的阴道还会引发多种妇科炎症。中医认为，肾阳虚会导致阴道松弛，从而降低性生活质量。因肾阳虚而阴道松弛的女性往往阴冷无欲。这类女性平时面色苍白、四肢乏力、精神不振。

偏方

菟丝子具有补肾固精、养肝明目的功效。常被用来调治肾虚腰痛、阳痿遗精、遗尿、尿频、脾肾虚泻及女性阴道松弛等常见病症。

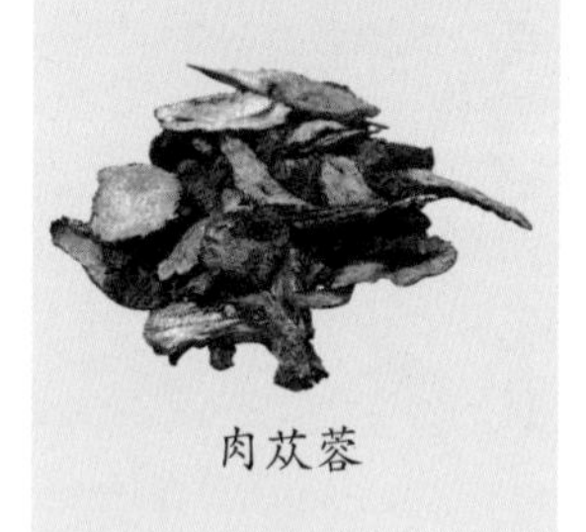

肉苁蓉

小菟丝丸

阴道松弛的“克星”

来源《伺鹤亭集方》

特别叮嘱 阴虚火旺的患者不宜服用菟丝子。

配方： 五味子、附子、菟丝子、牡蛎、鹿茸各30克，肉苁蓉60克，鸡内金和桑螵蛸各15克。

制法： 将上述药物碎成细末，用酒调成糊，再制成小丸。

用法： 每次服用6克，每天服用3次。

功效： 调治肾阳虚引起的阴道松弛。

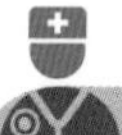

好大夫在线

Q 平时可以做些什么小动作调理阴道松弛？

A 可以做提肛运动：深吸气，紧缩肛门10~15秒，然后深呼气，放松肛门。

外阴瘙痒

Q 外阴瘙痒是怎么回事?

A 外阴瘙痒，中医称为“阴痒”。指妇女外阴及阴道瘙痒，甚则奇痒难忍，坐卧不安，或伴带下增多者，也称为“阴门瘙痒”。外阴瘙痒的病机有虚有实。虚者因肝肾阴虚，精血亏损，外阴失养而致阴痒；实者因肝经湿热下注，带下浸渍阴部，或湿热生虫，虫蚀阴中而致阴痒。

偏方 1

莲子薏苡仁蚌肉汤

补脾利肾，清除瘙痒

蚌肉可滋阴清热，莲子补脾利肾，薏苡仁健脾益胃、补肺清热，均为调治女性外阴瘙痒的好药。

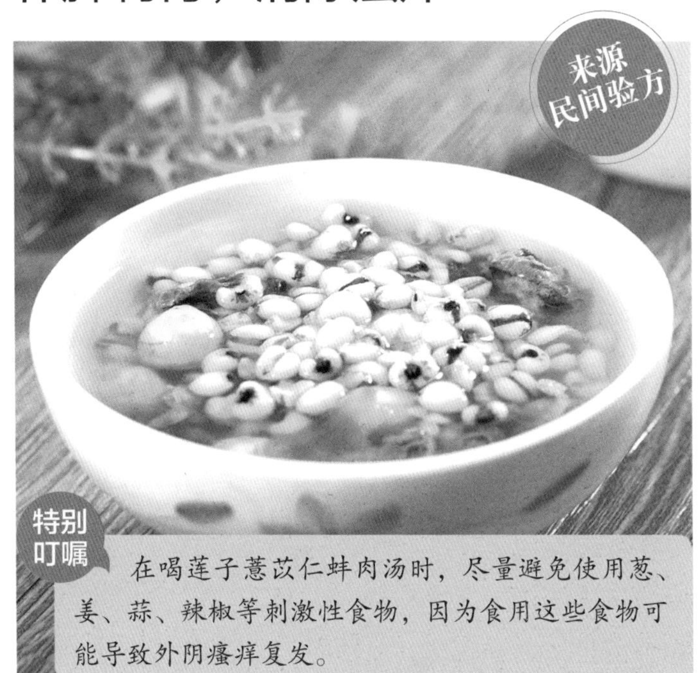

来源 民间验方

特别叮嘱 在喝莲子薏苡仁蚌肉汤时，尽量避免使用葱、姜、蒜、辣椒等刺激性食物，因为食用这些食物可能导致外阴瘙痒复发。

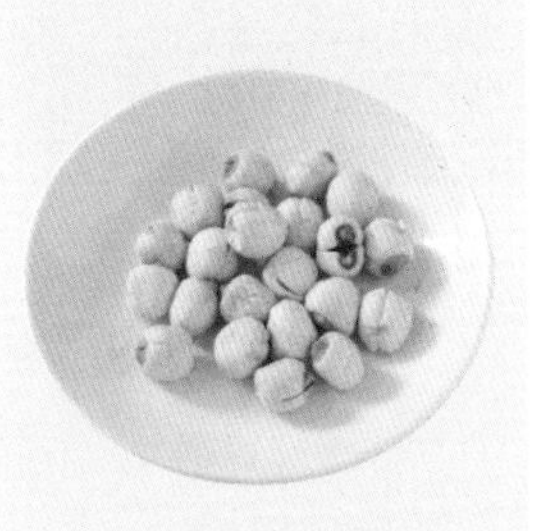

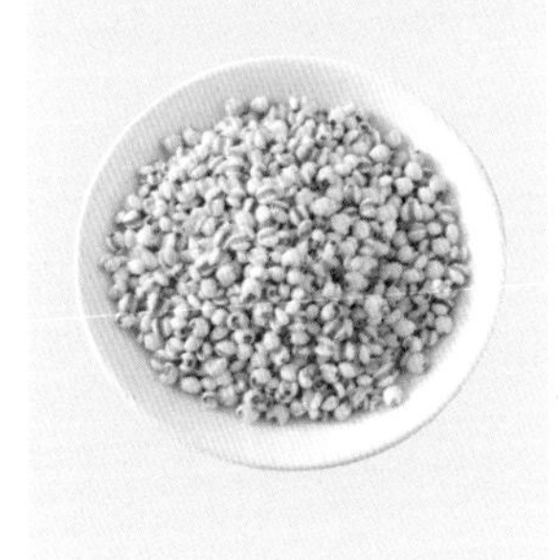

配方：120 克鲜蚌肉，莲子、薏苡仁各 60 克。

制法：先将莲子去皮，再将蚌肉切薄，然后将所有材料一起放入锅中，加入 700 毫升的水，用小火煮 1 小时即可。

用法：食肉饮汤，每天食用 1 次，连用 10 天。

功效：补脾利肾，补肺清热。

偏方 2

花椒水冲洗
杀菌止痒效果佳

花椒有温中散寒、燥湿止痛止痒的作用。现代研究表明，花椒富含花椒素，有杀菌、消毒、止痛、止痒、消肿等作用，对多种细菌，尤其是皮肤表面的细菌有很好的疗效。临床上常用于治疗湿疹、皮肤瘙痒症、神经性皮炎、脚气及外阴瘙痒等疾病。

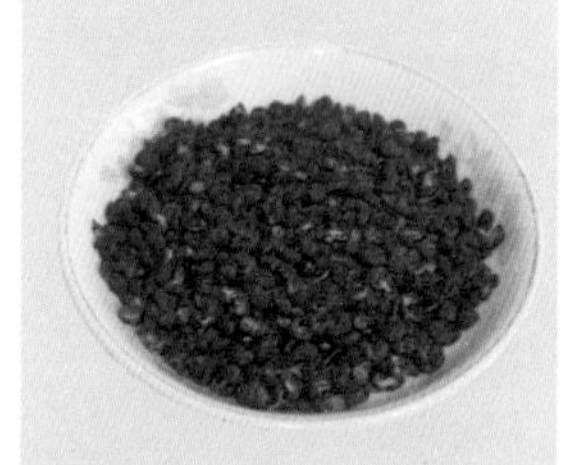

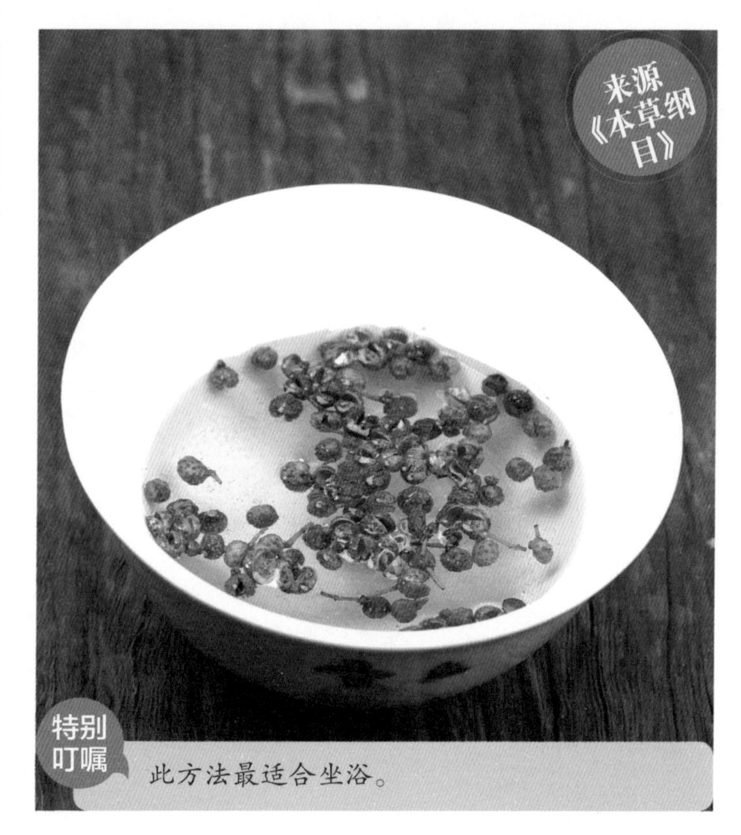

来源《本草纲目》

特别叮嘱 此方法最适合坐浴。

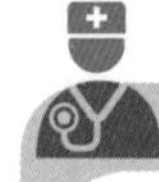

好大夫在线

Q 花椒水除了能够调治女性外阴瘙痒之外，还可以治疗身体其他部位的瘙痒吗？

A 可以。夏天，很多女人身上都容易长痱子，这时就可用花椒水擦一下，一般擦两三天就能痊愈。像秋天很多女人身上都容易发痒，这时用花椒水洗一洗，也能起到很好的止痒效果。

配方： 花椒 1 把。

制法： 抓 1 把花椒，加入 500 毫升水，煮沸后改成小火煮 10 分钟，稍微冷却，用温花椒水擦洗患处，或坐浴。

用法： 每天 1 次。

功效： 杀菌、消毒、止痛、止痒、消肿等。

第6章

怀得上，养得好，生得下

孕期保养小偏方

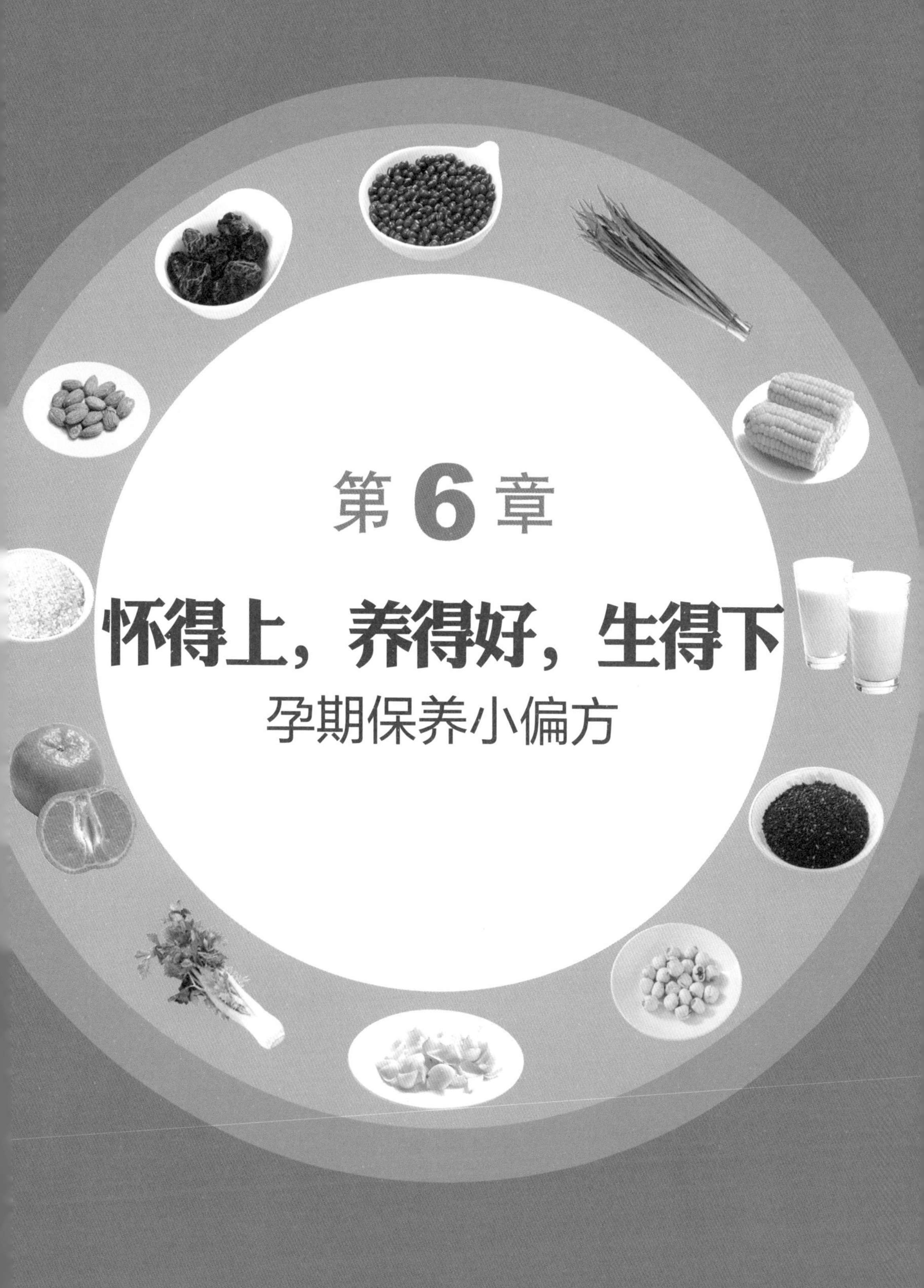

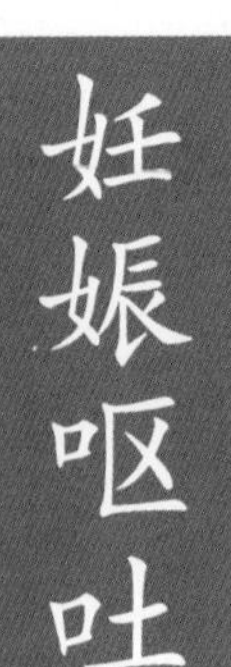

Q 妊娠呕吐是怎么回事?

A 妊娠呕吐，中医又称“妊娠恶阻”。在妊娠早期，少数孕妇会出现频繁、剧烈的恶心、呕吐，并会持续存在、进行性加重，时常影响正常的工作和生活。

中医认为，妊娠呕吐一般由脾胃虚弱、肝胃不和引起。若呕吐酸水或苦水，还伴有口苦、口干，喜欢喝冷饮，应为肝胃不和、胃火亢盛。

偏方 1

生姜能抑制肠胃运动，松弛胃肠道的肌肉，能缓解妊娠期反胃、恶心的感觉。

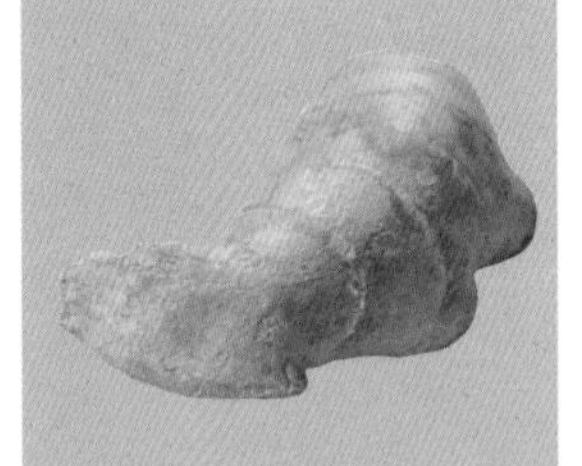

这样做也有效

用榨汁机将去皮的新姜榨成汁，装进瓶子里，每次喝一小口姜汁，先含在口里，再慢慢咽下。

口含生姜片

缓解反胃、恶心

来源 民间验方

特别叮嘱 生姜虽好但是不要食用过多，过多的姜辣素在经肾脏排泄过程中会刺激肾脏，产生口干、咽痛、便秘等症状，内热者忌食。

配方：新鲜生姜 1 个。

制法：切片备用。

用法：每次想呕吐时，将一片生姜含在口里，或咀嚼生姜片，使其汁液慢慢渗入口腔，几分钟后吐掉即可。

功效：缓解妊娠呕吐或者其他呕吐。

偏方 2

孕期准妈妈经常会有反胃呕吐的问题，经常呕吐，吃不下东西，营养就会上不来，家人也都跟着着急。不要怕，下面就推荐一个百用百灵的小偏方。

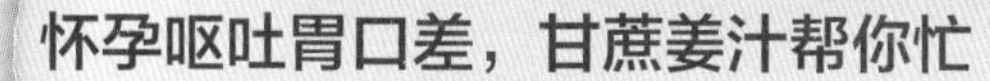

怀孕呕吐胃口差，甘蔗姜汁帮你忙

姓名： 小范

年龄： 28岁

小范怀孕不久就开始呕吐，每一次用餐都成为折磨。她起初觉得呕吐一阵子就会好的，可1个月过去了，她的呕吐症状反而越来越严重。小范很担心自己这样吐下去，肚子里的宝宝吸收不到充分营养，便去看医生。医生为她介绍了一个食疗方子——甘蔗姜汁。小范用了不到1个疗程，呕吐就明显缓解了。

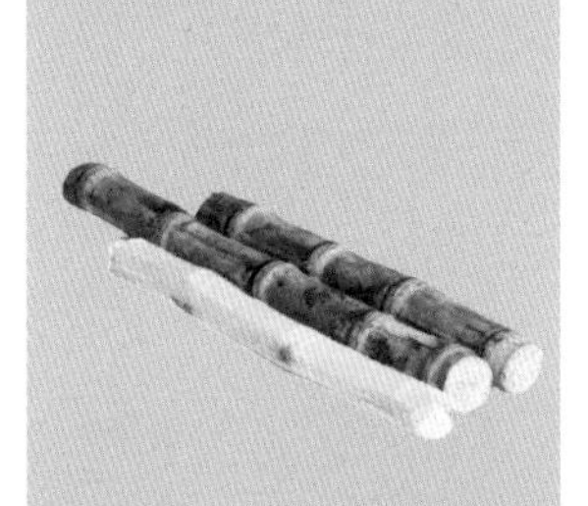

甘蔗姜汁

百用百灵的妊娠止呕方

来源 民间验方

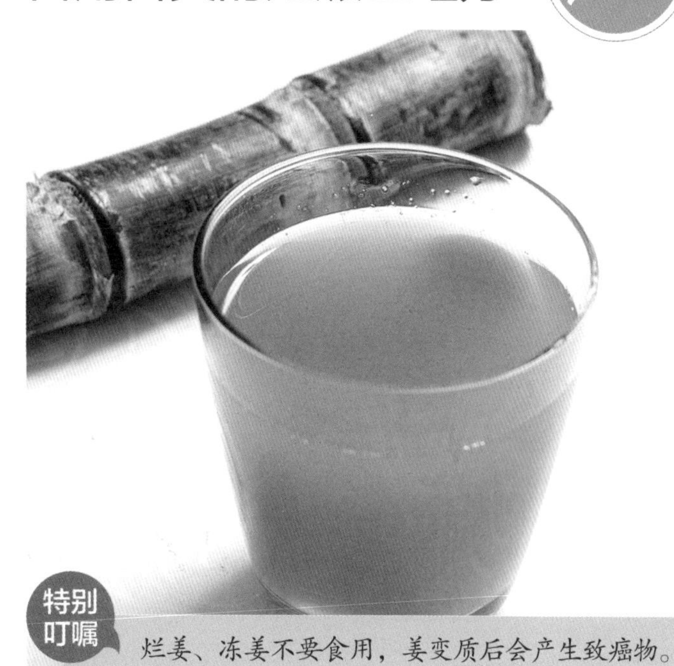

特别叮嘱 烂姜、冻姜不要食用，姜变质后会产生致癌物。

配方： 甘蔗 150 克，新鲜生姜 20 克。

制法： 甘蔗去皮，生姜洗净去皮，均切成块，一起榨汁。

用法： 每次服用 30 毫升，每日 3 次。

功效： 缓解妊娠呕吐。

来源
民间验方
特别
叮嘱
柚子皮性寒，身体虚寒的人不宜多吃。

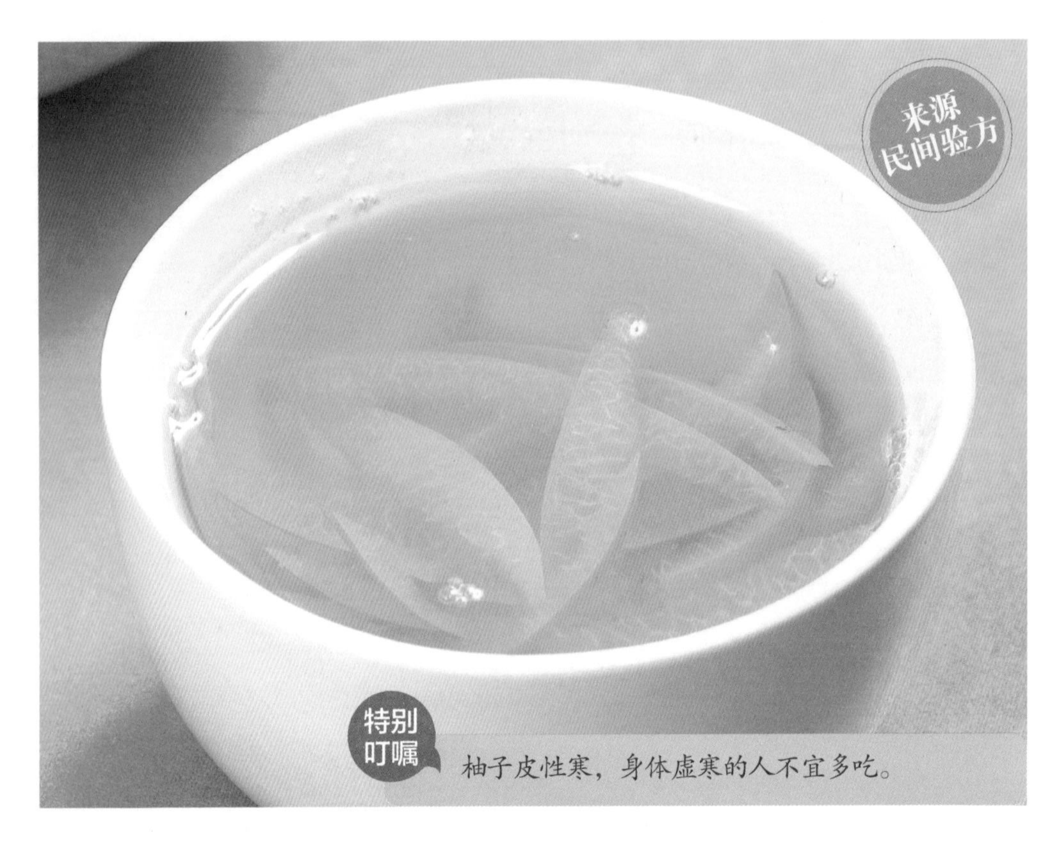

偏方 3 柚皮汤

降逆，舒缓孕期情绪

柚子皮可以理气、健胃、降逆，柚子皮特有的清香味道还具有缓解孕期焦虑情绪的功效。

配方： 柚子皮 50 克。

制法： 柚子去皮，切丝，用水煎成汤。

用法： 每次服 30 毫升，每日 1 次。

功效： 缓解妊娠呕吐。

这样做也有效

将柚子皮洗净，切丝，泡茶，加蜂蜜饮。

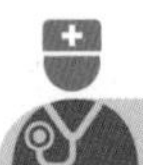

好大夫在线

Q 一般的妊娠反应，多长时间可以消失？

A 妊娠反应一般在停经 5～6 周出现，以后逐渐明显，在停经 12 周前后自行消失。对生活和工作影响不大，无需特殊治疗。但反应严重的可以表现为妊娠剧吐，吃饭会吐，甚至闻到做饭的味道、看到某种食物就呕吐，这个情况通常是个体差异造成的，为保险起见，建议孕妈妈到医院检查一下。

妊娠感冒

Q 妊娠感冒的临床表现有哪些？

A 妊娠感冒是指在妊娠期出现以发热、恶寒、流涕、喷嚏、头痛、咳嗽为主症的疾病。

中医认为，妊娠感冒的病机为风寒感冒（发热、怕冷甚至打寒战、无汗、全身酸痛、鼻塞）和风热感冒（发热、咽部肿痛、鼻塞、口渴、大便干燥）。

偏方 1

现代医学研究发现，鸡汤不仅可以减轻感冒者的症状，使患有感冒的人更加舒服，而且还有清除呼吸道病毒的功效。所以，妊娠期经常喝鸡汤，能够增强人体的自然抵抗力，可预防感冒。

母鸡生姜汤

常喝鸡汤，预防感冒

来源 民间验方

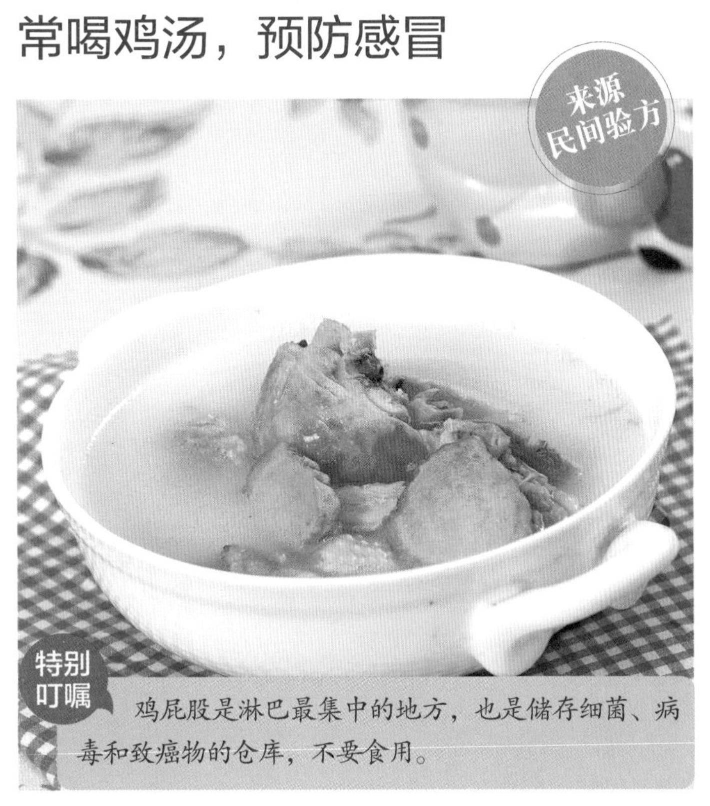

特别叮嘱 鸡屁股是淋巴最集中的地方，也是储存细菌、病毒和致癌物的仓库，不要食用。

配方： 准备生母鸡 1 只，洗净、切块；生姜数片去皮洗净。

制法： 将母鸡与生姜放入砂锅中，文火炖煮 4 小时左右，待要出锅时再加入盐等调味品。

用法： 喝汤食肉，每周 2～3 次。

功效： 增强孕妇抵抗力，预防感冒。

这样做也有效

也可以将鸡汤滤出，用它煮面条吃，吃面喝汤，有同等功效。

来源
民间验方
特别
叮嘱
服用此汤后，可以盖被取汗，最好能睡一觉，有助于缓解头痛、身痛。

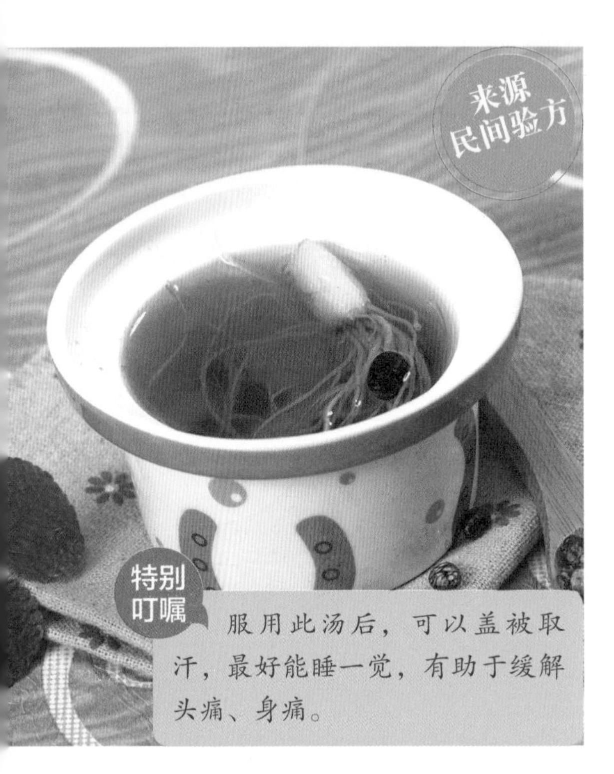

偏方 2 葱白豆豉汤

消毒杀菌，解热祛痰

葱内含有挥发性精油，这些精油不可小看，因为它的主要成分是葱蒜辣素，能够有效杀灭体内的感冒细菌，对感冒有很好的效果；生姜具有解表散寒、温中镇痛的功效。

配方： 连须葱白 30 克，淡豆豉 10 克，生姜 3 片。

制法： 将所有材料一起放入锅中，加水 500 克，一同煮沸，热服。

用法： 每天 1 次，连服 5 天见效。

功效： 解表散寒，祛除感冒。

偏方 3 浓盐水嗽口

缓解喉咙痒痛效果好

用浓盐水漱口部和咽喉部，能够有效杀灭在呼吸道的细菌，从而能够治愈咽喉痒痛的症状。同时，这种方法通过大量的杀死进入呼吸道的细菌，还能很好地扼制感冒的发生。

配方： 精盐 10 克。

制法： 用温水冲泡精盐，制成浓盐水。

用法： 用浓盐水漱口，每隔 10 分钟漱口及咽喉 1 次，10 余次之后即可见效。

功效： 缓解感冒初期的喉咙痒痛。

来源
民间验方
特别
叮嘱
妊娠期间，不能盲目服用处方药，必须在医生指导下服用。

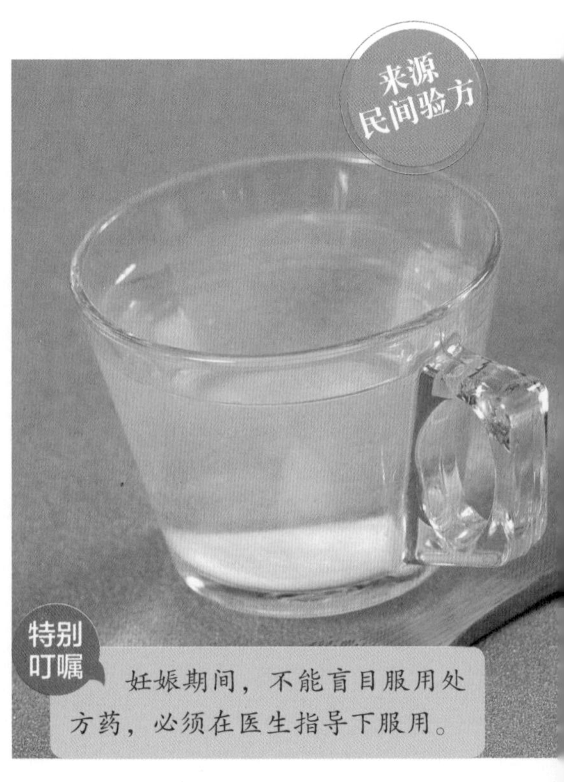

妊娠咳嗽

Q 妊娠咳嗽是什么原因引起的，有哪些症状？

A 妊娠咳嗽和一般的咳嗽不一样，它一般是因为妊娠之后胎火过旺而引起。孕妇胎火一旺，肺就会受到影响，有失清降，因此会引发咳嗽。

孕妇咳嗽不已，以干咳无痰或吐少量白痰为特点，或伴有反酸烧心、恶心欲吐、心烦口苦等现象。

偏方 1

乌梅味酸、性平，中医认为其有敛肺止咳、生津止渴的功效。现代医学研究显示，乌梅中含有多种有机酸，能改善肝脏机能，而肝脏负责的是人体的造血功能，因此可以有效补足孕妇的气血，气血足便能够滋阴润肺。所以，用乌梅来调治妊娠咳嗽是有效的。

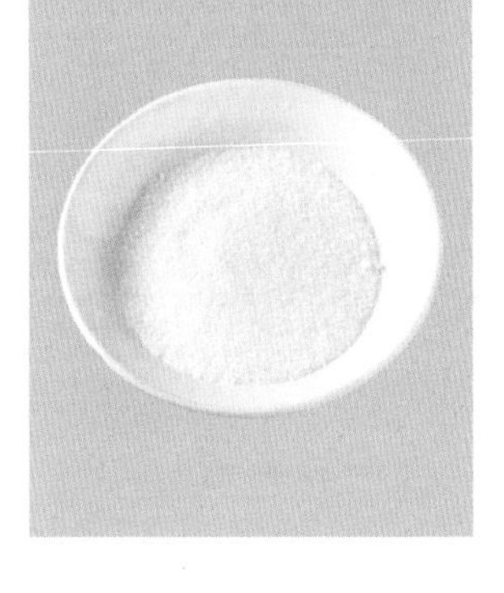

白糖乌梅汤

孕妇久咳不止的良方

来源 民间验方

特别叮嘱 孕妇在咳嗽期间，应当注意进食清淡，多吃一些凉润、滋补肺阴的食物，例如松子、山药、豆浆等。

配方： 乌梅 30 克，白糖 90 克。

制法： 先将乌梅放入锅中，加适量清水煎煮，然后去渣取汁，加入白糖 1 次服完即可。

用法： 每日服用 1 次。

功效： 滋阴润肺，调治妊娠咳嗽。

偏方 2

葡萄干是新鲜葡萄的炮制品，其中的营养成分经过干制之后更加集中，中医认为葡萄干有生津止渴、补血益智、滋肾益肝的功效，能够解除孕妇的胎火，从而达到良好的止咳效果。甜杏仁是一味味甘、性平的中药，能够滋润肺燥、润肠通便，有治疗咳嗽的效果。

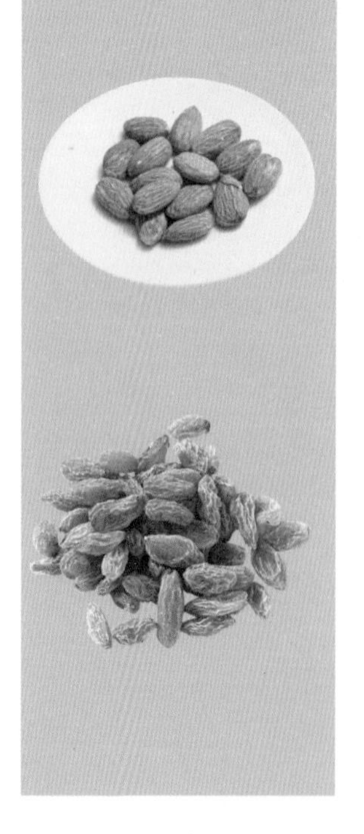

缓解妊娠咳嗽的良方——葡萄干杏仁露

姓名：小张

年龄：30岁

小张怀孕后一段时间，出现了咳嗽的症状。她一直干咳，她怕时间长了，影响胎儿的生长发育，便去医院就医。医生嘱咐她，孕期不要随便用药，给她开了一个食疗方子，即用白葡萄干、甜杏仁煎水喝。小张遵照医生的交待去服用，没过多久，咳嗽就好了。

葡萄干杏仁露

生津止咳效果好

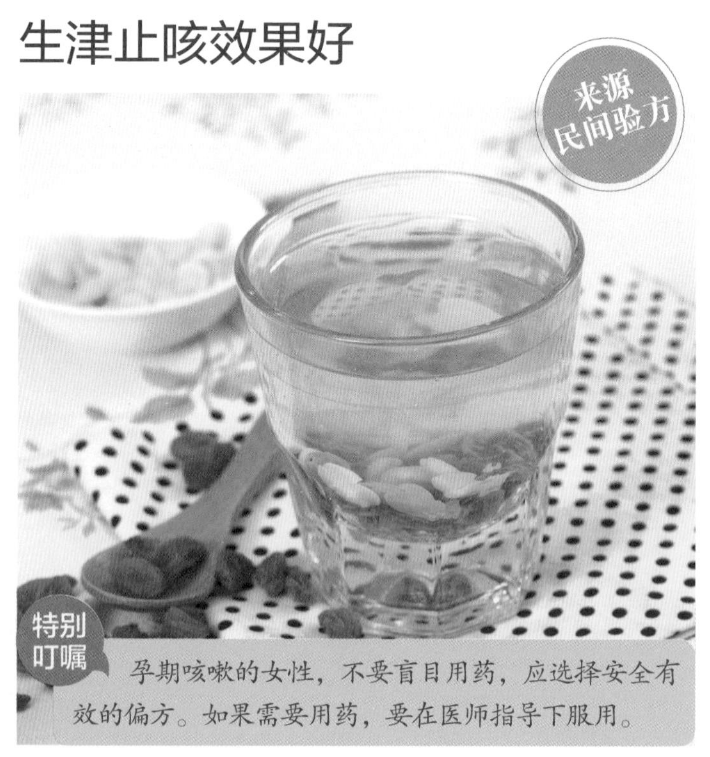

特别叮嘱 孕期咳嗽的女性，不要盲目用药，应选择安全有效的偏方。如果需要用药，要在医师指导下服用。

配方：白葡萄干 15 克，甜杏仁 6 克。

制法：将上述两物放入锅中，加适量的清水煎服。

用法：每日 1 剂，分 2 次热服。

功效：解除孕妇胎火，生津止咳。

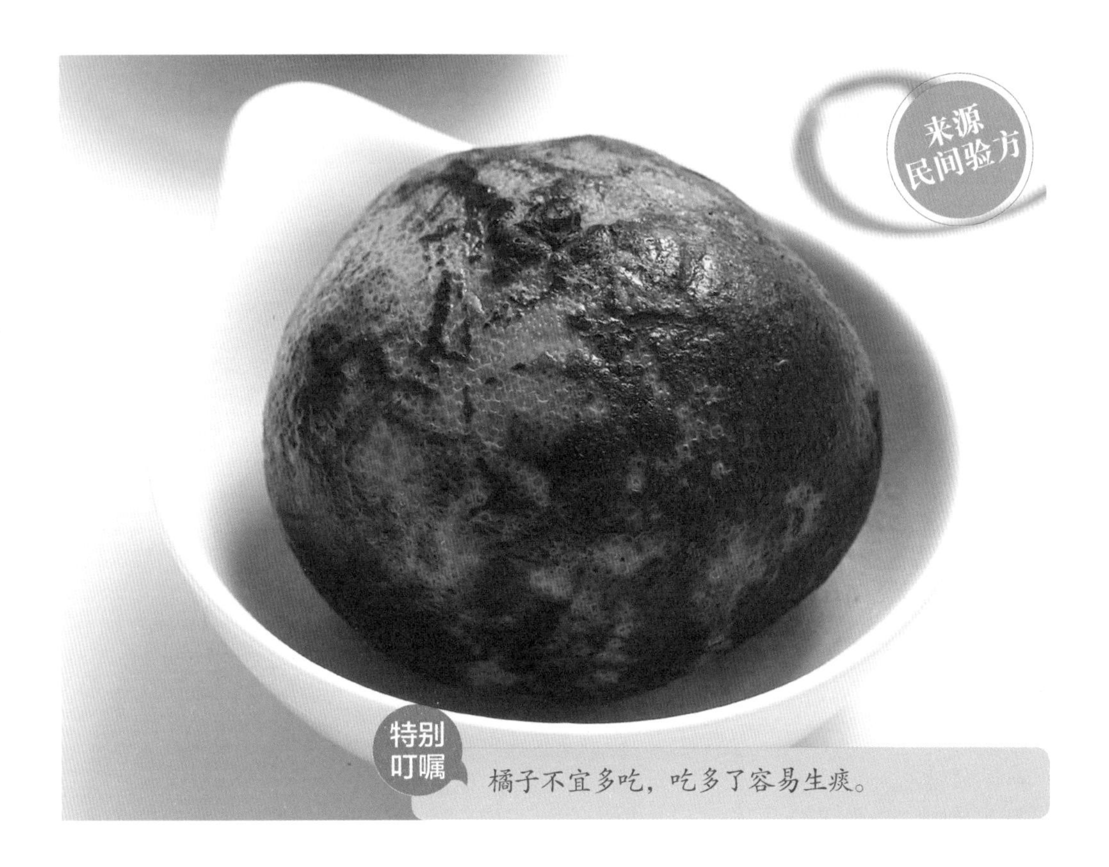

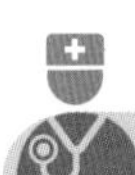

特别叮嘱 橘子不宜多吃，吃多了容易生痰。

偏方 3 烘烤橘子
养阴润肺有奇效

橘子可以润肺化痰，放在火上加热，可以祛除其寒凉之气，调治孕妇咳嗽有很好的效果。

配方： 大橘子 1 个。

制法： 在橘子底部中心用筷子打一个洞，塞上一些盐，然后用铝铂纸包好后，放进烤箱中炙烤 15～20 分钟左右。

用法： 将橘子取出，剥掉橘子皮趁热吃。

功效： 防治孕妇咳嗽。

这样做也有效

将橘皮晒干制成陈皮，加水煎茶，每日 1 剂服用，有同样功效。

好大夫在线

Q 妊娠期间发生咳嗽，有哪些饮食宜忌？

A 应食用止咳化痰、润肺止咳的食物，如秋梨、枇杷、银耳、莲子、冰糖、蜂蜜等；饮食应清淡，宜多食米粥、汤面等半流质食物；禁食辛辣刺激食物。

妊娠水肿

Q 妊娠水肿是怎么回事?

A 妊娠水肿是指孕妇在妊娠中晚期出现肢体、面目肿胀，不伴发其他征象的单纯性水肿，亦称妊娠肿胀。
如孕妇每天保证足够的肉类、蛋类、奶类、豆类及豆制品等富含蛋白质的食物，可缓解水肿。

偏方 1

中医认为，冬瓜性微寒，味甘淡，能够清热解毒、利水消痰。从现代医学的角度看，冬瓜富含碳水化合物、淀粉、蛋白质、脂肪、胡萝卜素及多种维生素，有利尿消肿、生津止渴的功效，对妊娠水肿有很好的疗效。

这样做也有效

如果嫌上述的冬瓜汤太过清淡，可在汤内加入豆腐等其他利水的食材一起煎汤，同样有很好的效果。

冬瓜汤

多喝冬瓜汤，水肿全跑光

来源
民间验方
特别叮嘱
冬瓜性寒凉，脾胃虚弱、阳虚肢冷者忌食。

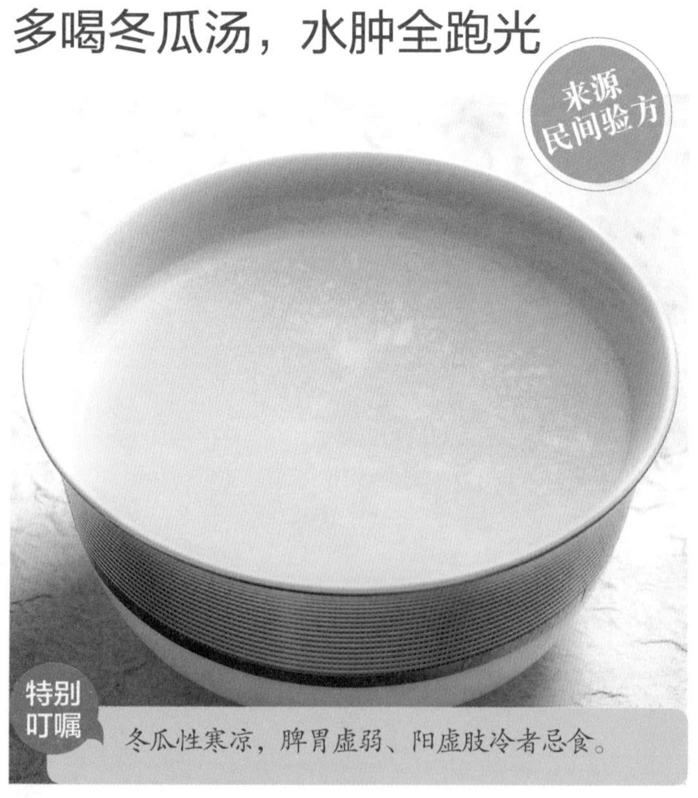

配方： 冬瓜 250 克。

制法： 将冬瓜去皮和瓤，切成片。

用法： 锅内加水 500 毫升，将切好的冬瓜片放入水中煎煮半小时，起锅即可食用。

功效： 利尿消肿，生津止渴。

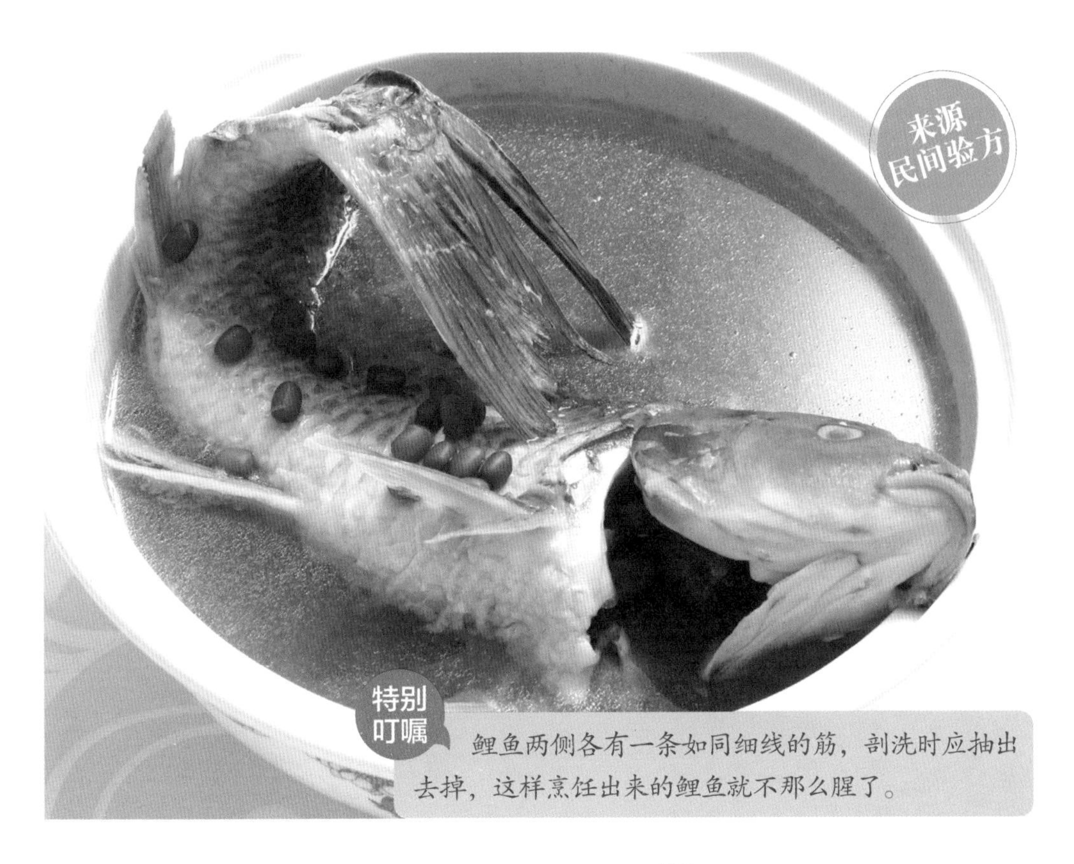

特别叮嘱

鲤鱼两侧各有一条如同细线的筋，剖洗时应抽出去掉，这样烹饪出来的鲤鱼就不那么腥了。

偏方 2 赤小豆鲤鱼汤

有效去除水肿

赤小豆，也就是生活中我们用的红豆，有清热祛湿、利水消肿、清心除烦、补血安神的功效。鲤鱼味甘、性平，入脾、肾、肺经，有补脾健胃、利水消肿、通乳、清热解毒、止嗽下气的功效。

配方： 鲤鱼 250 克，赤小豆 100 克。

制法： 鲤鱼去内脏及鳞，洗净，赤小豆洗净；鲤鱼和赤小豆一起入锅煮熟食之，不用加盐。

用法： 每天喝汤 1 次，食鱼、豆，连吃数日。

功效： 主治脾虚型妊娠水肿。

好大夫在线

Q 孕期水肿需要做特殊治疗吗？

A 如在妊娠晚期只是脚部、手部轻度水肿，无其他不适，可不必做特殊治疗。通常到了晚上水肿会稍重一些，经过一夜睡眠会有减轻。如果早上醒来后水肿还很明显，整天都不见消退，最好及早去看医生，以防合并轻度妊娠高血压综合征。

来源
民间验方
特别
叮嘱
除了用黑豆汤补肾之外，孕妇还可以食用其他补肾食品，如核桃、黑芝麻、羊肉等。

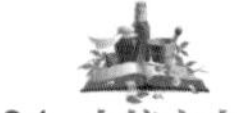

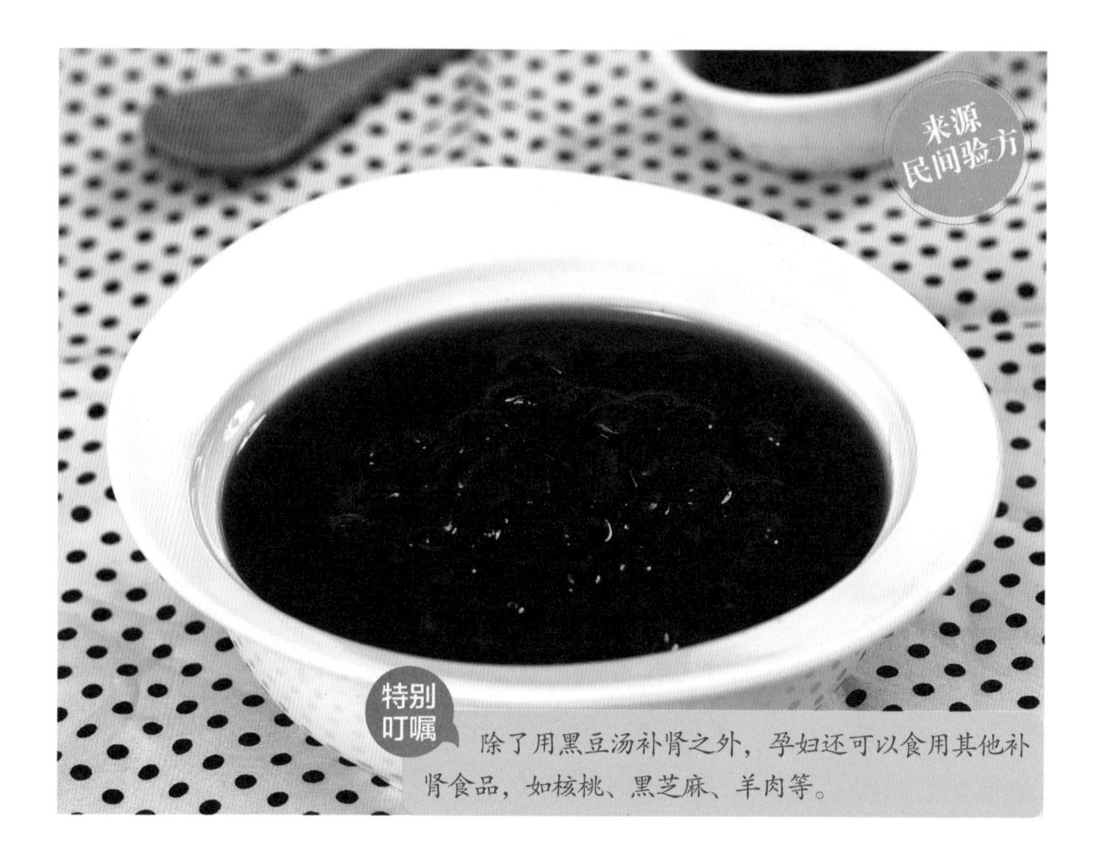

偏方 3 黑豆汤

治疗肾虚型妊娠水肿

如果孕妇肾虚，肾的功能就不能很好地发挥作用，从而导致孕妇体内的水液失去平衡，造成水肿。而黑豆汤具有很好的补肾功效。古人认为，黑豆是肾之谷，味甘性平，有补肾强身、活血利水的功效，很适合肾虚者食用。红糖不仅是补血佳品，还有健脾暖胃、利尿等功能，并能有效防止水分在体内潴留。

配方： 黑豆100克，大蒜、红糖各30克。

制法： 将黑豆洗净，用清水浸泡半小时左右，大蒜切片备用；在砂锅内倒入1 000毫升左右的清水，用旺火煮至沸腾；倒入浸泡好的黑豆、大蒜及红糖，煮至沸腾后转用文火，将黑豆煮烂即可。

用法： 吃豆喝汤，每天食用2次，一般服用5～7次即有效。

功效： 调治肾虚型妊娠水肿。

妊娠便秘

Q 引起妊娠便秘的原因是什么，症状有哪些？

A 孕激素使胃酸分泌减少，胃肠道的肌肉张力和蠕动能力减弱，食物在腹内停留的时间变长，加上日渐增大的子宫压迫直肠，孕妈妈腹壁的肌肉变得软弱，腹压减小，便秘就产生了。

妊娠便秘主要表现为妊娠期间出现大便数日不解，或艰涩干结难以解出，或伴有口干口臭、腰酸腹胀、神疲乏力等症。

偏方 1

甜杏仁润肺、平喘，可调治虚劳咳嗽、肠燥便秘，其营养丰富，有滋润性。黑芝麻补肝肾、益精血、润肠燥，其性味平和，很适合消化不良、习惯性便秘的女性服用。

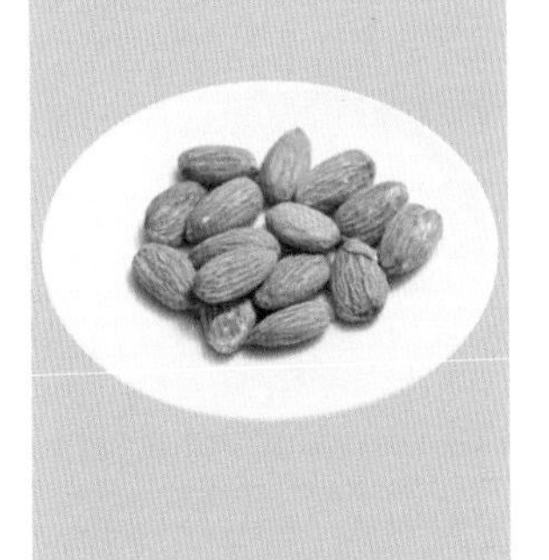

杏仁芝麻蜜

妊娠便秘，一吃就灵

来源 民间验方

特别叮嘱 黑芝麻最好碾碎吃，因为芝麻仁外面有一层稍硬的膜，只有将它碾碎，其中的营养才容易被吸收。

配方： 甜杏仁50克，黑芝麻450克，白糖、蜂蜜各200克。

制法： 将杏仁打碎成泥，黑芝麻炒香研成末，和白糖、蜂蜜放在瓷盆内，上锅蒸2个小时，冷却后即可。

用法： 每日2次，每次1～3匙，用温开水送服，连服2～3天。

功效： 养阴润燥，润肠通便。

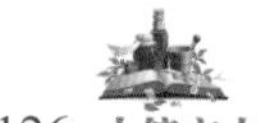

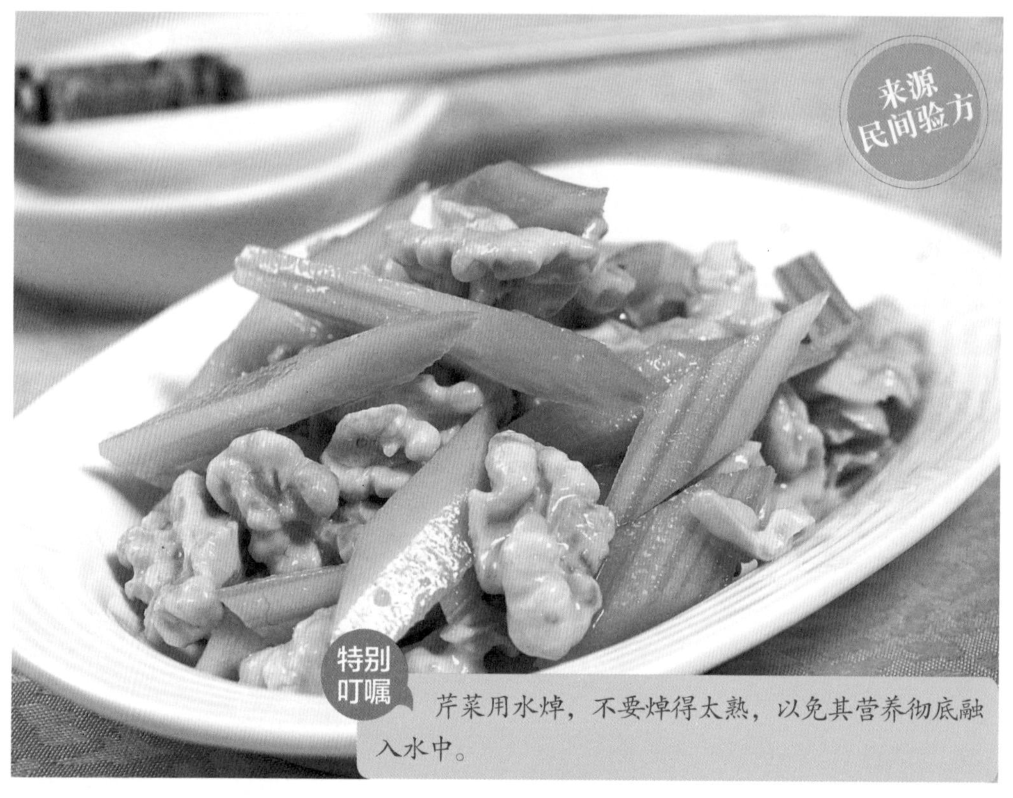

芹菜用水焯，不要焯得太熟，以免其营养彻底融入水中。

偏方 2 核桃仁拌芹菜 通便效果好

芹菜含有丰富的维生素 C、铁及植物纤维素，有润肤、明目、养血的作用，植物纤维素有利排便；核桃仁含有胡萝卜素、维生素 B_1、维生素 E。此菜有利于调治妊娠便秘和高血压。

配方： 芹菜 300 克，核桃仁 50 克，精盐、味精、香油各适量。

制法： 将芹菜切成 3 厘米长的段，下沸水锅中焯 2 分钟捞出，用凉水冲一下，水分沥干，加精盐、味精、香油适量；将核桃仁用热水浸泡后，将表皮去掉，再用开水泡 5 分钟取出，放在芹菜上，吃时拌匀。

用法： 每周食用 2～3 次。

功效： 刺激肠道蠕动，利于排便。

好大夫在线

Q 孕期便秘，在饮食方面怎么调理？

A 每天喝 1 杯蜂蜜水，有利于缓解便秘；酸奶也是具有润肠功效的食物，喝酸奶不仅可以缓解便秘，还可以补钙。

孕期烦躁

Q 为什么有的人在孕期会烦躁不堪呢？

A 因为怀孕初期，孕妇身体会有所变化，常会导致孕妇精神紧张、烦躁不安。中医认为，孕妇烦躁不安的原因主要是阴血不足、阴虚火旺或肝气郁结引起的。

Q 孕期烦躁的症状有哪些？

A 烦热、失眠多梦、夜间盗汗等。

偏方 1

百合性微寒，入心经，具有清火、润肺、安神的功效，对失眠多梦、心情抑郁等症有良好功效；酸枣仁味甘、酸，性平，具有宁心安神、养肝、敛汗的作用，可治孕妇虚烦不眠、惊悸怔忡、烦渴、虚汗等症。

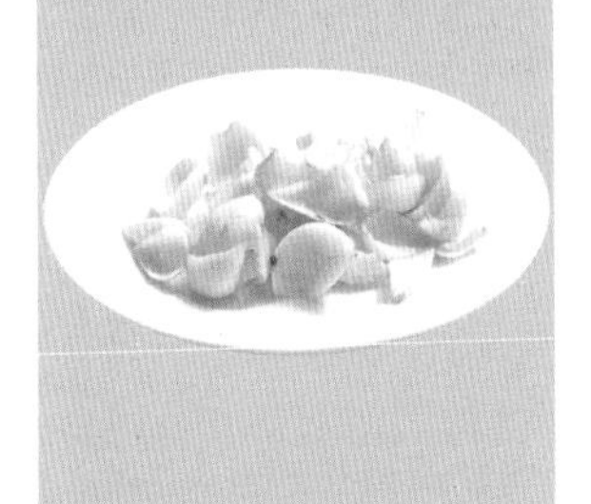

百合酸枣汤

让孕妈妈心情好起来

来源《神农本草经》

特别叮嘱 酸枣仁有很小的药物毒性，孕妇服用时，建议用炒过的酸枣仁煎汤，会更安全。

配方： 鲜百合 50 克，酸枣仁（炒过）15 克。

制法： 先将百合用清水浸泡一昼夜，用水煎枣仁去渣取汁，加入百合煮熟。

用法： 每天 1 次，连服 3～5 天有效。

功效： 除烦，安神。

来源
民间验方
特别
叮嘱
银耳受潮会发霉变质，如发出酸味或其他异常气味，则不能食用。

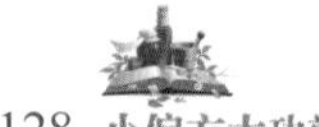

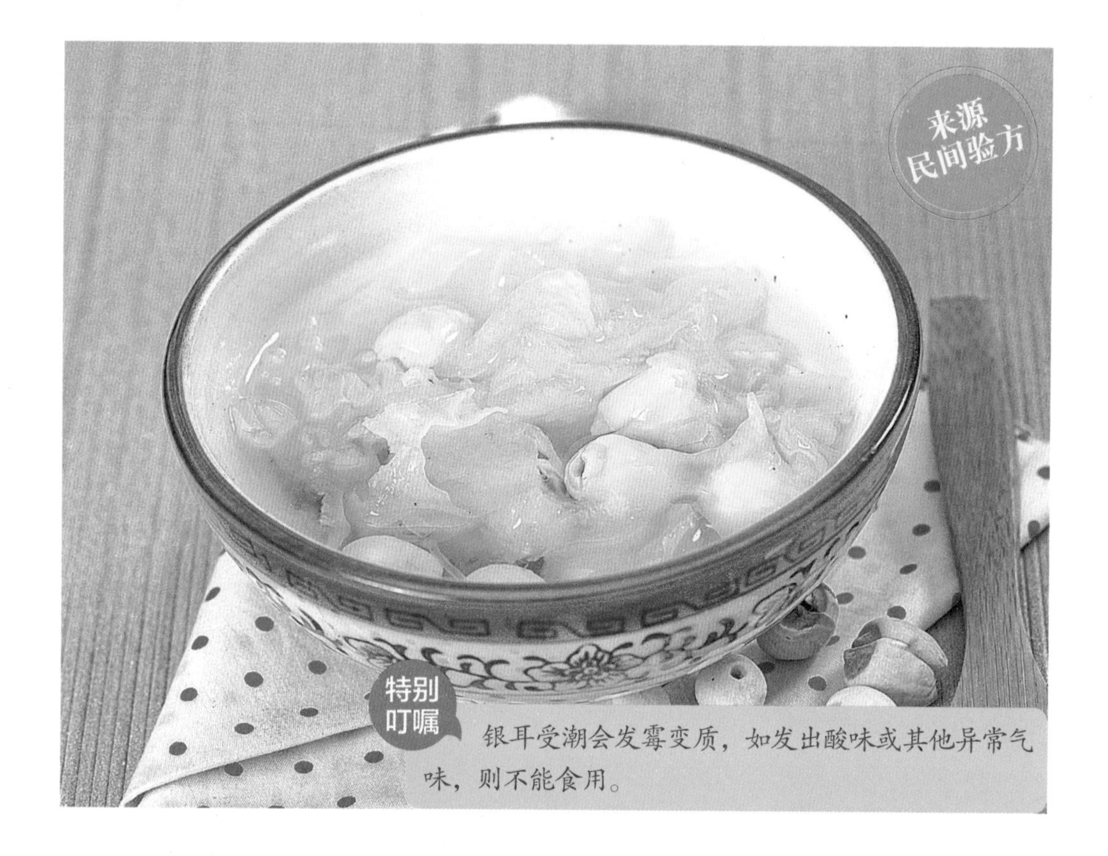

偏方 2 莲子银耳汤

清心除烦的佳品

银耳含有丰富的磷脂，具有补脾健胃、清凉除燥的功效，对虚火上升、烦躁失眠、食欲不振或虚不受补的孕妇有良好的效果；莲子有养心安神的功效。

配方： 莲子 50 克，水发银耳 15～30 克，白糖少许。

制法： 首先将莲子用热水泡发，放入锅中，加适量清水煮汤。待莲子煮烂，再加入水发银耳煮熟，随后加入白糖调味即可。

用法： 每周食用 2～3 次。

功效： 缓解孕期心神不安、烦躁忧郁。

妊娠腹泻

Q 妊娠腹泻是什么原因引起的？

A 妊娠腹泻一般有3方面原因：吃了变质的食物、不良的饮食习惯或者海鲜等食物过敏引发的腹泻；由于细菌、病毒经由消化道感染导致的腹泻；由结肠炎等慢性疾病引起的腹泻。

生活调理窍门

及时补充水分，以免身体缺水；多吃富含B族维生素和维生素C的蔬菜水果，比如番茄、茄子、黄瓜、橘子等。腹泻好了后，饮食要从稀到稠、从软到硬慢慢来调整。

偏方1

玉米具有健脾强胃、固涩止泻的作用，瘦肉营养好，可以补充因久泻带来的营养缺失。玉米、瘦肉合为一体，既能止妊娠腹泻，又能补充营养。

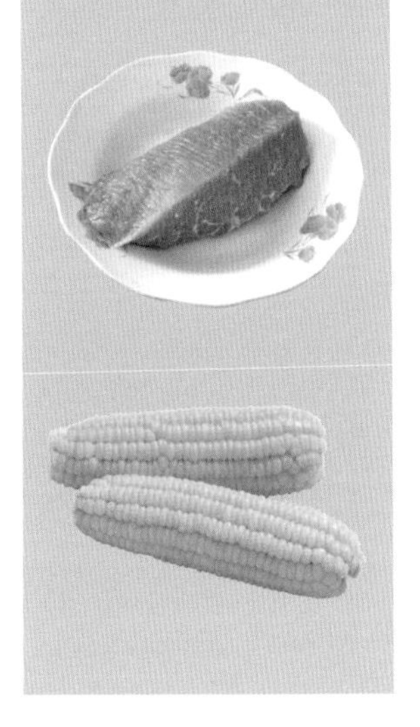

玉米瘦肉粥

止泻效果好

来源 民间验方

特别叮嘱 挑选颗粒饱满、表面无破损的玉米粒效果较佳。

配方： 玉米粒150克，瘦猪肉100克，大米200克，盐、鸡精各适量。

制法： 将新鲜玉米粒洗净，切碎；猪瘦肉洗净，剁碎；大米淘洗干净。锅内倒入适量的清水，将玉米碎、猪瘦肉碎末和大米一同放入，熬煮至米烂粥熟，然后加少量盐、鸡精调味即可。

用法： 每周2～3次。

功效： 固涩止泻，清理肠胃。

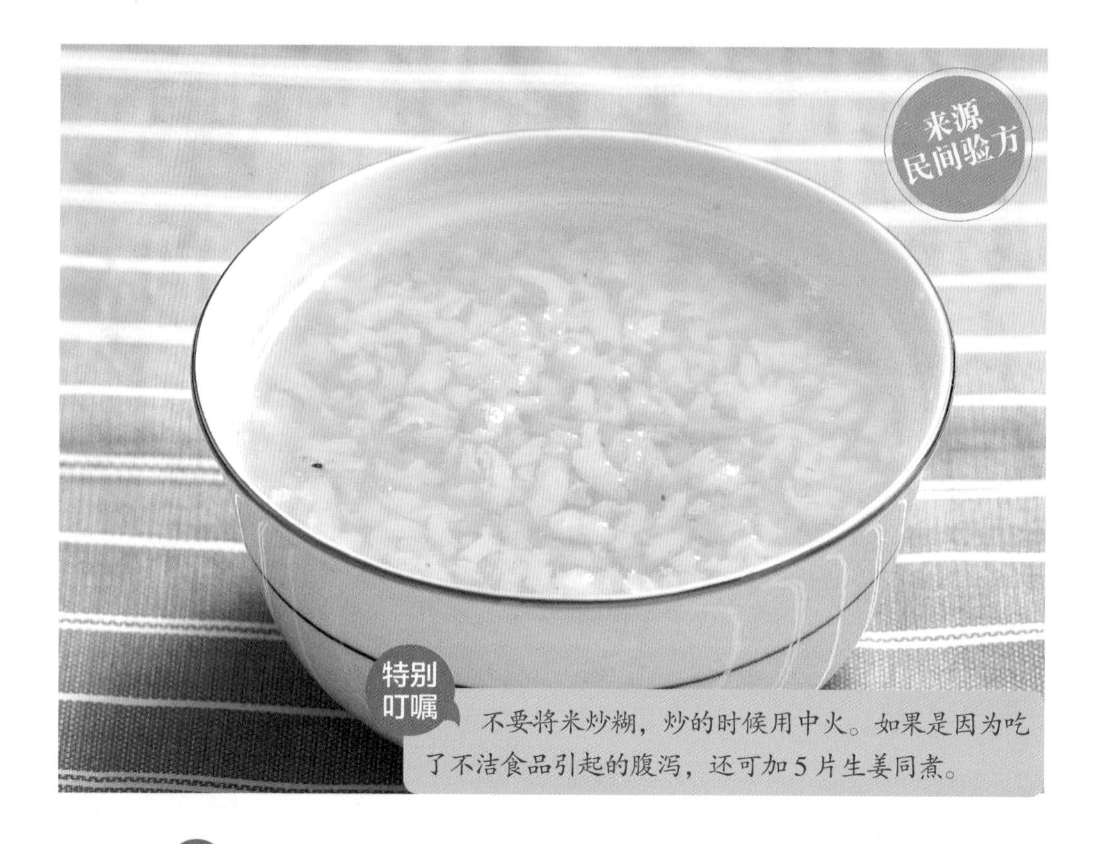

不要将米炒糊，炒的时候用中火。如果是因为吃了不洁食品引起的腹泻，还可加5片生姜同煮。

偏方2 焦米汤

吸附毒素，消食健脾

米炒焦之后，已部分碳化，碳化的米粒可以吸附毒素、消食健脾、去毒止泄。而且，粳米中的淀粉、维生素及其他矿物质，有利于补充营养和恢复胃肠功能。

配方： 粳米1小碗。

制法： 将粳米放进锅中，炒至焦黄，至香味溢出，粳米不用起锅，直接加3小碗水，煮半小时，即可。

用法： 晾温后服用。

功效： 消食健脾，止妊娠腹泻。

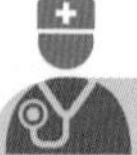

好大夫在线

Q 孕妈妈如何判断自己是不是腹泻呢？

A 腹泻就是大便里的水分增加了，如果每天排便3次以上，大便的形状变稀，就是腹泻。对于普通的拉肚子，可用一些小偏方对症调理。

妊娠腹痛

Q 妊娠腹痛是什么原因引起的？

A 孕妇出现以小腹疼痛为主的病症，称为妊娠腹痛，称为“胞阻”、“痛胎”、“胎痛”。中医认为，其病因主要是胞脉血虚、肝郁气滞、胞宫虚寒、肾气虚衰。

生活调理窍门

孕妈妈要注意妊娠卫生，起居有常，保持心情舒畅，做到劳逸结合，慎避湿邪贼风，节制饮食，多戒房事。

偏方1

甘蔗是性寒的水果，但是如果将它煮热后饮用则能起到补益作用。传统中药学认为甘蔗能入脾胃经，热饮甘蔗汁能起到健脾养胃的功效，能够有效改善孕妇的寒凝之症。同时，甘蔗中含有丰富的蛋白质、维生素及钙、磷、铁等微量元素，可以补充孕妇所需的能量，同时还能促进血液循环，使孕妇体内血液顺畅，妊娠腹痛的症状就能得到有效缓解。

甘蔗根煎汁

调治妊娠腹痛的良药

来源 民间验方

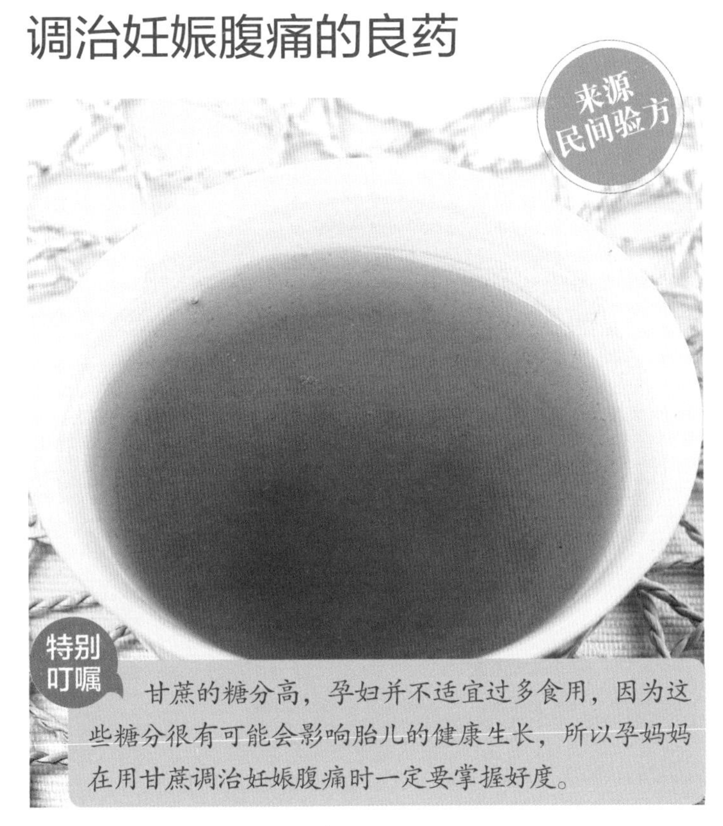

特别叮嘱 甘蔗的糖分高，孕妇并不适宜过多食用，因为这些糖分很有可能会影响胎儿的健康生长，所以孕妈妈在用甘蔗调治妊娠腹痛时一定要掌握好度。

配方： 甘蔗根60克。

制法： 将其捣烂后加适量的清水煎服。

用法： 每日服用2次。

功效： 健脾养胃，促进血液循环。

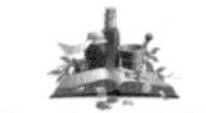

偏方 2

《本草纲目》记载，桔梗有去肺热、除腹中冷痛的效果。现代药理研究也认为桔梗有祛痰、镇痛、解热的功效，并且还能抗炎、提高机体的免疫功能。其次，生姜也有类似的功效。孕妇腹部有冷痛的感觉多因阳虚寒凝，治疗最好的办法就是温经散寒。桔梗和生姜的温中之效正好能够对治这种阳虚引起的腹痛。

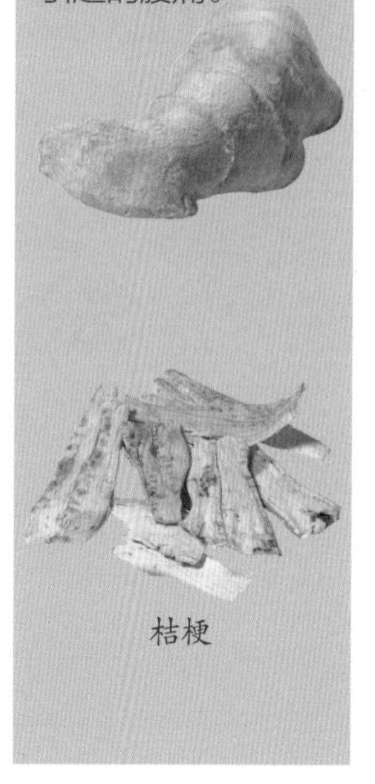
桔梗

妊娠腹痛，温服生姜桔梗水

姓名：小王

年龄：29岁

小王原本身体虚弱，没怀孕的时候，家人就让她喝一些滋补中药。怀孕之后，家人更注意她的营养摄入。但是怀孕不久，她便有了妊娠腹痛的症状，还时常身体寒冷、手脚冰凉。邻居老中医给她介绍了一个治疗妊娠腹痛效果很好的方子——生姜桔梗水。坚持服了3天，小王的腹痛症状消失了。

生姜桔梗水

清除腹中冷痛

来源《本草纲目》

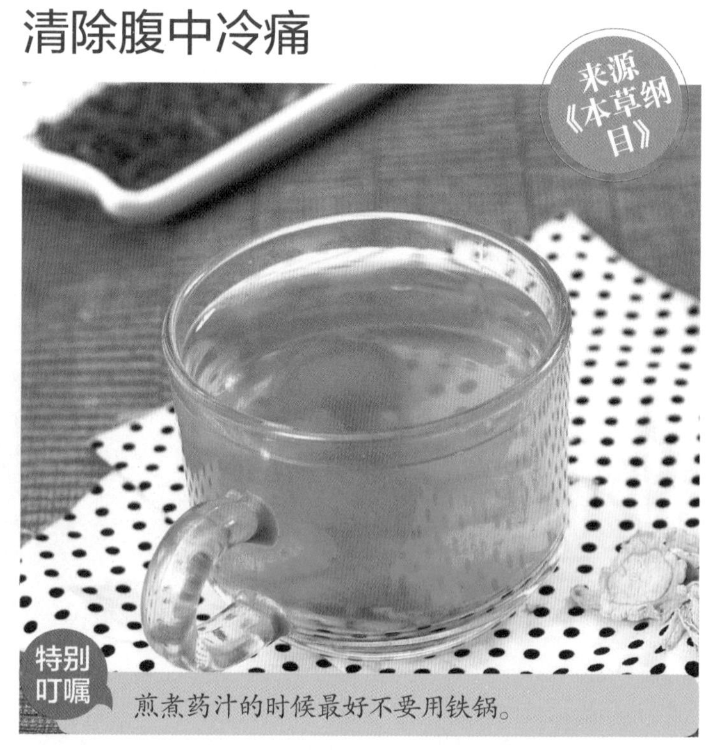

特别叮嘱 煎煮药汁的时候最好不要用铁锅。

配方：桔梗 50 克，生姜 3 片，适量清水。

制法：将上述材料用大火煮沸之后，再转用文火煮 15 分钟，去渣取汁温服。

用法：每日 1 剂，坚持服用 3 天。

功效：温经散寒，镇痛。

胎动不安

Q 胎动不安是怎么回事？

A 妊娠期出现腰酸腹痛、胎动下坠，或阴道少量流血者，称为“胎动不安”，又称“胎气不安”。胎动不安是临床常见的妊娠病之一，经过安胎治疗，腰酸、腹痛消失，出血迅速停止，多能继续妊娠。

中医学认为，胎动不安的主要原因是肾气虚弱、气血双亏、血热、跌仆外伤、药毒伤胎等所致。

偏方 1

蛋黄中有宝贵的维生素A和维生素D，还有维生素E和维生素K。莲子补脾止泻、益肾涩精、养心安神，对预防早产、流产、孕妇腰酸最有效。

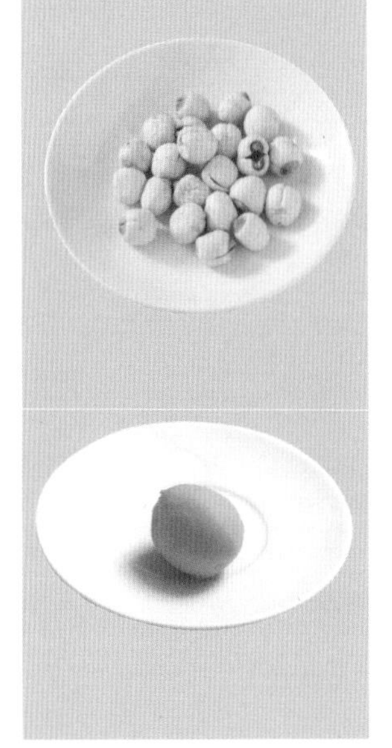

蛋黄莲子汤

安神固胎，养心除烦

来源 民间验方

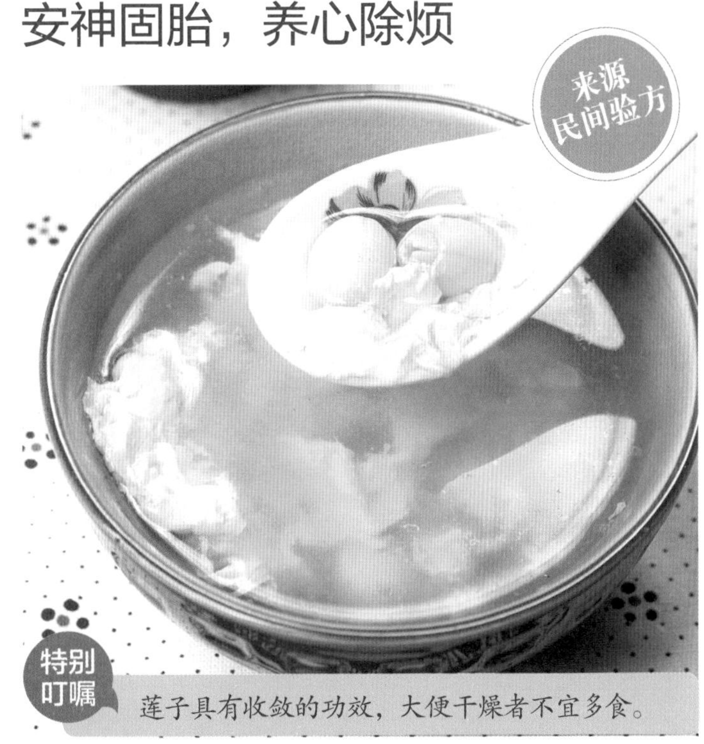

特别叮嘱 莲子具有收敛的功效，大便干燥者不宜多食。

配方： 莲子 20 克，蛋黄 1 个，冰糖适量。

制法： 莲子洗净，去心；将莲子放进锅中，加入适量的清水，用大火煮沸，小火继续熬煮至莲子熟烂，加进冰糖和蛋黄，稍煮至熟就行。

用法： 晾温后服用。

功效： 养心除烦，安神固胎。

来源
民间验方
特别
叮嘱
从中医理论上来讲，鱼为发物，患有皮肤病疮肿者忌食。

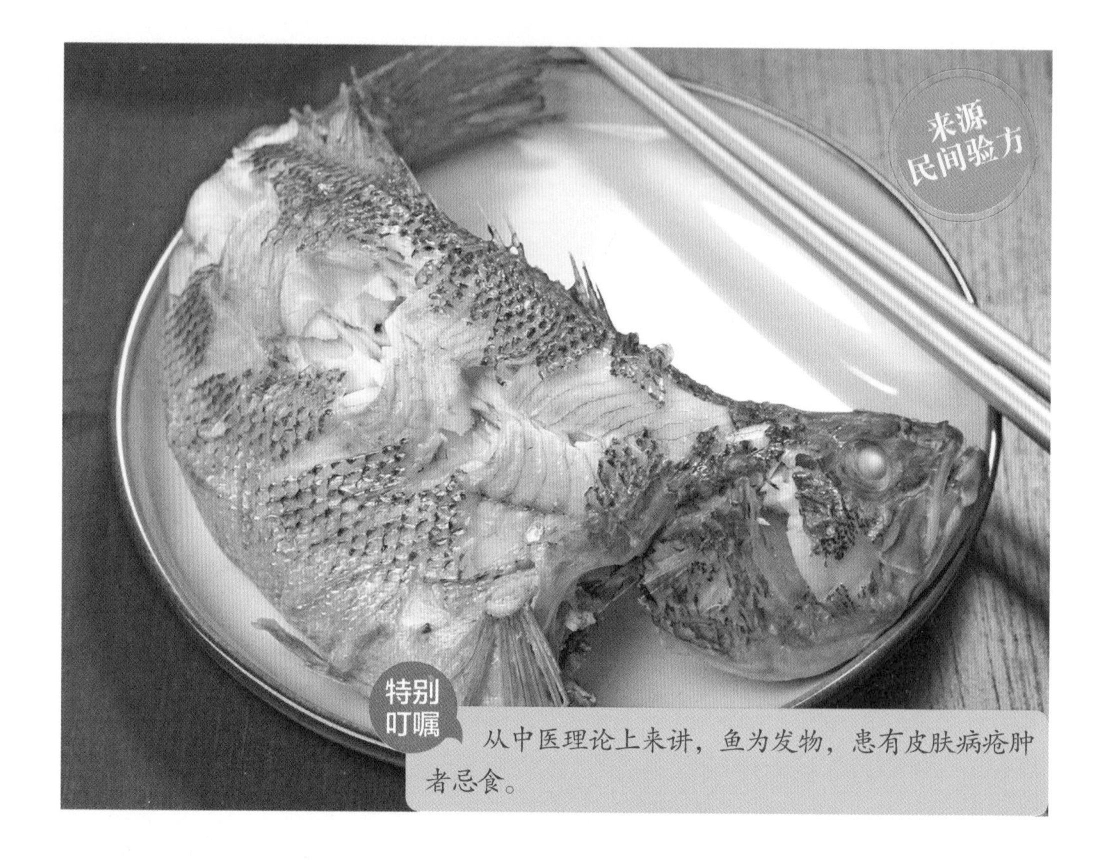

偏方 2 清蒸砂仁鲈鱼

补中安胎

鲈鱼虽小，名气颇大，可治胎动不安、产妇少乳等症，准妈妈和产妇吃鲈鱼既补身，又不会造成营养过剩而导致肥胖，是健身补血、健脾益气和益体安康的佳品；砂仁有健脾养胃、补中益气、补肾安胎等功效。

配方： 鲈鱼 250 克，砂仁 10 克，生姜 10 克，料酒、盐、香油、鸡精各适量。

制法： 将鲈鱼收拾好，洗净；将砂仁捣碎，生姜切成细粒；将砂仁碎末和生姜粒同装入鲈鱼腹中，将鲈鱼放进盘中，加入料酒、盐、香油、鸡精和水，置蒸笼内，上火蒸熟就行。

用法： 每周服用 2～3 次。

功效： 补中安胎。适用于脾虚气滞所致的呕逆、胎动不安等症。

偏方 3

山药，中医认为是健脾补肺、固肾益精的良药，既能补气，又能养阴，同时还会增强机体的免疫功能。黑芝麻同样有补肝肾、益气血之效。鲜牛奶则可以补充孕妇所需的蛋白质，增强孕妇的身体素质。

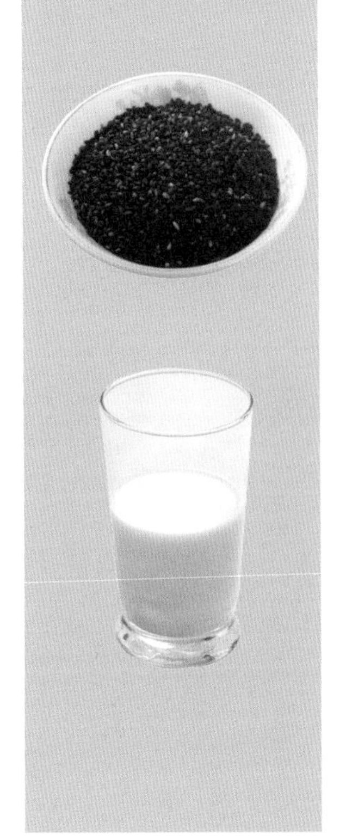

孕妇早期安胎，可吃芝麻鲜奶安胎羹

姓名：小苏

年龄：25岁

小苏怀孕两个月时，胎气有些不稳。由于小苏的身体素质较好，医生说问题并不大，让她好好补养，只要补足气血和胎气，胎儿不会受影响。医生还给她开了一个偏方叫芝麻鲜奶安胎羹。小苏照方吃药，几个月后就顺利当上了妈妈。

芝麻鲜奶安胎羹

补肝肾，益气血，足胎气

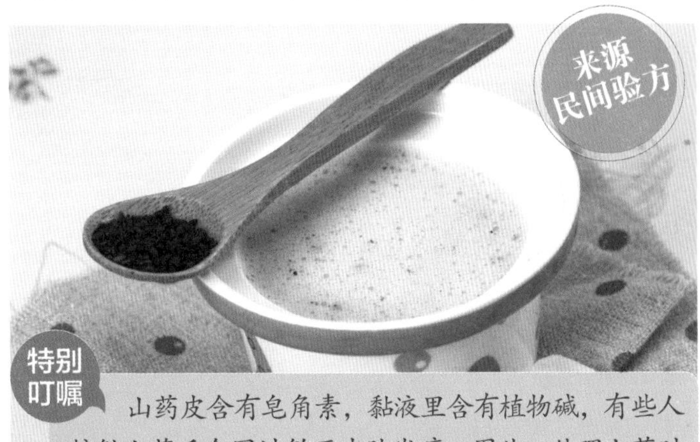

特别叮嘱 山药皮含有皂角素，黏液里含有植物碱，有些人接触山药后会因过敏而皮肤发痒，因此，处理山药时应避免直接接触。

配方：黑芝麻 120 克，鲜牛奶 200 毫升，大米 60 克，山药 15 克，冰糖 20 克。

制法：先将大米洗净，并用清水浸泡 1 小时左右，再捞出米沥干水分；山药切成细粒；黑芝麻用热锅炒熟。将它们倒入搅拌器，加进适量的水和鲜牛奶搅拌均匀，然后去渣留汁备用。再将锅放置火上，加入适量的清水和冰糖，加热烧沸，冰糖溶化后倒入备好的浆汁，搅拌至熟。

用法：每周 3～4 次。

功效：滋阴补肾、益脾润肠，孕妇在孕早期食用有利安胎。

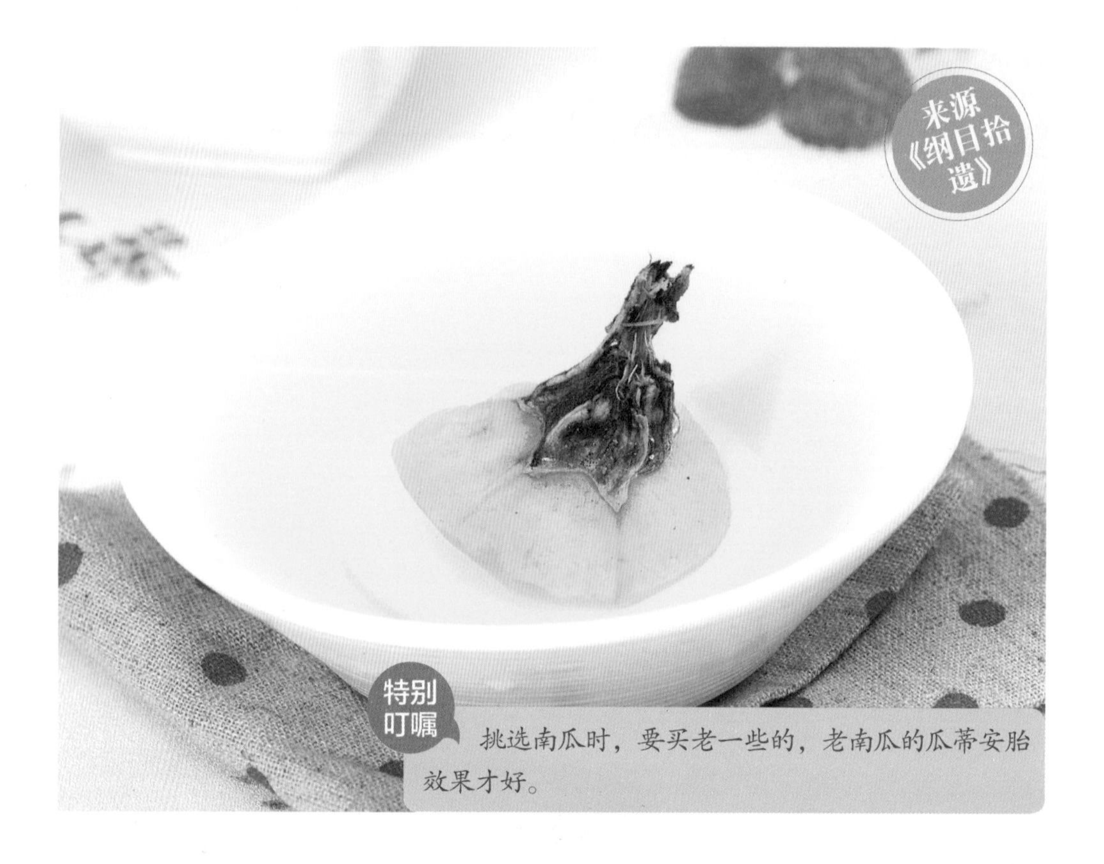

特别叮嘱 挑选南瓜时，要买老一些的，老南瓜的瓜蒂安胎效果才好。

偏方 4 南瓜蒂
神妙的安胎汤

南瓜蒂为葫芦科植物南瓜的瓜蒂，通常在秋季买老熟的南瓜，切取瓜蒂，晒干制成。中医认为，南瓜蒂味苦、微甘，性平，入肺、肝经，具有解毒、利水、安胎的功效，是中医常用的安胎药。

配方：老南瓜蒂 30 克。

制法：用老南瓜蒂煎水代茶饮用。

用法：每天坚持服用，每日 1 次。

功效：解毒、利水、安胎。

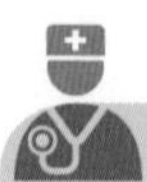

好大夫在线

Q 所有的胎动不安都可以通过偏方调治吗？

A 饮食偏方可调治、缓解轻微的胎动不安的情况。但是若有早期子宫收缩、阴道出血或早期破水的现象等，一定要及时就医，听从医生的建议。

妊娠高血压

Q 妊娠高血压的临床表现有哪些?

A 妊娠高血压，是于妊娠 20 周之后出现的病症，临床表现为高血压、水肿、蛋白尿，严重时出现抽搐、昏迷、心肾功能衰竭，甚至发生母婴死亡。

Q 如何预防妊娠高血压?

A 怀孕 20 周之后，准妈妈必须每 2 周测量 1 次血压，化验 1 次尿蛋白；怀孕 30 周之后每周要检查 1 次，直至分娩为止，以便及时发现妊娠高血压综合征。

偏方 1

现代医学研究显示，芹菜具有平肝降压功效，主要是因为芹菜茎叶中含有芹菜甙、佛手甙内脂、挥发油等降压降脂成分，是辅助治疗高血压病及其并发症的首选之品。

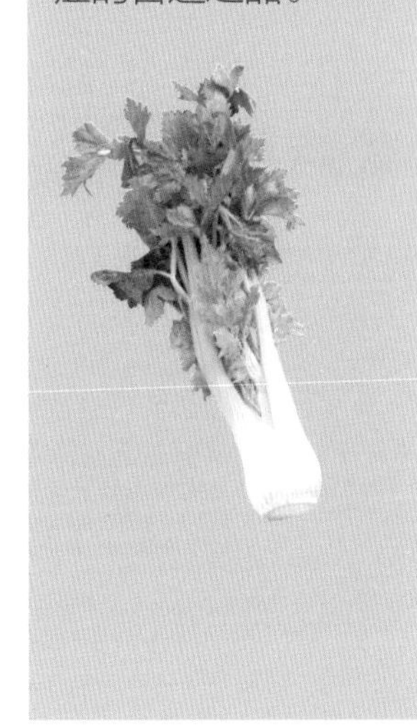

芹菜汁

平肝降压

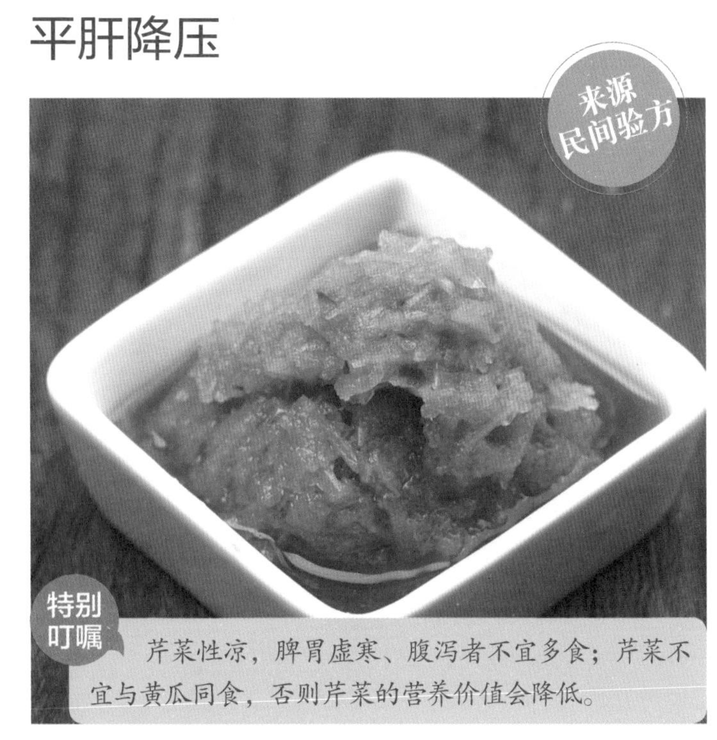

来源
民间验方

特别叮嘱 芹菜性凉，脾胃虚寒、腹泻者不宜多食；芹菜不宜与黄瓜同食，否则芹菜的营养价值会降低。

配方： 鲜芹菜适量。

制法： 将适量鲜芹菜用开水焯后切碎捣烂，挤出汁水，即可服用。

用法： 每次服用 1 小杯，1 日服用 2 次。

功效： 长期食用，可保持孕期血压平稳。

来源
民间验方
特别
叮嘱
孕妈妈睡觉的时候最好是侧卧，这样可以促进血液循环，改善肝脏供血条件，也能防止高血压。

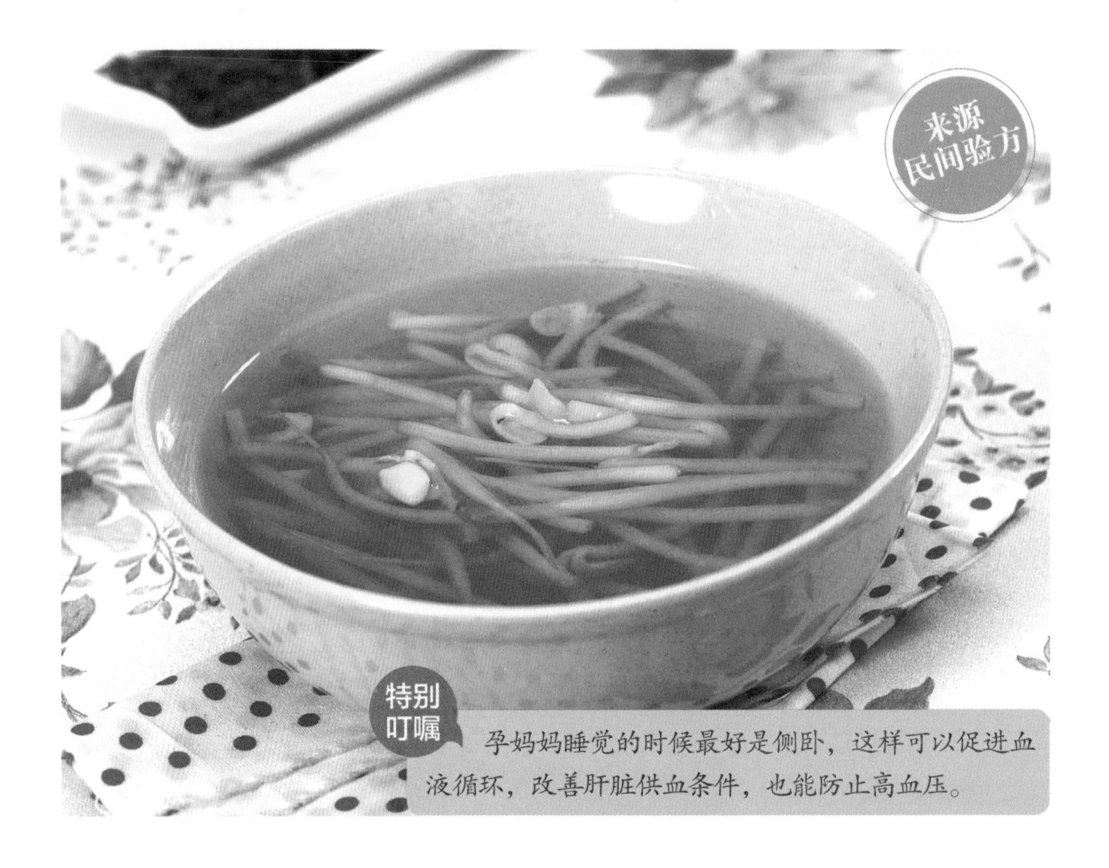

偏方 2 黄豆芽汤

最简单的降压方

黄豆芽中含有大量的维生素 C 以及蛋白质，这些营养物质可以调治坏血病，还可以有效清除血管中的胆固醇和脂肪的堆积，也可有效地调治高血压。有妊娠高血压的孕妈妈吃黄豆芽，不仅可以很好地降压，还有美容养颜的功效。

配方： 黄豆芽 250 克。

制法： 将黄豆芽放进锅中，加 800 毫升水，用小火煮 3～4 个小时，然后去渣取汁，当茶饮。

用法： 每天 1 次，连服 3～5 天即可见效。

功效： 有效降压，美容养颜。

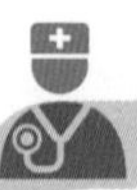

好大夫在线

Q 哪些孕妈妈容易被高血压盯上呢？

A 身体矮胖、贫血、有高血压家族史、羊水过多、年轻初产或高龄初产妇、怀有双胞胎或葡萄胎的准妈妈、患有慢性肾炎或糖尿病的准妈妈是妊高征的易发人群。

先兆流产

Q 先兆流产的危险信号有哪些？

A 如果准妈妈发现自己的阴道有少量流血，下腹有轻微疼痛或者感觉腰酸下坠，这可能就是流产的前兆，也是胎儿给你传递的“危险信号”。

Q 哪些原因会导致先兆流产？

A 中医认为，肾虚、气血不足均可导致先兆流产。肾气充足、气血充盈，身体调理好了，怀孕才能顺利。

偏方 1

这款粥由黑米、花生、红枣3种食材组成。黑色入肾，黑米是补肾的佳品，能补肾气，使肾气充足；花生是养胃的营养品，用它补脾胃的功效胜于其他营养品，脾胃是气血生化之源，脾胃功能好了，才能有足够气血濡养各脏腑；红枣是很好的补气血圣品。这三味食材共同煮粥，坚持服用，就能达到益肾补气血的作用。

黑米花生红枣粥

益肾补气血

来源 民间验方

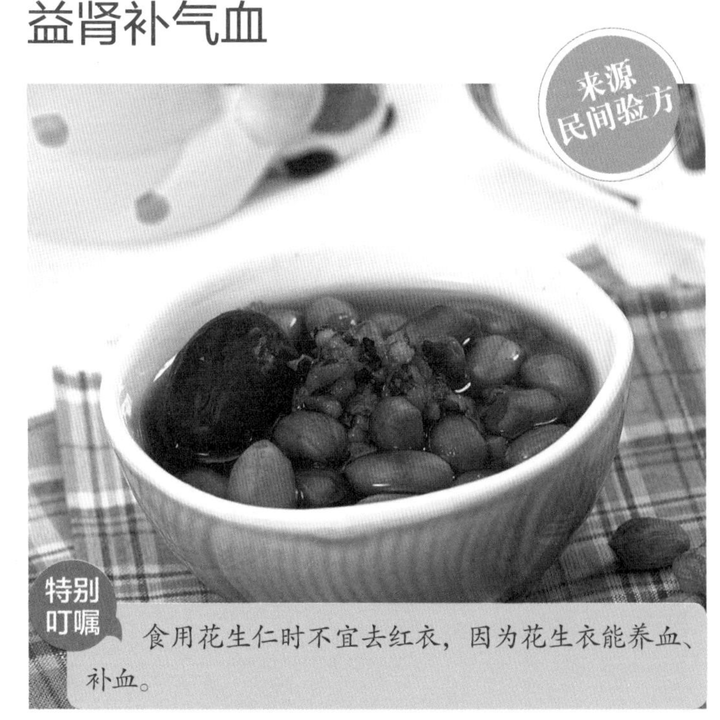

特别叮嘱 食用花生仁时不宜去红衣，因为花生衣能养血、补血。

配方： 黑米、花生仁各100克，红枣20克。

制法： 先将黑米、花生仁加水浸泡3～4小时，然后一起放入锅中煮粥。先用大火煮开，再将红枣放入，改小火慢慢熬熟即可。

用法： 每周服用3～5次。

功效： 益肾补气血，避免先兆流产。

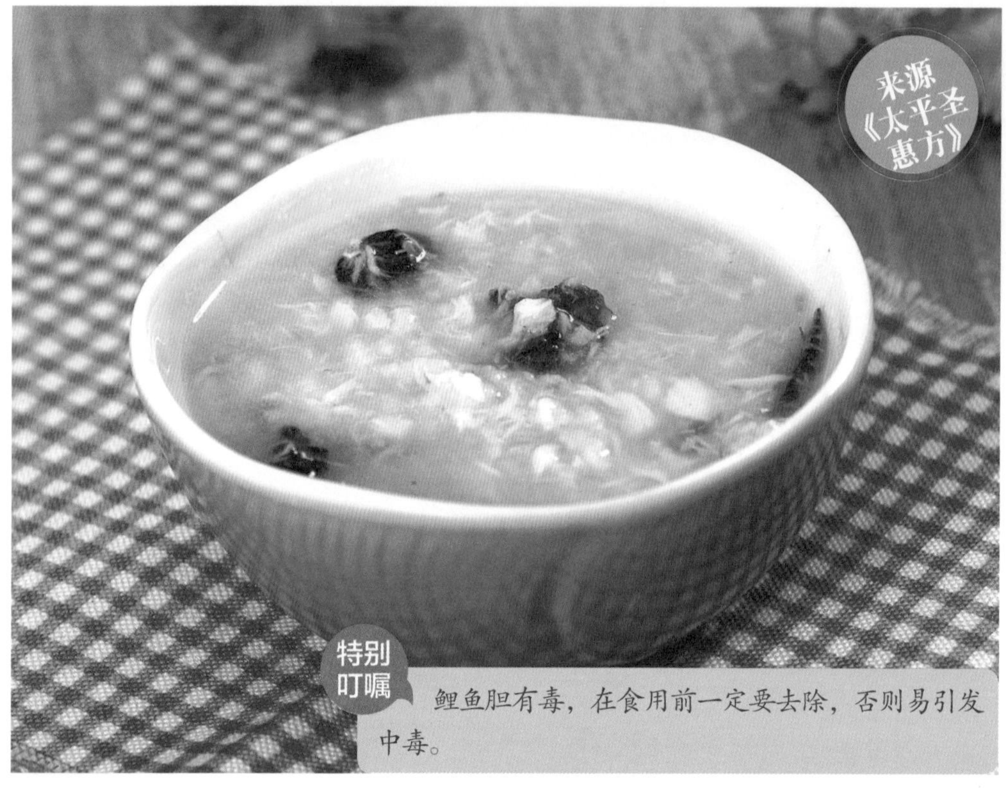

特别叮嘱 鲤鱼胆有毒，在食用前一定要去除，否则易引发中毒。

偏方 2 安胎鲤鱼粥

安胎止血

安胎鲤鱼粥的主药是苎麻根，有清热、止血、解毒的作用，常用于安胎止血，治疗先兆流产。

配方： 鲤鱼 1 条，苎麻根 30 克，糯米 50 克，葱、姜、盐各适量。

制法： 将鲤鱼洗净切片煎汤，捞出鲤鱼，再将苎麻根放入鱼汤中，加糯米、葱、姜、盐，煮成稀粥食用。

用法： 吃鱼喝粥，每周服用 3～5 次。

功效： 清热、止血、解毒，安胎止血。

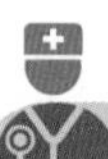

好大夫在线

Q 出现了什么样的流产先兆，需要马上去医院？

A 遇到怀孕初期的出血，最基本的是要分辨出是否有先兆流产或流产的可能性，根据判断结果，处理方法是完全不同的。应当去医院检查一下，出血原因如果是由于阴道黏膜受到物理性刺激、子宫颈管息肉或是子宫颈糜烂的话，都不是先兆流产的症状。如果持续有较频繁的出血现象，就可能会有其他原因，所以在这个时候最好去医院做检查。

习惯性流产

Q 什么样的情况算习惯性流产？

A 习惯性流产是指连续自然流产三次及三次以上者。近年常用复发性流产取代习惯性流产，改为两次及两次以上的自然流产。

Q 哪些原因会导致习惯性流产？

A 引起习惯性流产的原因有：女性的黄体功能不全、甲状腺功能低下、先天性子宫畸形、子宫发生异常或者染色体异常以及孕妇自身免疫问题。而中医认为，女性之所以会有习惯性流产的现象，是因为脾气虚弱、肾气不足。

偏方 1

糯米具有健脾养胃、补肾养血的功能。现代医学研究，常吃黑糯米可以补肾，常吃红糯米可以补血；莲子也是女性滋补上品，有安神补脾健肾的功效，可以促进孕妇体内生血造血以及血液循环。所以，服用糯米莲子粥可以安胎保胎。

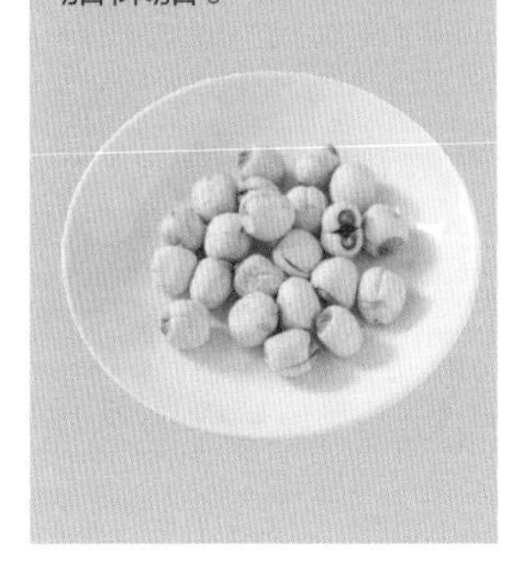

莲子糯米养胎粥

补中益气，健脾和胃

来源 民间验方

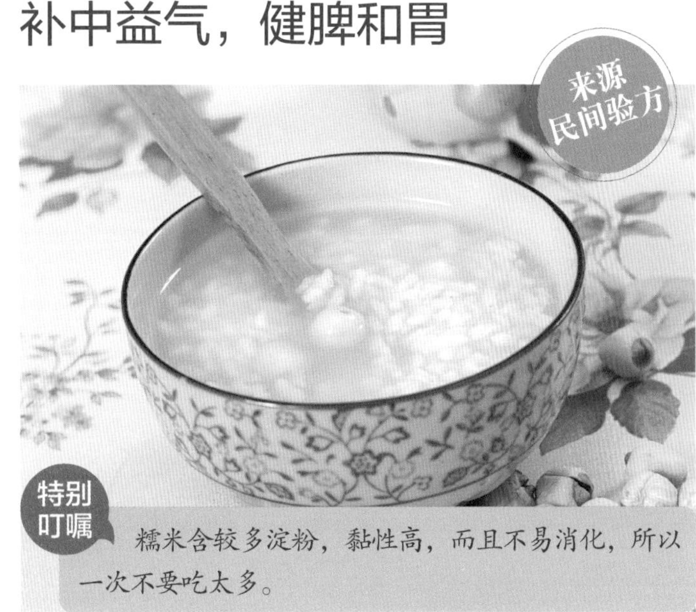

特别叮嘱 糯米含较多淀粉，黏性高，而且不易消化，所以一次不要吃太多。

配方： 糯米 100 克，莲子 50 克，白糖适量。

制法： 用温水将莲子泡软，去心备用；再将糯米洗净，并用清水浸泡 1 小时，捞出沥干水分；然后将糯米和莲子一齐倒进锅中，加适量水熬成粥，食用时加入白糖调匀。

用法： 每日早晚 2 次服用。

功效： 安胎养血，补脾健肾。

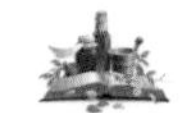

偏方 2

调治习惯性流产，保胎安胎，最重要的就是要补足气血。莲子能够调治脾胃虚弱、气血不足的症状，它含有丰富的蛋白质、维生素、葡萄糖等微量元素，这些都是滋养女性必需的营养成分。同时，莲子和山药既能养气，又能滋阴，一起搭配能有安胎的功效。

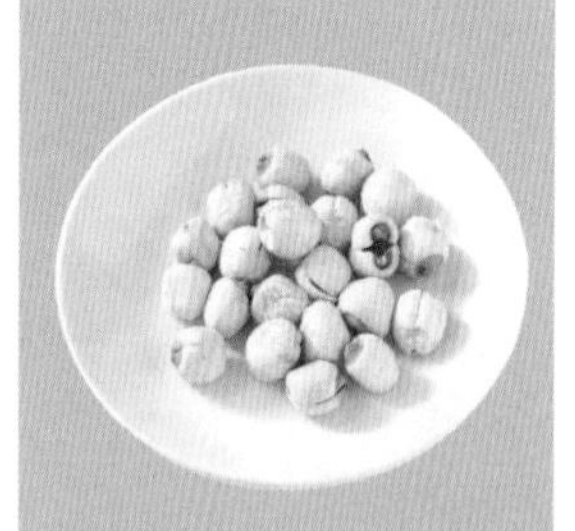

这样做也有效

可以用20克莲子、红枣6克，加糯米50克煮粥，每日早晚2次服用。

习惯性流产，多喝莲子山药安胎汤

姓名： 小康

年龄： 27岁

小康第一次怀孕后不幸流产了，之后多次怀孕都会习惯性流产。小康多方就医都没有效果，她去找中医调理，中医介绍了一个莲子山药安胎汤。小康再次怀孕后，遵照中医的嘱咐，坚持在孕期服用这个方子，终于保住了胎儿。

莲子山药安胎汤

调治脾胃虚弱，气血不足

来源 民间验方

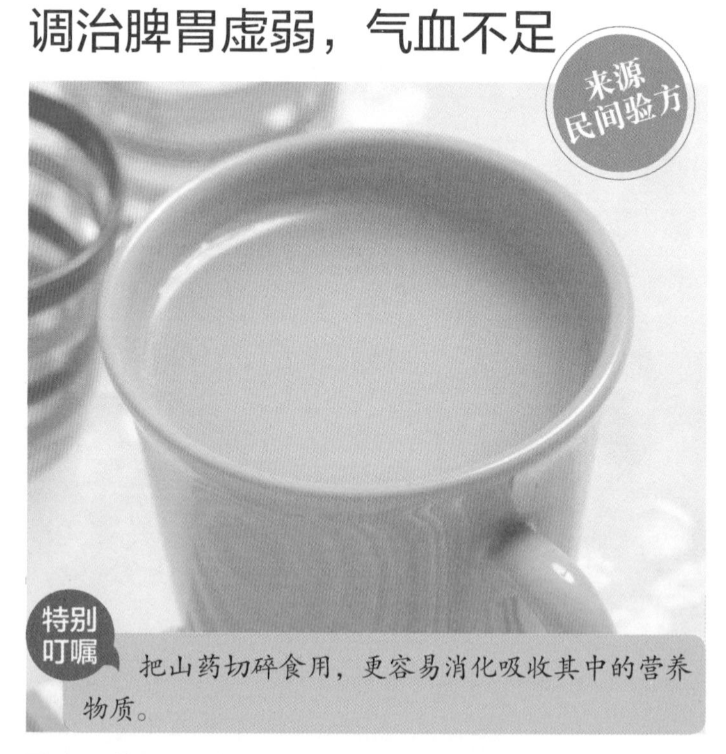

特别叮嘱 把山药切碎食用，更容易消化吸收其中的营养物质。

配方： 莲子、山药各50克，糯米60克。

制法： 先将莲子洗净，用清水浸泡半小时左右，然后与糯米一起放进砂锅中，加入适量的清水用小火煲汤，等到快要煮好时再加山药一起煮熟。

用法： 每日服用1剂，怀孕后开始服用。

功效： 养气补血，保胎安胎。

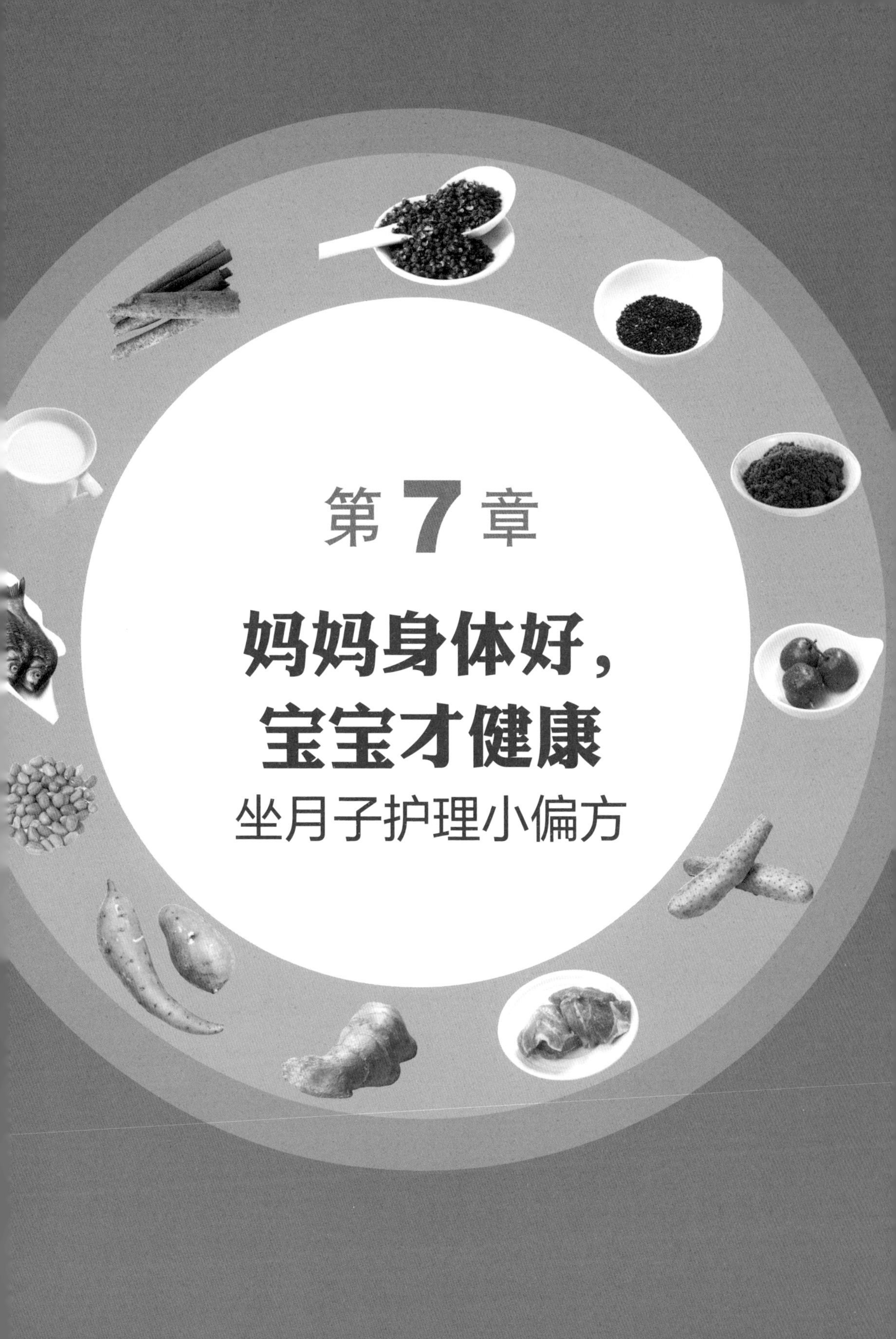

第7章

妈妈身体好，宝宝才健康

坐月子护理小偏方

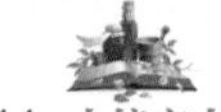

产后缺乳

Q 什么样的情况算产后缺乳？

A 产后乳汁少或完全无乳，称为缺乳。乳汁的分泌与产妇的精神、情绪、营养状况、休息和劳动都有关系。乳汁过少可能是由乳腺发育较差、产后出血过多或情绪欠佳等因素引起，或因乳汁不能畅流所导致，感染、腹泻、便溏等也可使乳汁缺少。

偏方 1

鲫鱼含有丰富的蛋白质，具有健脾利湿、和中开胃、活血通络、温中下气的作用。尤其是鲫鱼汤，不但清热解毒，还有助于增加产妇的奶水，是产后女性很好的滋补品。

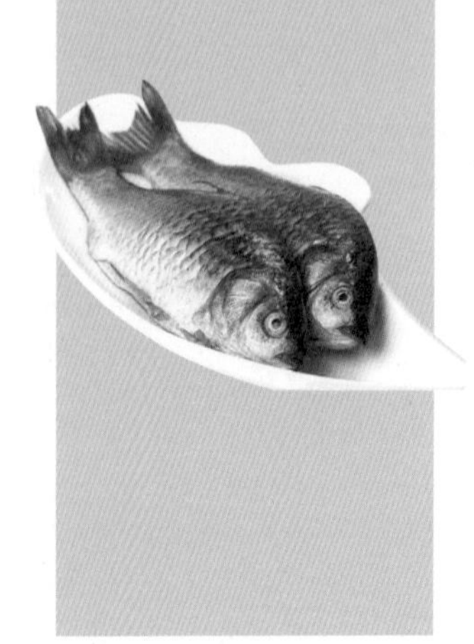

鲫鱼汤

缺乳女性的强壮良方

来源 民间验方

特别叮嘱 汤不要一次做很多，不然过夜或者放很久的话，营养物质会流失。

配方： 鲫鱼、姜片、蒜粒、葱末、植物油、盐、鸡精。

制法： 处理干净的鲫鱼，放入油锅稍煎，至鱼肉变色，倒入适量水，加姜片和蒜粒，盖上锅盖，炖至汤呈奶白色。加入适量盐和鸡精，再炖 2 分钟，撒上葱末即可。

用法： 吃肉饮汤，每周服用 3～5 次。

功效： 通乳下乳。

偏方 2

豆浆冲花生

催乳下奶妈妈爱

黄豆有益气和中、生津润燥、清热解毒的功效，还是一种催乳食物；花生有活血通乳、健脾开胃、滋养强壮、清肺利尿的功用。两者合用对贫血、咳嗽、产后缺乳等症有较好效果。

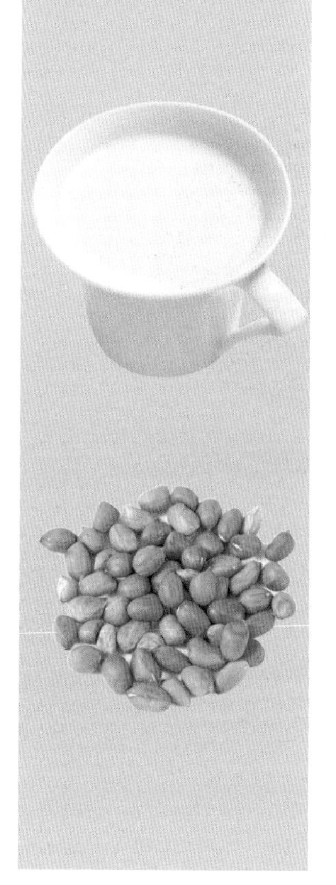

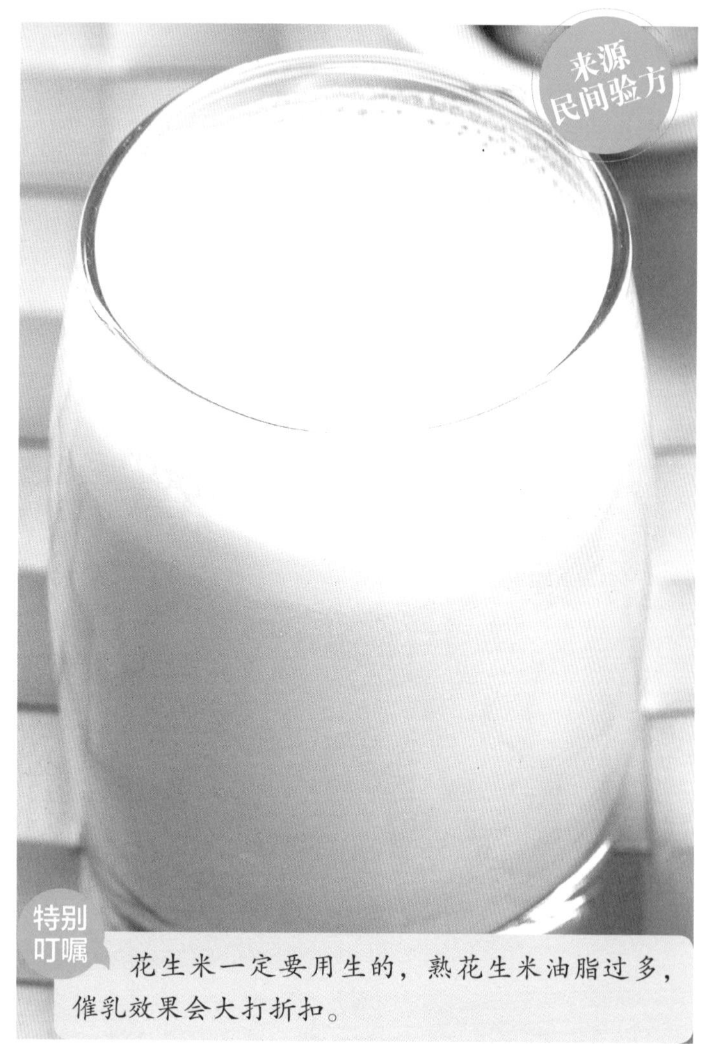

特别叮嘱

花生米一定要用生的，熟花生米油脂过多，催乳效果会大打折扣。

配方：生花生米 15 克，豆浆 1 碗。

制法：将生花生米去皮，捣烂，用煮沸的豆浆冲服。

用法：每天服 2 次，1 次服 250 毫升。

功效：适用于女性产后乳汁稀薄或奶量太少者。

偏方 3

黑芝麻富含钙、铁和维生素E，具有乌发、补血、通乳、补虚、益气的功效。

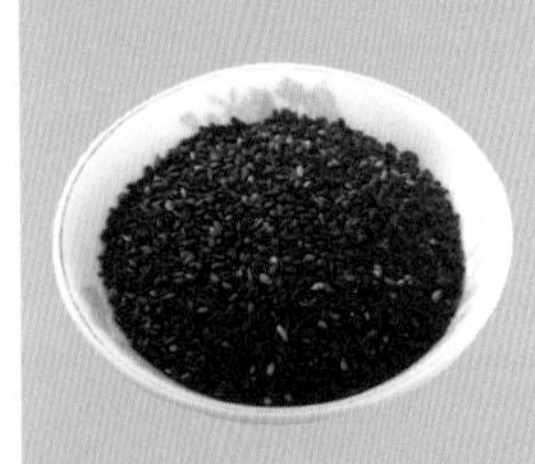

产后缺乳，盐炒芝麻来帮忙

姓名： 小于

年龄： 28岁

小于刚生了个胖乎乎的“千金”，高兴了没多久，小于便开始犯愁了。可能是因为她太瘦弱了，她的奶水不足，宝宝每天不够吃。小于的母亲着急了，她得知黑芝麻可以有效增加乳汁，便做了盐炒芝麻。小于服用后，乳汁多了起来。

盐炒芝麻

通乳补虚

来源 民间验方

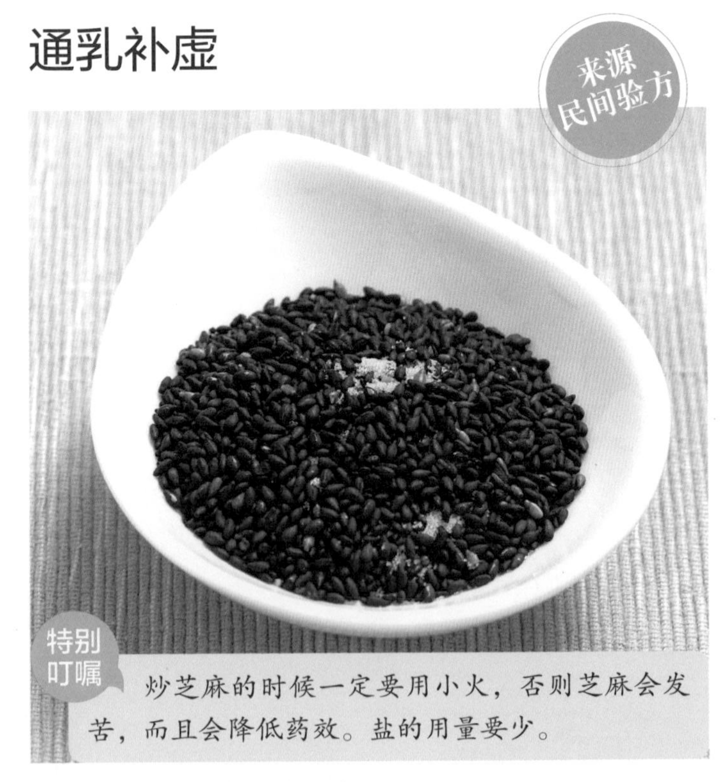

特别叮嘱 炒芝麻的时候一定要用小火，否则芝麻会发苦，而且会降低药效。盐的用量要少。

配方： 芝麻 50 克，盐 2 克。

制法： 炒锅放在火上，放入黑芝麻和盐用文火炒，炒至黑芝麻发散出香味即可。

用法： 每日吃 1 次，1 次吃 50 克。

功效： 适用于女性产后虚弱所致的奶水不足。

这样做也有效

如果没有黑芝麻，用白芝麻也可以代替，但是药效不如黑芝麻好。

产后发热

Q 产后发热是怎么回事？

A 产后发热是指女性在产褥期（产褥期是指从胎盘娩出至产妇除乳腺外的全身各器官恢复至孕前状态的一段时期，一般大约需要 6 周）内出现的以发热持续不退，或突然高热寒战为主，并伴发其他症状的疾病。引起产后发热的原因很多，但致病机制与产后多虚多瘀的生理状态相关。

偏方 1

无花果炖猪瘦肉

调治病毒感染引起的产后发热

无花果味道甘美，食药两用。它有健胃清肠、消肿解毒的功效，现代的《云南中草药》记载它有“健胃止泻，祛痰理气，治食欲不振、消化不良、肠炎”的功效。猪瘦肉有补脾气、润肠胃的作用。

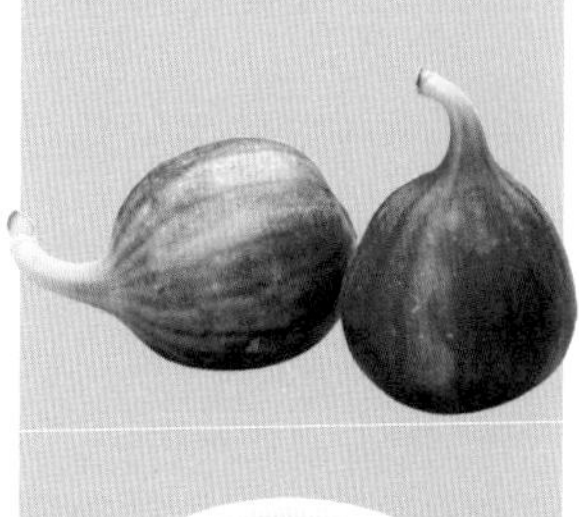

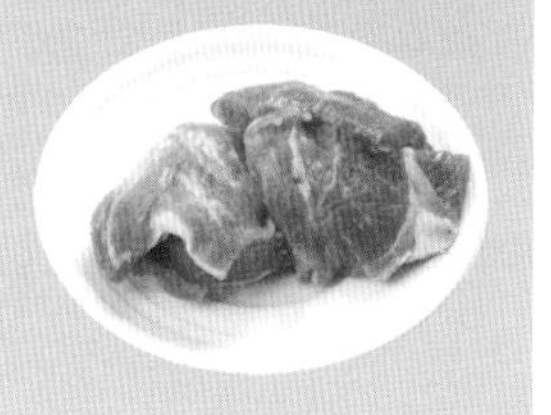

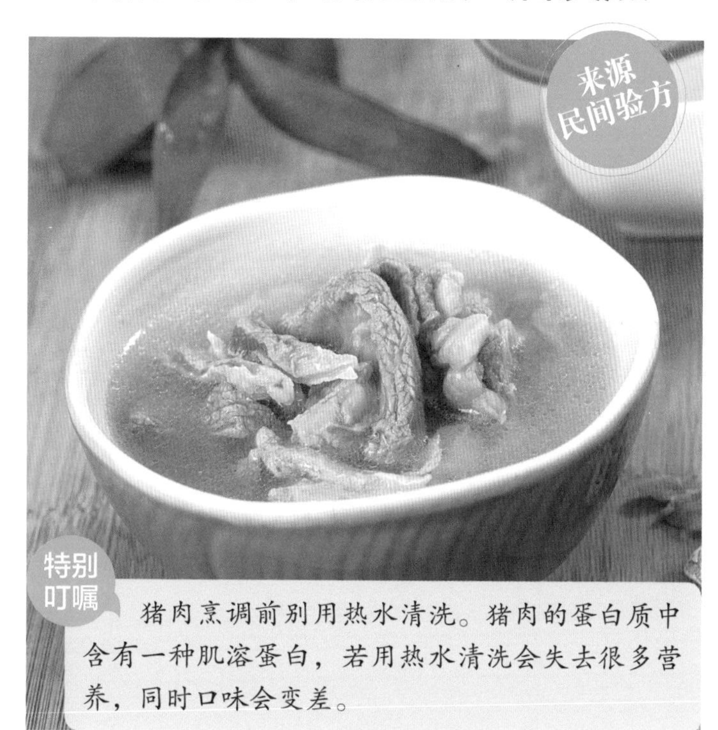

特别叮嘱 猪肉烹调前别用热水清洗。猪肉的蛋白质中含有一种肌溶蛋白，若用热水清洗会失去很多营养，同时口味会变差。

配方： 干无花果 60 克，猪瘦肉 100 克。

制法： 将无花果和猪瘦肉放进炖盅内，加适量清水，隔水炖熟，再加入盐、味精、酱油后食用。

用法： 佐餐食用。

功效： 调治因体内感染邪毒引起的产后发热。

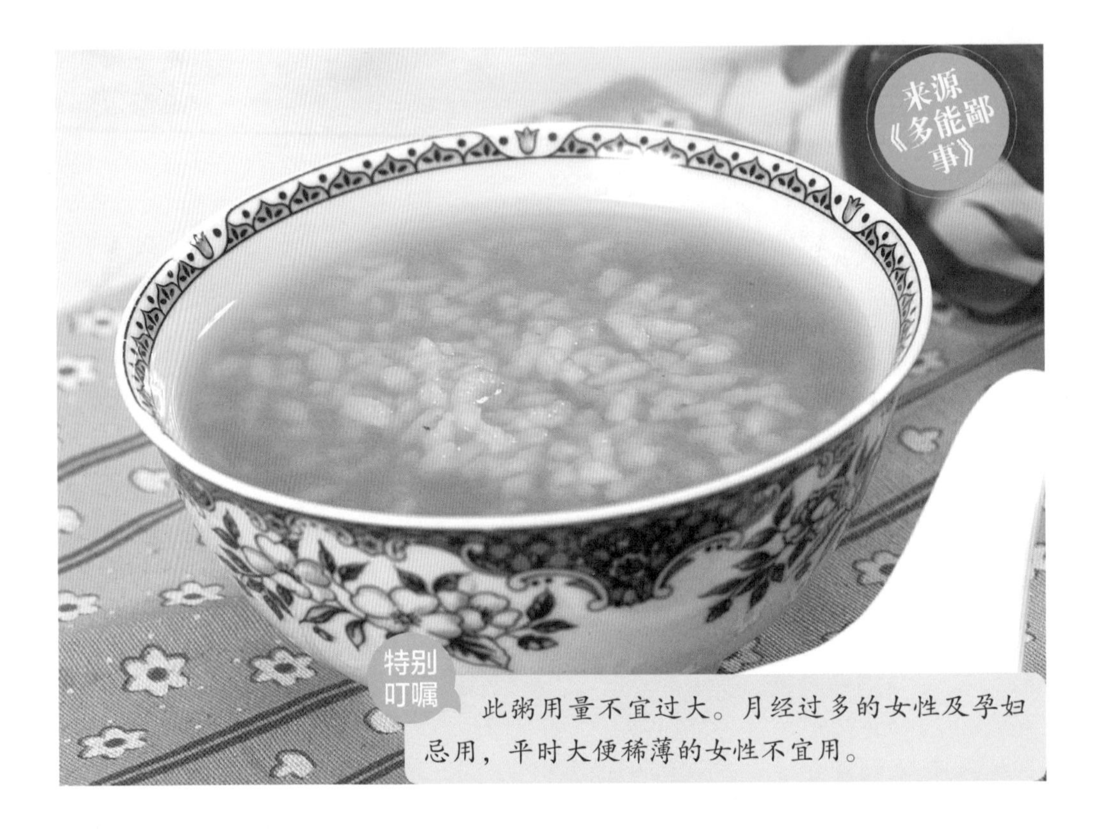

特别叮嘱

此粥用量不宜过大。月经过多的女性及孕妇忌用，平时大便稀薄的女性不宜用。

偏方 2 桃仁红花粥

活血化瘀的精品

桃仁味苦甘而性平，能入心、肝、大肠经，活血祛瘀作用甚广，可用治瘀血阻滞各种病症。桃仁与红花皆为活血祛瘀之药，作用很广泛，往往配合应用。

配方： 桃仁 10~15 克，红花 6~10 克，粳米 50~100 克，红糖 6~10 克。

制法： 先将桃仁捣烂如泥，与红花一起煎煮，去渣取汁，与洗净的粳米煮粥，粥将熟时调入红糖就可以。

用法： 每天 2 次，空腹温食。

功效： 活血化瘀，适用于产后血瘀发热。

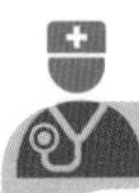

好大夫在线

Q 产后妇女发热，在饮食方面怎么调理？

A 产后妇女脾胃功能大多较为虚弱，宜节饮食，且饮食要以易消化而富营养之品为主，忌食辛辣、油腻及生冷食物。发热产妇饮食宜清淡稀软，逐渐恢复正常饮食，不可过量饮食。可用西瓜汁、鲜果汁、藕汁等代茶饮，要多饮温水。

产后回乳

Q 什么叫“回乳”？

A 回乳就是“止乳”，也叫“断乳”，产后不欲哺乳者，可行回乳。回奶是哺乳期的最后一步，医学上主张健康回奶。

生活小窍门

有催乳作用的食物少吃，如猪蹄、鲫鱼、骨头汤、鸡汤等。一些不利于催乳的食物，有回乳功效，可以适当多吃，比如柚子、豆角、山楂、老母鸡、冬菇等。

偏方 1

中医认为，产妇体内的气血充足并且聚集才能形成乳汁输送到乳房，而花椒在此正好让气血反其道而行之，这样能有效抑制乳汁的生成。

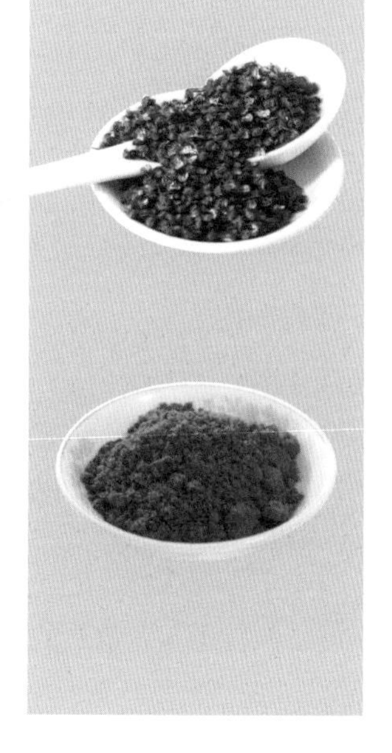

花椒红糖水

回乳效果实在好

来源 民间验方

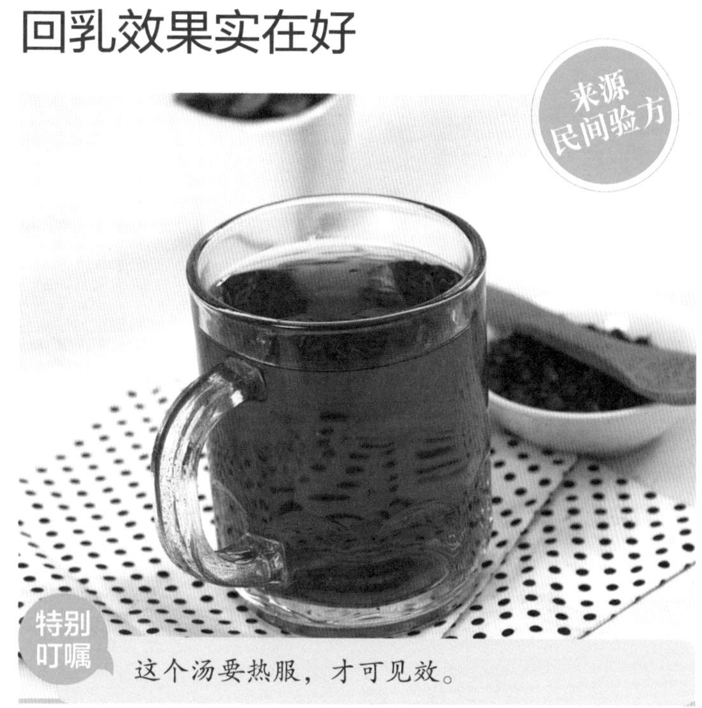

特别叮嘱 这个汤要热服，才可见效。

配方： 花椒 10~15 克，红糖 50~100 克。

制法： 先将花椒放进锅中并加入 400~500 毫升清水，将花椒浸泡 4 个小时后，再用大火煎煮，使汤水浓缩成 250 毫升左右即可。去渣，取汁，再加入红糖搅拌均匀。

用法： 在断奶当天分 1~2 次热服，连服 3 日。

功效： 此汤有散寒下气的作用，可用于产后回乳。

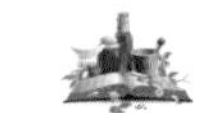

偏方 2

麦芽含有丰富的维生素 B_6，而维生素 B_6 可减少催乳素的分泌，进而抑制乳汁的产生。

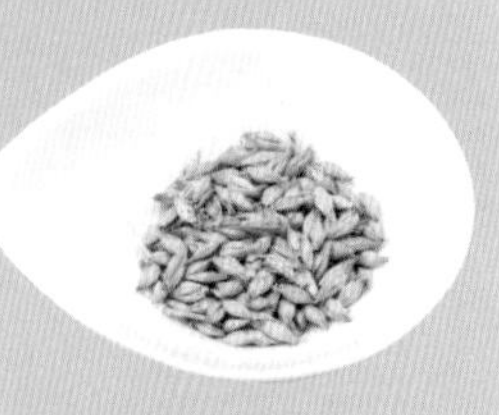

麦芽

这样做也有效

如果嫌这种做法麻烦，还可以直接吃点麦片或去买炒麦茶冲水喝。

给孩子断乳，可用麦芽快速回乳

姓名：霍女士

年龄：30岁

霍女士的宝宝快1岁了，由于她的乳汁很充足，宝宝养得白白胖胖。可是给这个孩子喂奶还不容易，因为产假后霍女士就要去上班了，公司里一位同事用过一种断奶的好方法——麦芽水。霍女士服用后果然断奶成功了。

麦芽水

哺乳期断奶妙方

来源《本草纲目》

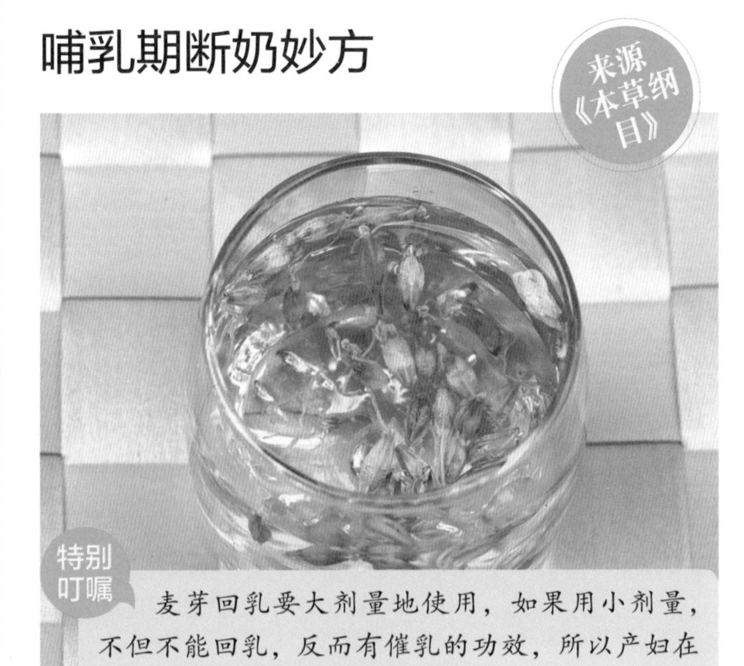

特别叮嘱 麦芽回乳要大剂量地使用，如果用小剂量，不但不能回乳，反而有催乳的功效，所以产妇在使用的时候一定要把握好用量。

配方：120~150 克生麦芽或者炒麦芽。

制法：将麦芽放进锅中，并加入 500 毫升左右的冷水浸泡半小时左右，然后用大火将其烧沸后改用文火煎煮 20 分钟，去渣，取其汁水即可。

用法：当作茶水不时饮用，1 天内服完，大概服用两三天即可见效。

功效：用于女性产后回乳。

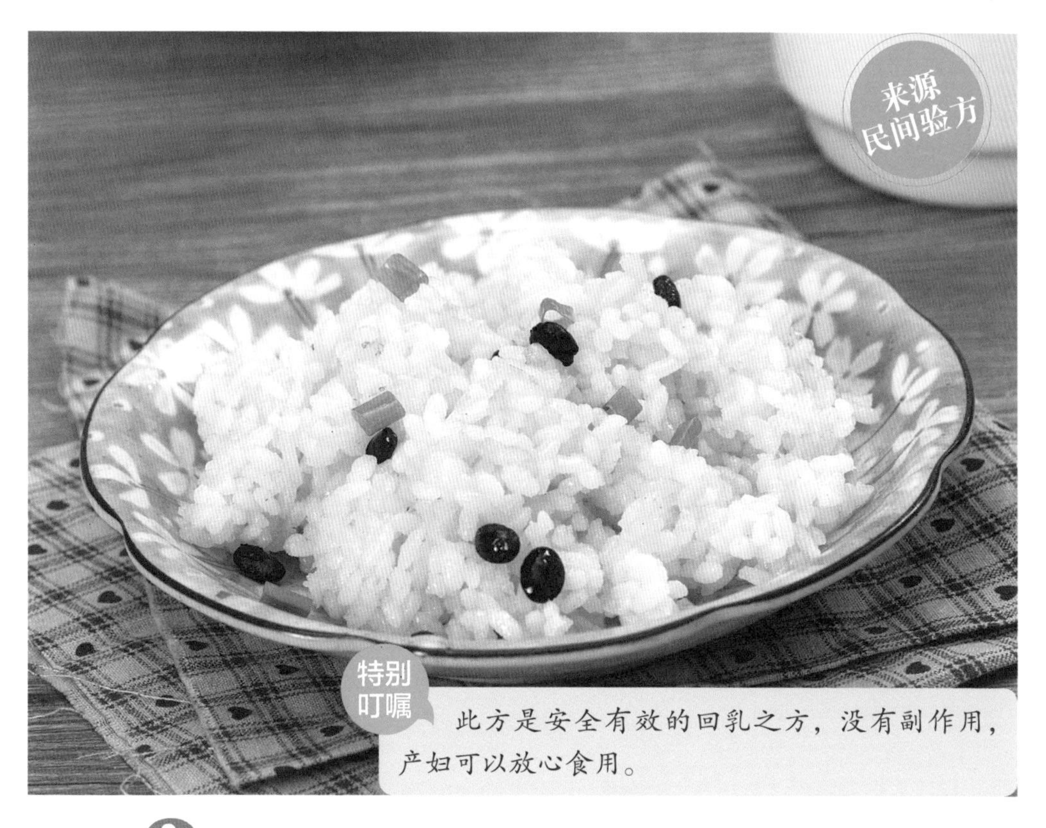

特别叮嘱 此方是安全有效的回乳之方，没有副作用，产妇可以放心食用。

偏方 3 豆豉炒饭

家常便饭就把乳退

传统中医认为，豆豉有下气解郁的功效，服用后能抑制乳汁生成，并能有效缓解乳房胀痛。

配方： 淡豆豉 60 克，熟米饭适量，食用油、少量葱花以及盐、味精等调味品。

制法： 先在锅内加入适量的油，烧热后先下豆豉翻炒，再下米饭一起翻炒。炒熟后加入少量盐和味精，出锅时撒上葱花。

用法： 每日食用 1 次，连续服用两三天后便可见效。

功效： 缓解断奶后乳房胀痛。

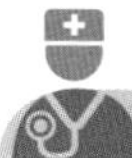

好大夫在线

Q 请问老母鸡究竟是催乳品还是回乳的？

A 喝母鸡汤是个天然的回乳方法，原因是母鸡中含大量的雌激素，产后多食用母鸡，会加大产妇体中雌激素的含量，使催乳素功能减弱甚至消失，导致回奶。以前的人们不明白这个原理，传统上给产妇做母鸡汤补身子，其实是不好的。

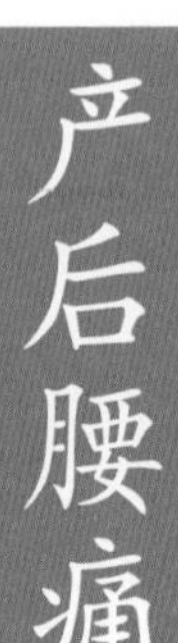

Q 产后腰痛是什么原因引起的？

A 产后腰痛是由于产时劳伤肾气，或败血阻滞带脉，或产后起居不慎，或闪挫腰部等原因，伤及肾经带脉，气血瘀阻不通，从而造成产后腰部疼痛。

生活小窍门

产后腰痛女性不适宜穿带跟的鞋，有条件的可以选择负跟鞋矫正姿势，康复锻炼。平时要注意保持正确的站立、坐卧姿势。

偏方 1

山楂味酸，微温，归脾、胃、肝经，有消食化积、活血散瘀的功效，用于调治肉食积滞、腹痛泄泻、产后瘀阻、腰部疼痛等。

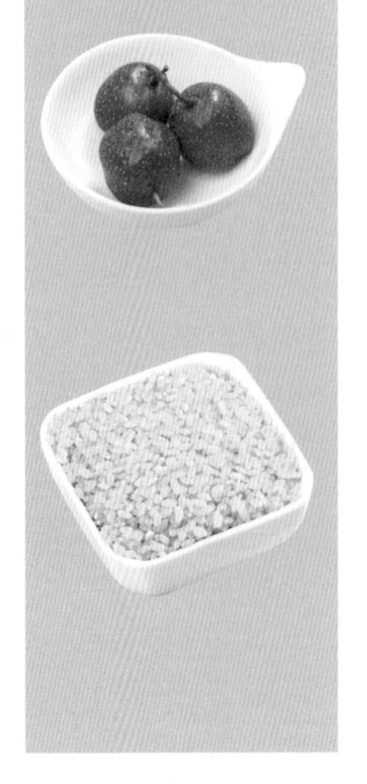

山楂粳米粥

活血化瘀，调治产后腰痛

来源 民间验方

特别叮嘱 不要使用铁锅煮山楂。山楂中的果酸易将铁锅中的铁溶解形成一种低铁化合物，人吃后可能会引起恶心、呕吐、口舌发紫等中毒症状。

配方： 当归 20 克，川芎 10 克，红花、干姜各 6 克，生山楂 30 克，桃仁 15 克，粳米 100 克，大枣 4 枚及红糖适量。

制法： 先将以上前 5 味放入砂锅，加适量水，浓煎 40 分钟，去渣取汁，化入红糖；将粳米、大枣、桃仁放入砂锅，加水用小火煨煮成稠粥；兑进前面的浓煎药汁，拌匀，继续煮到开锅即成。

用法： 每天分早晚 2 次服用。

偏方 2

肉桂山药栗子粥

缓解寒湿痹阻型产后腰痛

来源 民间验方

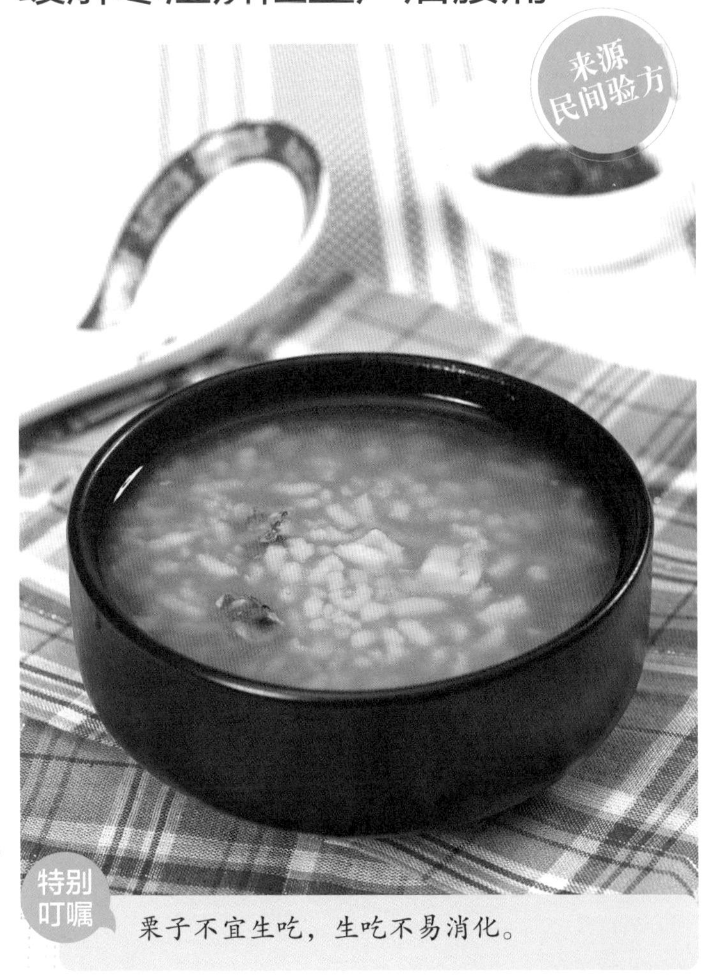

特别叮嘱 栗子不宜生吃，生吃不易消化。

配方：肉桂10克，干姜10克，白术20克，甘草6克，山药30克，茯苓15克，去壳栗子50克，糯米50克。

制法：先将前4味中药放进砂锅中加水浸泡，先煎30分钟倒出药汁；加水再煎20分钟后将药汁倒出来，两次药汁配合一起放进砂锅；再放入山药、茯苓、去壳栗子、糯米，用文火炖煮成粥。

用法：不拘时服用。晚上睡觉前趁热喝1碗效果更好。

功效：适合腰痛沉重、穿着保暖则症状减轻的产妇。

肉桂辛、甘，大热，归肾、脾、心、肝经，具有散寒止痛、活血通经的功效，用于宫冷、腰膝冷痛、肾虚作喘等病症；李时珍《本草纲目》中记载，山药有“健脾补益、滋肾固精”的功效；栗子性温，味甘平，入脾、胃、肾经，有养胃健脾、补肾强筋、活血止血的功效，主治反胃不食、筋伤骨折、瘀肿疼痛等病症。

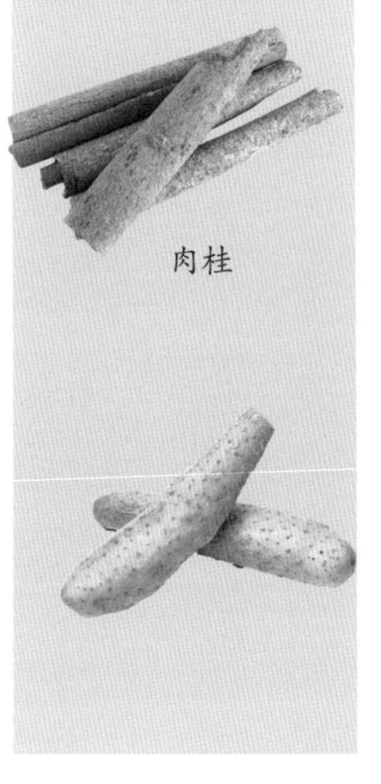

肉桂

来源
民间验方
特别
叮嘱
羊肉温热而助阳，一次不要吃得太多，否则易引起上火，最好同时吃些白菜、冬瓜、油菜等，这样既能发挥羊肉的补益功效，又能消除羊肉的燥热之性。

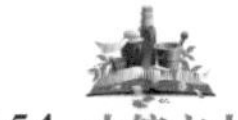

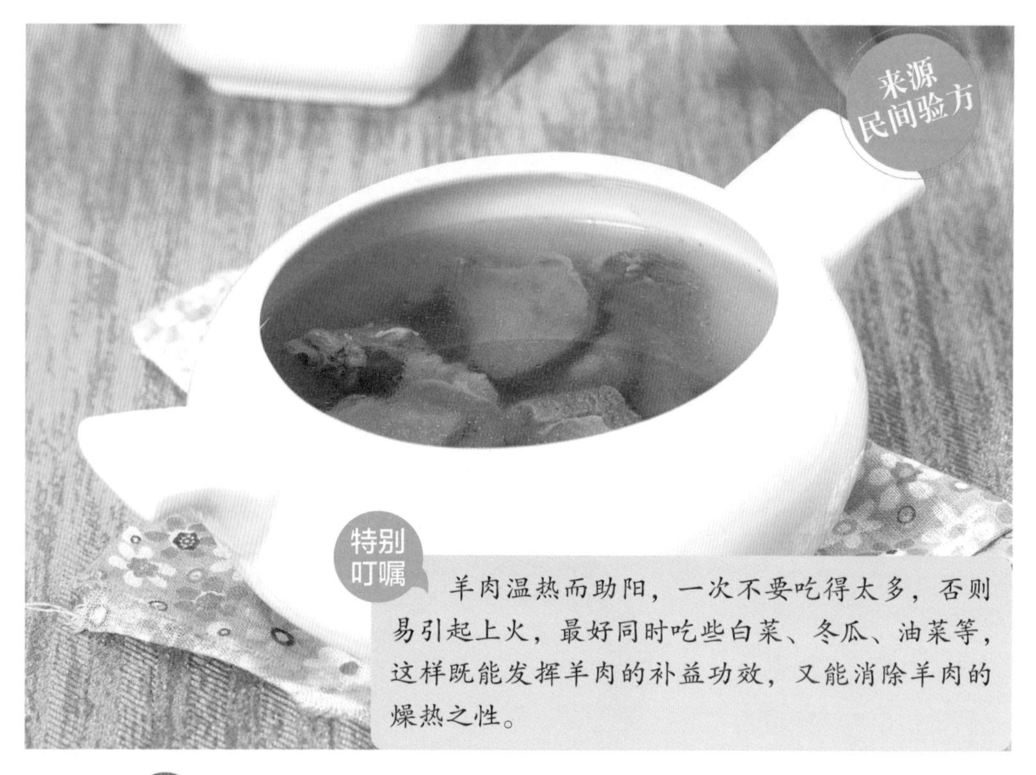

偏方 3 杜仲羊肉汤

调治肾虚血亏引起的产后腰痛

杜仲味甘，性温，补肝肾、强筋骨、降血压；羊肉味甘，性热，补虚助阳，用于虚劳内伤、筋骨痹弱、腰脊酸痛、带下等症。

配方： 杜仲、枸杞子、生姜各 15 克，肉苁蓉 30 克，党参、当归各 20 克，羊肉 250 克。

制法： 先将生姜切片，羊肉切成小块，同 5 味中药一起放入砂锅，加水炖至羊肉熟透后即可。

用法： 喝汤吃羊肉，早晚空腹服用。

功效： 适合因肾虚血亏引起的产后腰痛。

好大夫在线

Q 听说产妇喂奶姿势不当会引起产后腰痛，那么正确的喂奶方法是什么样的？

A 喂奶时采取正确姿势，以坐在低凳上为宜，如果坐的位置较高，可将一只脚放在一个脚踏上，或身体靠在椅子上。最好在膝上放一个枕头抬高宝宝，这样可承受重量。

产后排尿异常

Q 产后排尿异常是怎么回事？

A 产后发生小便不通或尿频，甚至小便失禁者，统称产后排尿异常。

Q 产后排尿异常的病因有哪些？

A 中医认为，产后排尿异常主要是膀胱气化失职所致，临床上又将这种病分为气虚、肾虚、膀胱损伤三种情况。应做好产前保健，正确处理分娩，不到子宫口开全就不要过早的用力。

偏方 1

蝉蜕味甘、性寒，归肝、肺经。它具有疏散风热、止痒、明目利咽等功效，是治风的常用药。蝉蜕与红糖搭配具有宣肺行水、补气养血的作用，对产后尿潴留有良好功效。

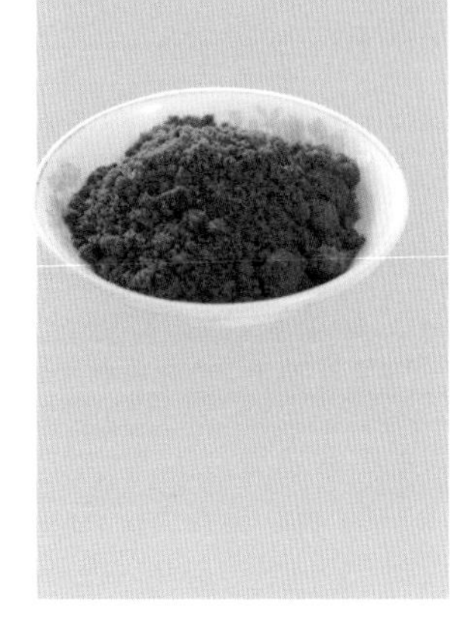

蝉蜕汤

宣肺行水，调治小便不通

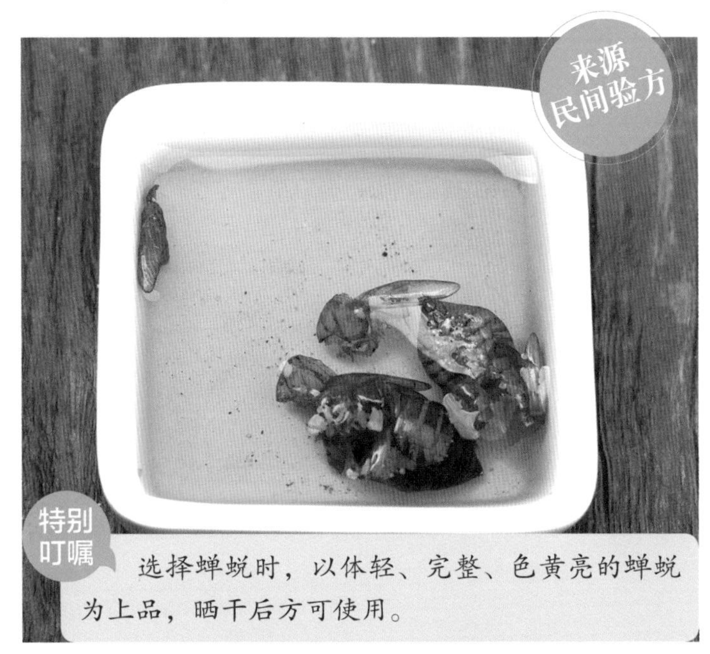

来源 民间验方

特别叮嘱 选择蝉蜕时，以体轻、完整、色黄亮的蝉蜕为上品，晒干后方可使用。

配方：去掉头足的蝉蜕 8 克，红糖适量。

制法：将蝉蜕放入锅中，用 500～600 毫升的水煎 15 分钟后，取汁 400 毫升左右，加适量的红糖。

用法：1 次服完，连服 3 次。

功效：宣肺行水、补气养血，调治因难产或手术损伤引起的小便淋漓不断。

偏方 2

莴笋味苦、甘，性凉，入肠、胃经，它具有清热利水、通乳等功效，因此经常用来调治产妇小便不利、尿血、乳汁不通等症；海蜇味咸、性平，入肝、肾经，具有清热、化痰、消积、润肠等功效，经常用来调治咳嗽、哮喘、痰核等疾病。

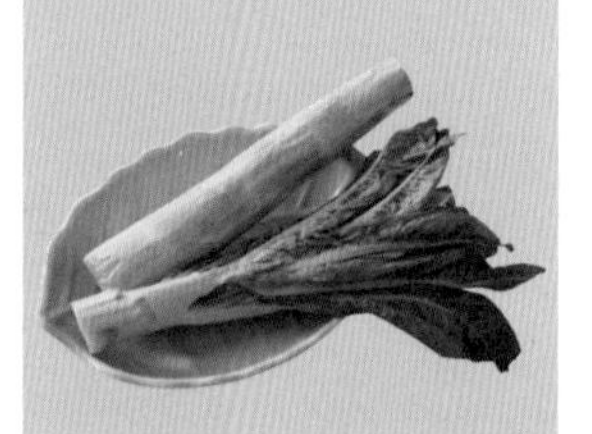

这样做也有效

除了用海蜇皮，也可以用口感更脆、价格却较便宜的蜇头。

莴笋海蜇皮，专治产后小便不畅

姓名： 小段

年龄： 28岁

小段在分娩时，因为右枕后位，她的第二产程延长了140分钟，因此医生给她用了低位产钳术生产。不幸的是，小段在产后又出了问题。产后48小时，她的小便仍然没有排出，并有发热等情况。医生建议她吃莴笋海蜇皮。服用后，小便不畅的问题就轻松解决了。

莴笋海蜇皮

好吃又利尿

来源 民间验方

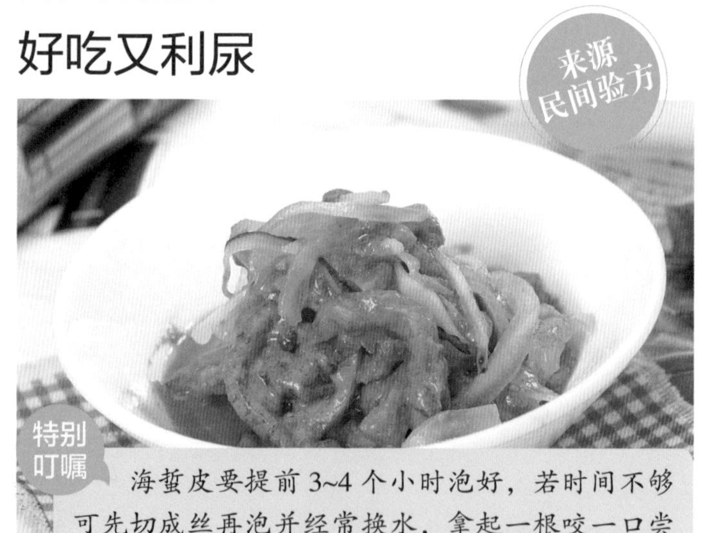

特别叮嘱 海蜇皮要提前3~4个小时泡好，若时间不够可先切成丝再泡并经常换水，拿起一根咬一口尝尝看还有没有涩味，如果没有就是泡好了。

配方： 莴笋250克，海蜇皮150克，芝麻酱30克，调料适量。

制法： 将莴笋去皮，切成细丝，用水浸泡20分钟后，将水分挤干。海蜇皮洗净切丝，用凉水淋冲沥水后，将二者搅拌均匀，加入芝麻酱、麻油、白糖、味精、精盐等调料。拌匀后即可食用。

用法： 每周食用3～5次。

功效： 可以利尿、通乳。

产后便秘

Q 产后便秘是怎么回事？

A 新妈妈产后饮食正常，但大便数日不行或排便时干燥疼痛、难以解出者，称为产后便秘，或称产后大便难。

Q 产后便秘有哪些原因？

A 中医学认为，产后气血虚、阴虚火旺、津液枯竭、肠道失常都可导致便秘。

偏方 1

核桃性温，味甘，无毒，具有补气养血、补肾填精、止咳平喘、润燥通便等功效。豆浆中含有丰富的植物蛋白，多喝豆浆可以改善产妇体质虚弱的状况，也具有润肠的功效，从而改善产后便秘的状况。

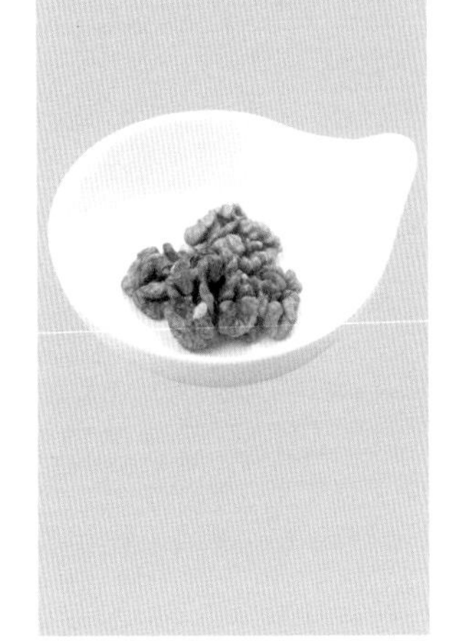

核桃仁搭配热豆浆 可治产后便秘

来源 民间验方

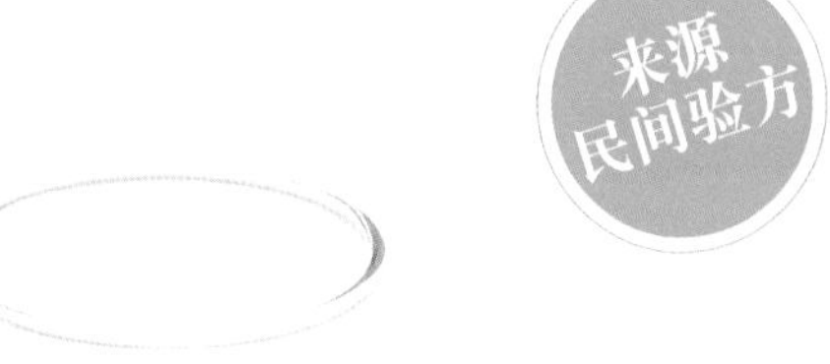

特别叮嘱 产妇多喝豆浆，还可以使皮肤白皙润泽，改善因怀孕而变粗糙的皮肤。

配方： 核桃仁适量，煮好 1 杯热豆浆。

制法： 准备适量的核桃仁，将其捣成粉末状，再用煮好的热豆浆冲泡核桃仁末，搅拌均匀就可以服用了。

用法： 每天服用 1 次。

功效： 补气养血、止咳平喘、润燥通便。

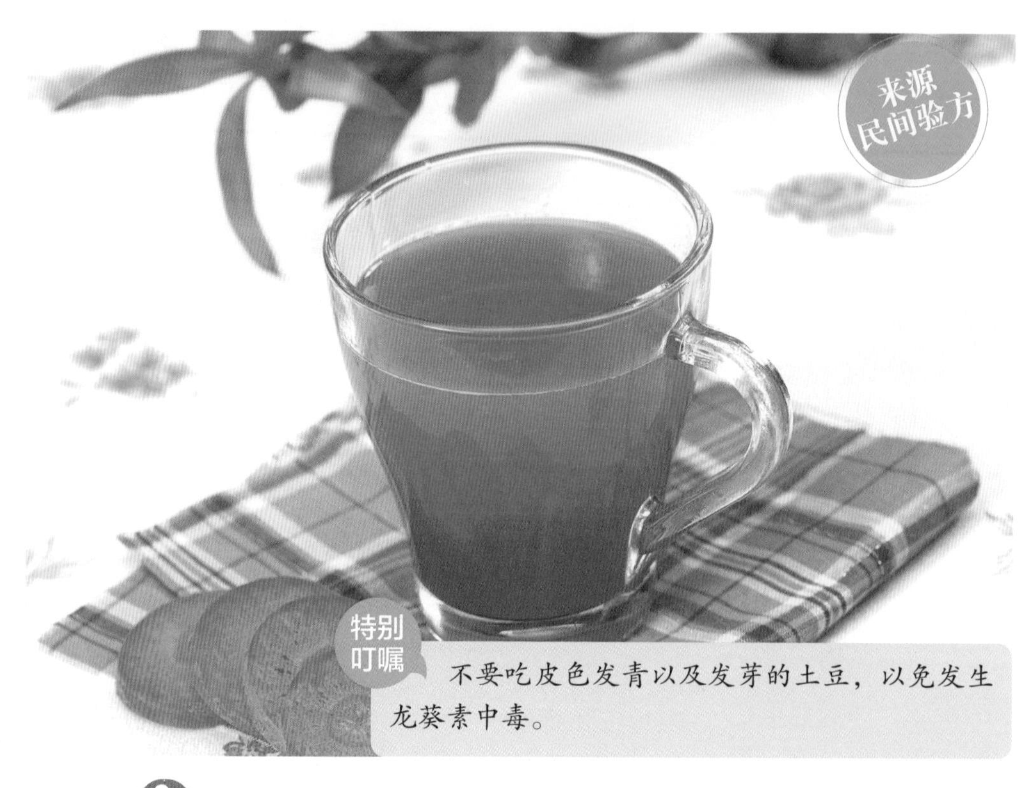

特别叮嘱 不要吃皮色发青以及发芽的土豆，以免发生龙葵素中毒。

偏方 2 土豆胡萝卜汁
治产后便秘有奇效

土豆和胡萝卜榨成汁，相辅相成，可以和胃调中、健脾益气，促进消化，解决产妇便秘问题。另外，胡萝卜中含有的挥发油也可以很好地促进消化。

配方： 土豆 1000 克，胡萝卜 1000 克，白砂糖 30 克。

制法： 将前 2 味食材捣烂取汁 1 茶杯，砂糖在喝时放入调匀。

用法： 每天早餐和午餐前各喝半杯。

功效： 适合产后便秘、腹胀的女性食用。

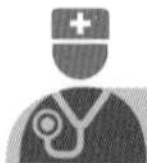

好大夫在线

Q 便秘的产妇，平常吃些什么食物可以缓解？

A 多吃纤维多的食品，如山芋、粗粮、芹菜等绿叶蔬菜；多吃水分多的食品，如雪梨等富含水分的水果；多吃富含有机酸的食品如酸奶，可以增加肠道的乳酸菌含量，使肠道酸化，从而达到通便的作用。

偏方 3

中医认为，红薯味甘，性平，无毒，入脾、肾经，具有补中和血、益气生津、宽肠胃、通便的功效。红薯之所以具有通便的功效，是因为红薯中含有丰富的粗纤维，它可以增加粪便的排泄，改善便秘状况。

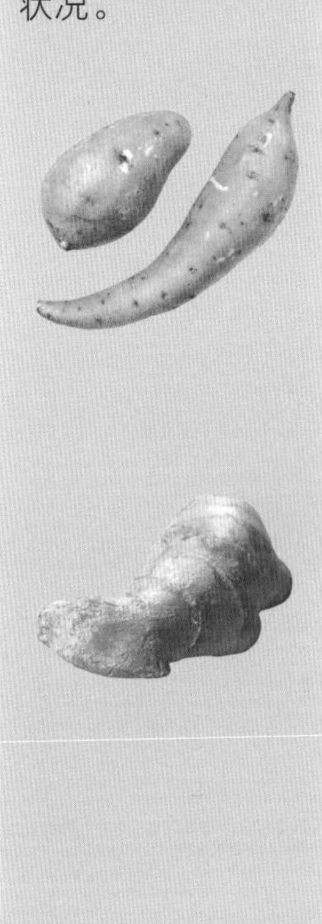

红薯生姜汤

通肠道，治便秘

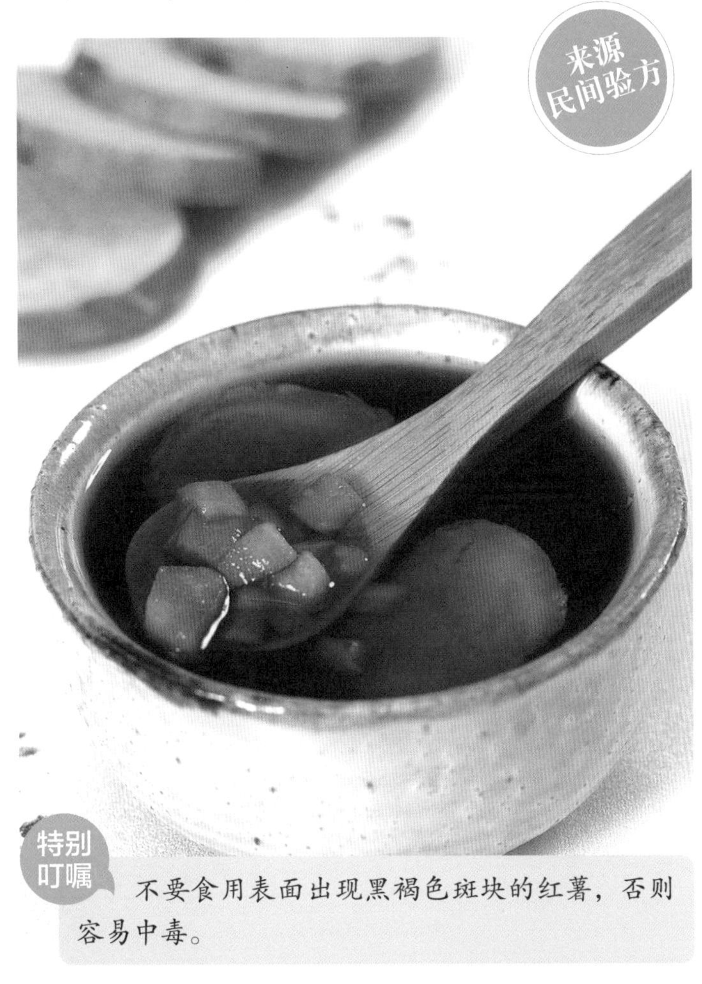

来源
民间验方

特别叮嘱 不要食用表面出现黑褐色斑块的红薯，否则容易中毒。

配方： 红薯 500 克，红糖适量，生姜 2 片。

制法： 先将红薯削去外皮，切成小块，再往锅内加适量的水，用水煮红薯。等到红薯熟透时，加进红糖、生姜继续煮片刻即可。

用法： 每周服用 3~5 次。

功效： 通肠道，治便秘。

产后体虚

Q 产后体虚是怎么回事?

A 产后体虚是指女性产后的一种亚健康或疾病状态，由于分娩过程中的能量消耗、创伤和出血，导致其元气耗损、气血不足，称为产后体虚。主要症状有怕冷，怕风，出虚汗，腰膝酸软，小腹冷痛，心悸气短，四肢乏力，月经量少、色黑，白带多等。

偏方 1

太子参，入肺、脾经，能够补益脾肺、益气生津，对于女性因为分娩时津液流失较多而造成的产后虚弱有良好的恢复作用；浮小麦主治阴虚发热、盗汗等身体虚弱之症。

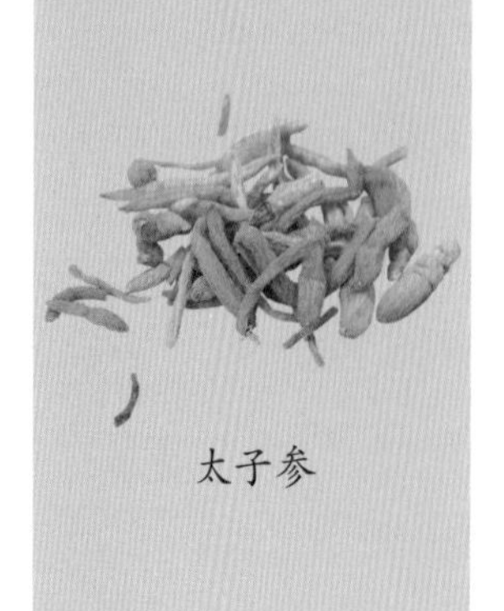

太子参

参麦茶

补元气，调理虚弱

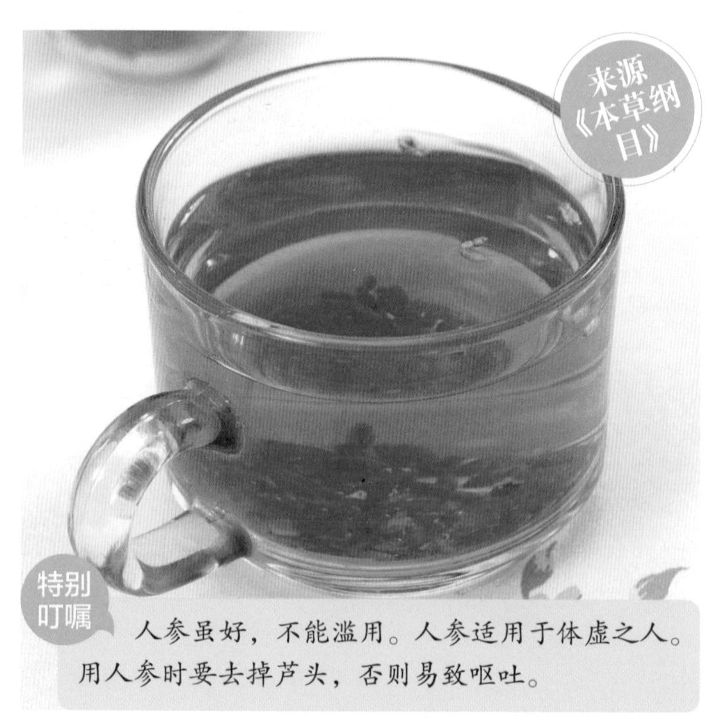

来源《本草纲目》

特别叮嘱 人参虽好，不能滥用。人参适用于体虚之人。用人参时要去掉芦头，否则易致呕吐。

配方： 太子参 9 克，浮小麦 15 克。

制法： 将上述两味药放入盛有沸水的保温杯中，浸泡 15～20 分钟后，代茶饮用。

用法： 每日 1 剂，可连续服用。

功效： 调治女性产后虚弱。

来源
民间验方
特别
叮嘱
不要吃皮色发青以及发芽的土豆，以免发生龙葵素中毒。

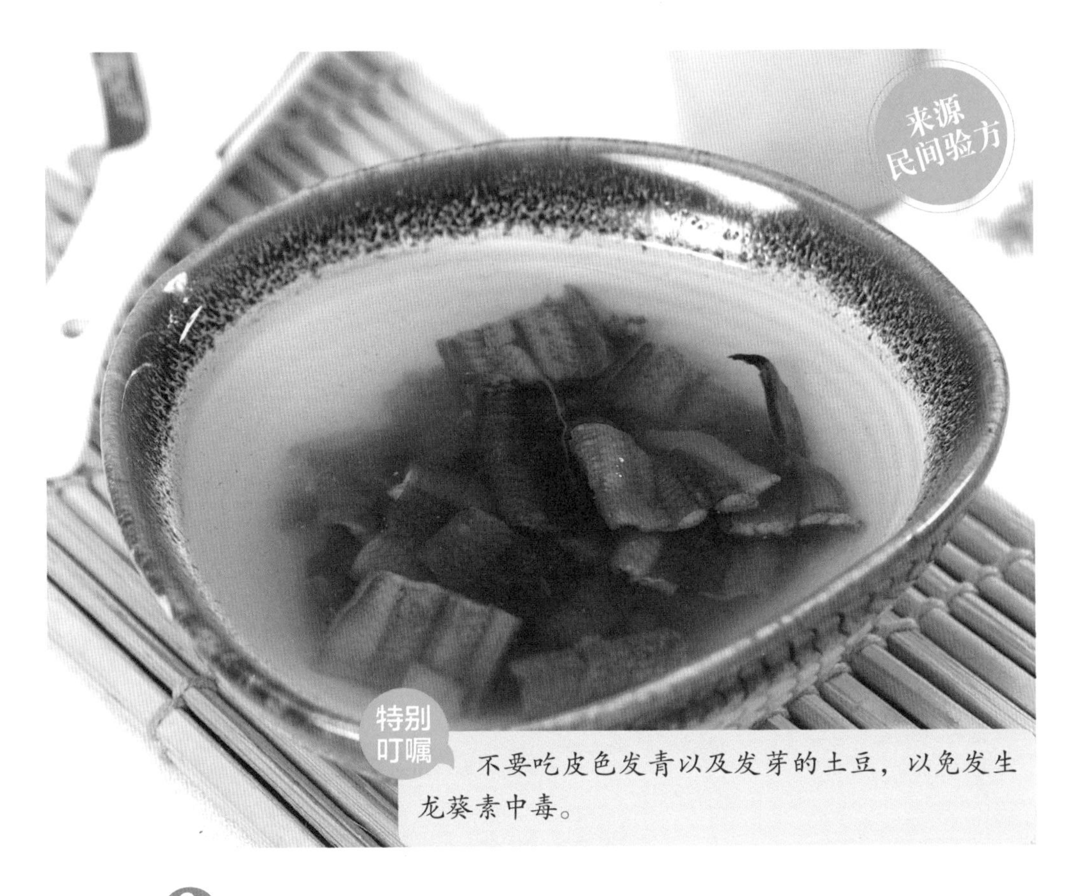

偏方 2 黄芪鳝鱼汤

帮助产妇快速恢复身体

黄鳝是孕产妇滋补的佳品，性温、味甘，入肝、脾、肾三经，可有效地补中益气、调治虚损。

配方： 黄鳝肉 300 克，切段；黄芪 30 克，洗净后装进纱布袋中。

制法： 将黄鳝肉和黄芪一起放入砂锅中同炖，熟后将药袋取出，并加入精盐、姜末等调味即可。

用法： 连肉带汤一起食用。

功效： 补中益气，治疗产后身体虚损。

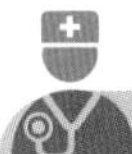

好大夫在线

Q 产妇坐月子期间，能碰冷水吗？

A 洗手、洗菜、洗奶瓶时，产妇最好用温水冲洗。因产后百脉空虚，风寒容易通过关节、皮肤，囤积在体内，酿成日后头痛、关节酸痛等毛病，所以冷水尽量少碰。

恶露不净

Q 恶露不净是怎么回事?

A 恶露，指分娩后由阴道排出的分泌物，它含有血液、坏死蜕膜组织及黏液等。产后最初几天，恶露量多、色鲜红；1周后，恶露颜色逐渐变淡，约两周后恶露呈淡黄色，持续2~3周；产后满月时，恶露基本消除。产后恶露不净是指产后满月后依然有恶露，且颜色和气味有异常。

偏方 1

当归是补血佳品；黄芪是补气上品；羊肉性温味甘，既是美味佳肴，又为优良的强壮祛疾食品，有益气补虚、温中暖下、补肾壮阳、抵御风寒之功效。中医认为恶露不尽是气血的问题，这道汤是补充气血很好的方子。

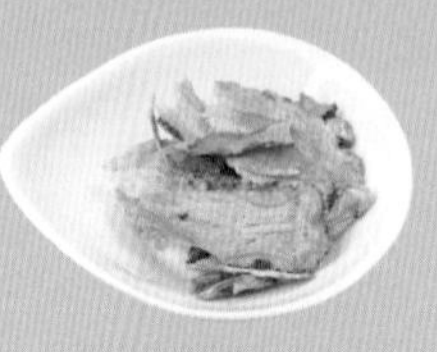

当归

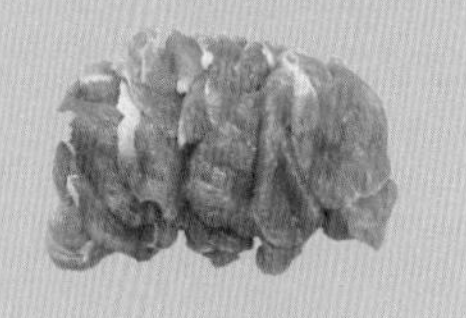

当归黄芪羊肉汤

补充气血，消除恶露

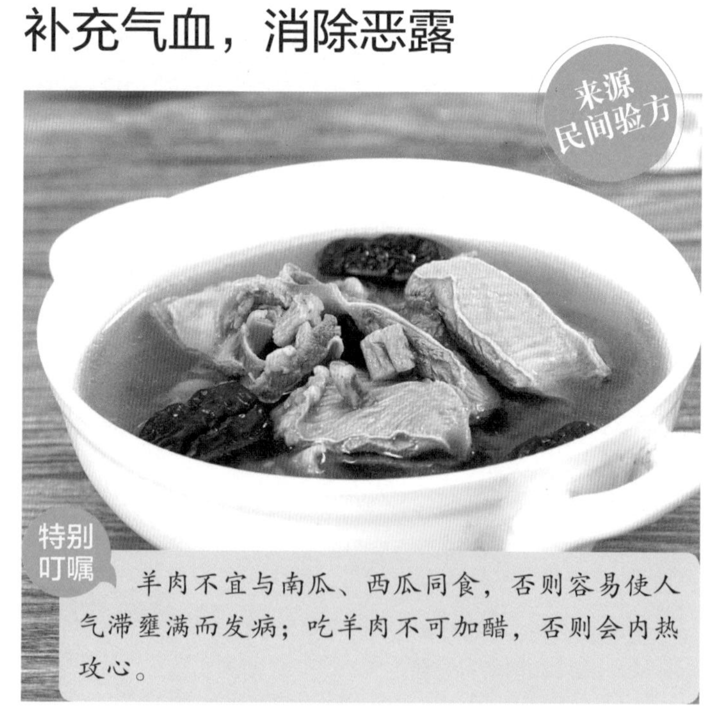

来源 民间验方

特别叮嘱 羊肉不宜与南瓜、西瓜同食，否则容易使人气滞壅满而发病；吃羊肉不可加醋，否则会内热攻心。

配方： 羊肉450克，当归50克，黄芪20克，大枣25克，米酒水500毫升，盐、姜片各适量。

制法： 锅内倒入米酒水，加入当归、黄芪、大枣、羊肉、姜片，大火煮沸，再改用小火煮烂，放入盐调味即可。

用法： 每周服用3~5次。

功效： 补充气血，治疗恶露不净。

偏方 2

红糖，又名黑糖，是一种未精炼的糖。它健脾暖胃、化食止疼、活血化瘀。产后喝一些红糖水，有利于子宫收缩、复原和恶露的排出。红豆（赤小豆）中含有蛋白质、脂肪及B族维生素等多种营养成分，钙、磷、铁的含量也较高。红豆可以健脾养胃，有清血排脓和通乳的作用。

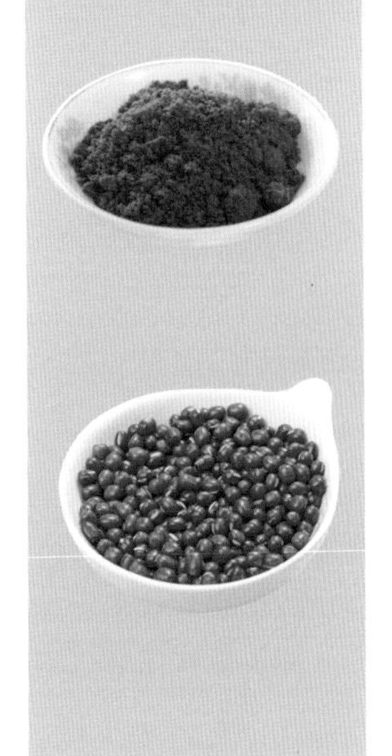

红糖红豆汤

健脾暖胃，活血化瘀

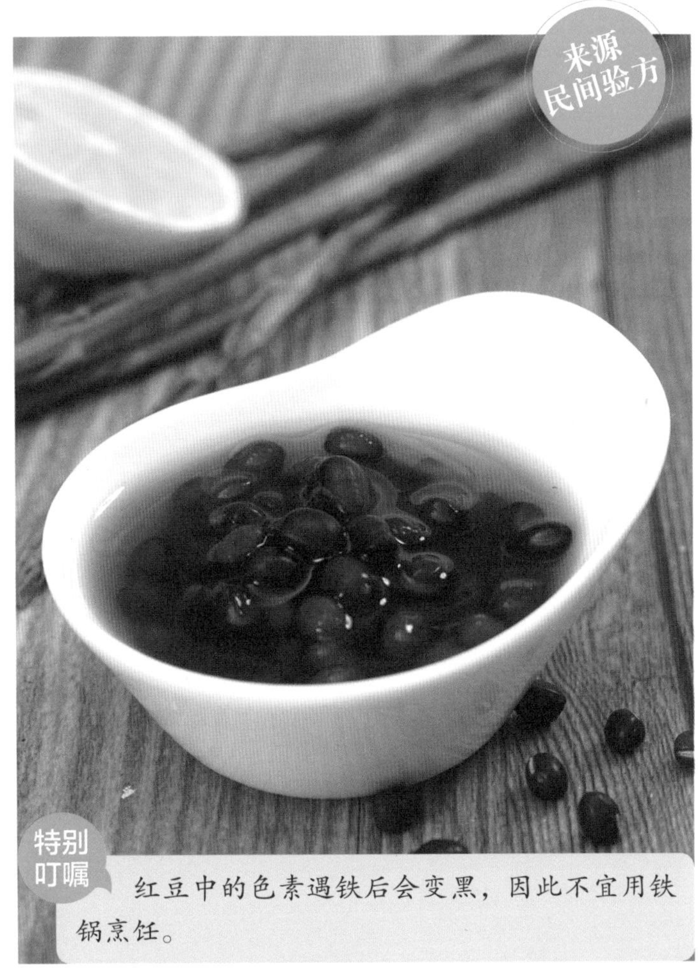

来源 民间验方

特别叮嘱 红豆中的色素遇铁后会变黑，因此不宜用铁锅烹饪。

配方： 红豆 30 克，红糖适量。

制法： 红豆加水煮至汤浓豆烂，加入红糖即可。

用法： 代茶饮，每日 1 剂。

功效： 去除恶露。

这样做也有效

可用红豆和红糖，熬成红豆粥食用。先将红豆充分浸泡，然后下锅熬煮。待豆熟，加入红糖，再煮 5 分钟即可食用，有同等功效。

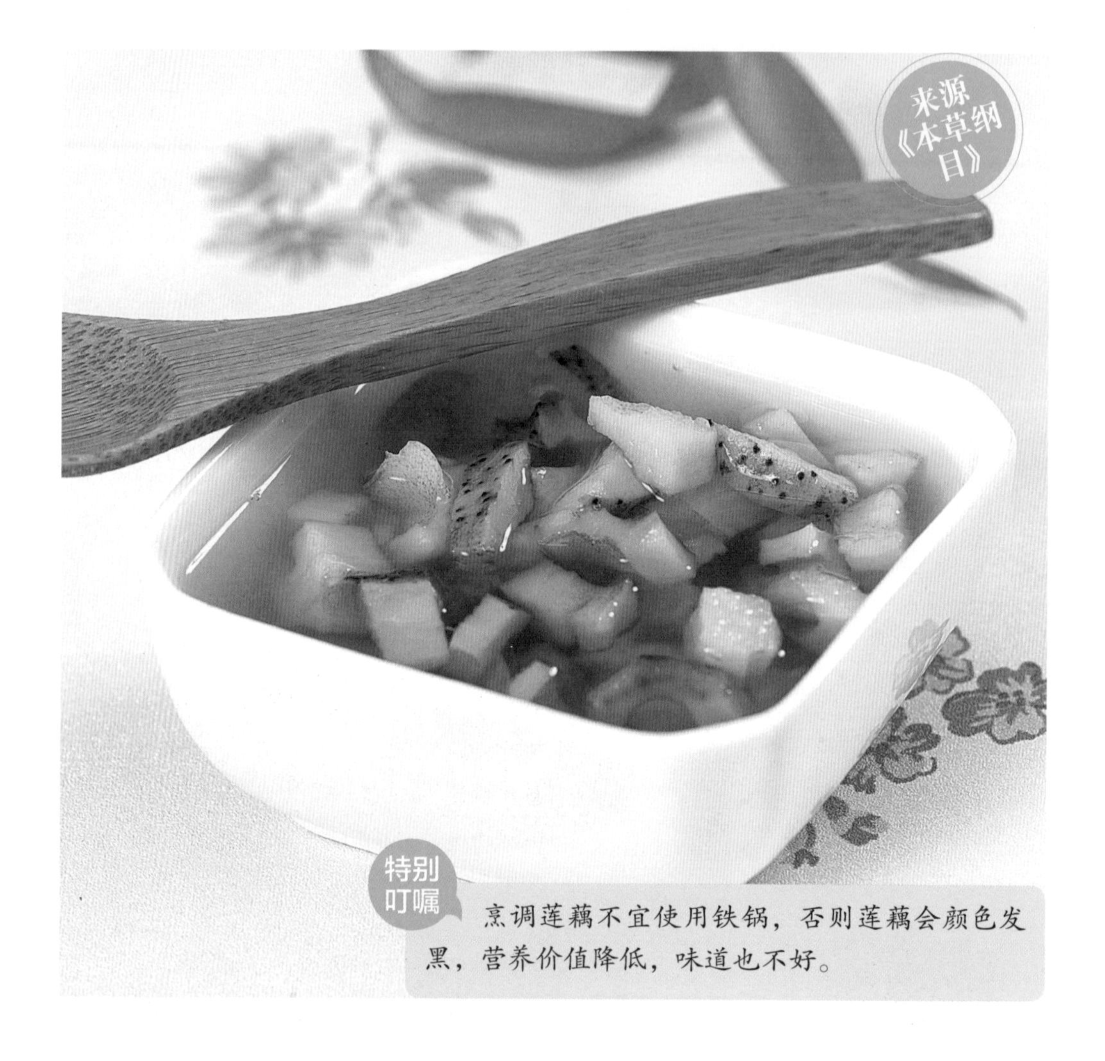

特别叮嘱 烹调莲藕不宜使用铁锅，否则莲藕会颜色发黑，营养价值降低，味道也不好。

偏方 3 莲藕桃仁汤

主治产后恶露排出不畅

莲藕含丰富的铁质，故对贫血产妇很适宜。莲藕能散瘀、清瘀，适用于妇女产后血瘀发热。桃仁具有活血祛瘀的功效，可以调治寒凝血瘀引起的恶露不尽。

配方： 莲藕 250 克，桃仁 12 克。

制法： 将莲藕洗净切成小块与桃仁一起放进砂锅内，加适量水煮汤，煮熟后加少量食盐调味。

用法： 佐餐食用。

功效： 适用于产后恶露排出不畅。

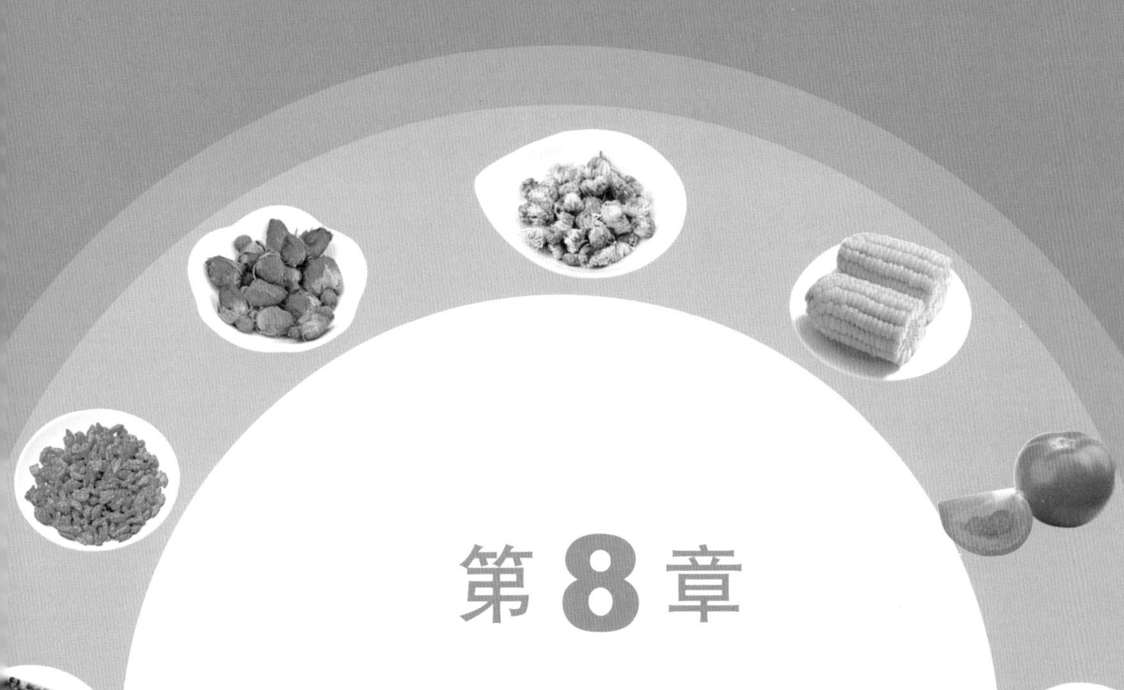

第8章

由内到外，散发迷人芬芳

美容护肤小偏方

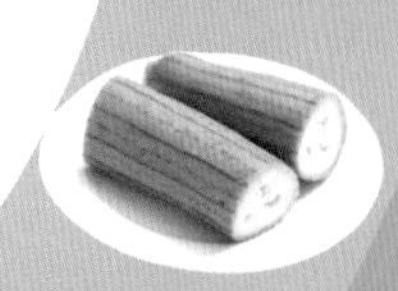

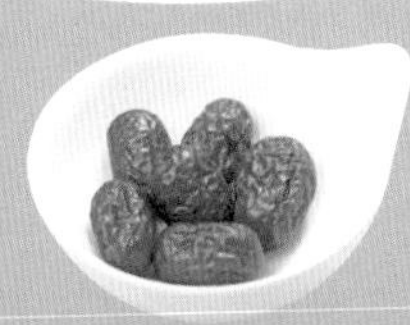

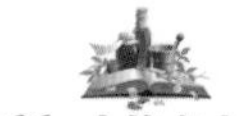

面部皱纹

Q 面部皱纹是怎么回事?

A 皱纹是一种皮肤老化现象，是由于皮肤的皮下脂肪和水分减少，使真皮失去滋养，皮肤强度和弹性降低、皮肤活力减弱、表皮陷下所致。引起皮肤老化、产生皱纹的原因有消化机能失调或减退、精神紧张、雌激素水平下降、局部毛细血管循环不良等。

偏方 1

蜂蜜蛋清霜

淡化皱纹

蜂蜜用于美容，有除皱、美白功效；蛋清用于面膜，可紧致皮肤、收缩毛孔。

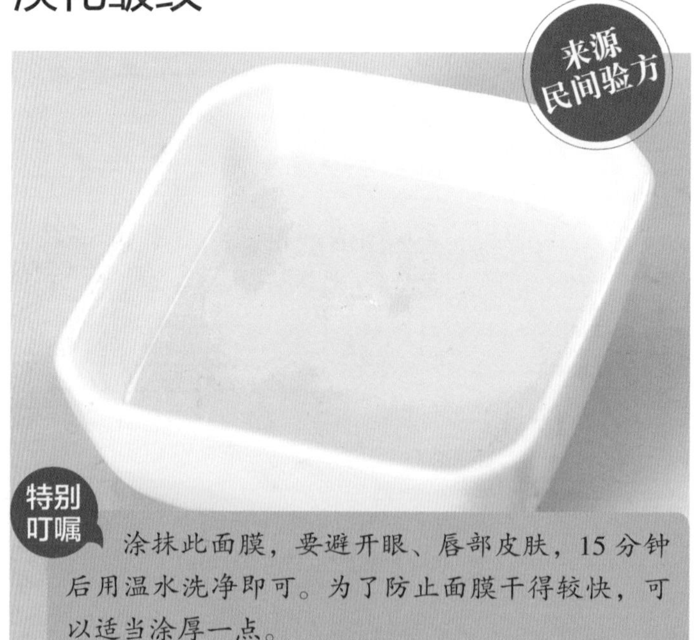

特别叮嘱 涂抹此面膜，要避开眼、唇部皮肤，15分钟后用温水洗净即可。为了防止面膜干得较快，可以适当涂厚一点。

配方： 鸡蛋1只（取蛋清），蜂蜜、面粉各1匙半。

制法： 鸡蛋清、蜂蜜、面粉搅拌均匀，成蜂蜜蛋清霜。

用法： 蜂蜜蛋清霜涂面10～15分钟后，用温水洗净，搽冷霜，以双手与小皱纹成90度方向按摩5分钟，再用纱布擦掉。坚持3个月左右，小皱纹可明显淡化。

功效： 适用于皮肤干燥、有皱纹者。

这样做也有效

也可用白酒替代蜂蜜，将鸡蛋浸入白酒中，密封28天，备用。每夜将蛋白涂于颜面。

偏方 2

木瓜杏仁蜂蜜面膜

回春去皱

木瓜中含有的木瓜酶成分，在很多净化洁面凝胶中都含有，它具有深层清洁、帮助肌肤恢复活力的作用；杏仁用于美容可以帮助肌肤抵抗氧化，抑制黄褐斑生成，防治皱纹，使肌肤更加光滑细致；蜂蜜可以使皮肤光洁细嫩，减少皱纹。

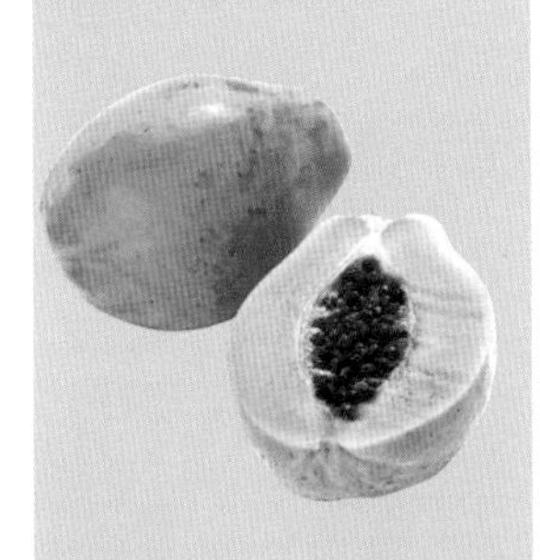

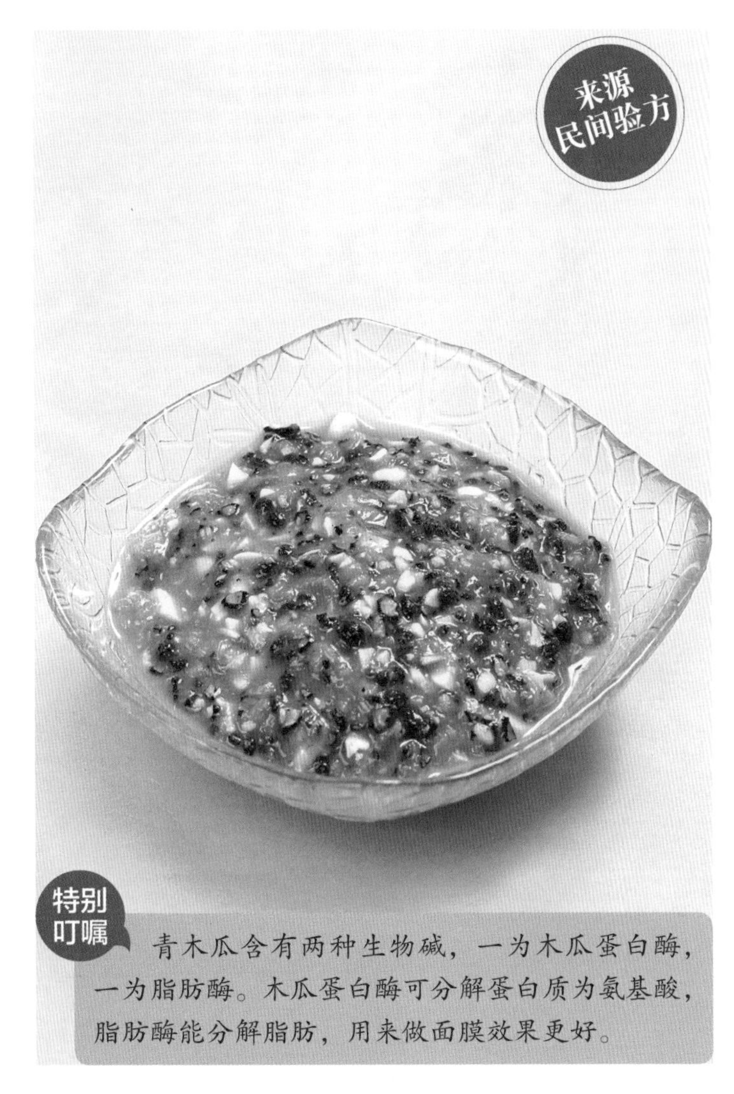

来源 民间验方

特别叮嘱

青木瓜含有两种生物碱，一为木瓜蛋白酶，一为脂肪酶。木瓜蛋白酶可分解蛋白质为氨基酸，脂肪酶能分解脂肪，用来做面膜效果更好。

配方： 木瓜 60 克，杏仁 30 克，蜂蜜 30 克。

制法： 将木瓜去皮，只留果肉，和杏仁一起捣烂，再加入蜂蜜调匀。

用法： 每夜睡前擦脸，20 分钟后洗掉。一般 10 天后，皱纹可明显抚平。

功效： 适用于面部皱纹。

这样做也有效

还可以用芦荟汁与鸡蛋清或蜂蜜调匀，晚上洗脸后涂在面部皮肤皱纹处，并用手按摩。

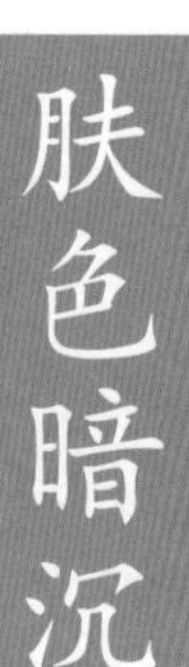

肤色暗沉

Q 肤色暗沉是怎么回事?

A 肤色暗沉，是因为皮肤中的黑色素沉着而形成的。黑色素沉积本来是皮肤的一种自卫方式，平时生成的黑色素，一部分随着皮肤角质层脱落，另一部分沉淀在皮肤底层，通过血液循环排出体外，这都属于正常代谢。一旦皮肤的代谢功能失调，便会导致黑色素沉着，皮肤就会变得灰暗。

偏方 1

此方可以有效祛除皮肤中的黑色素，防止暗疮生长，有增白肌肤的作用。

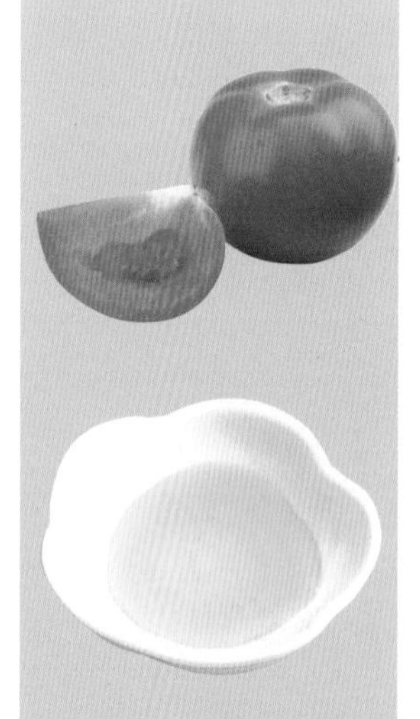

这样做也有效

平时喝点蜂蜜，也有美白肌肤的功效。

番茄蜂蜜

使皮肤美白细腻

来源 民间验方

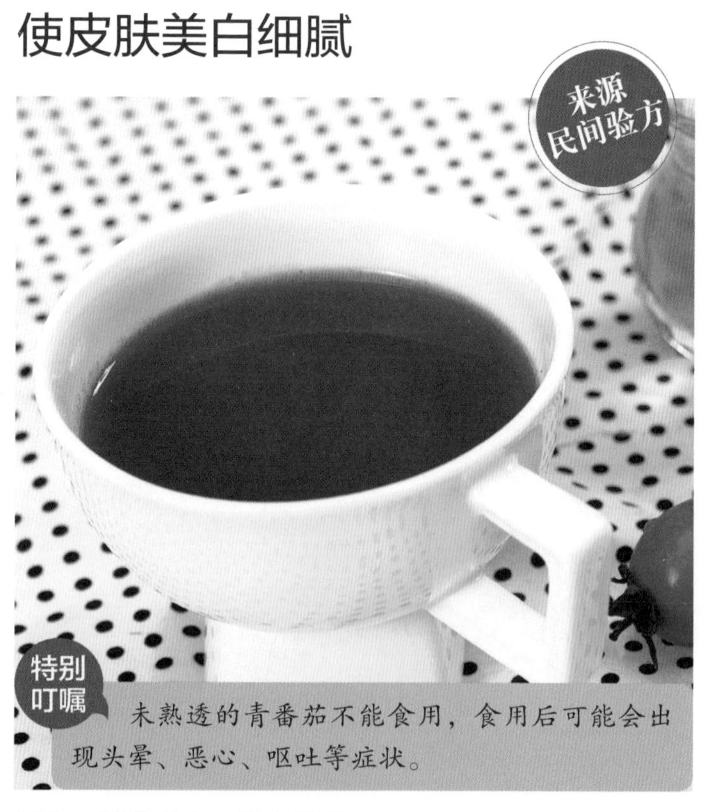

特别叮嘱 未熟透的青番茄不能食用，食用后可能会出现头晕、恶心、呕吐等症状。

配方： 番茄半个，蜂蜜适量。

制法： 将番茄搅拌成汁后加入适量的蜂蜜搅拌成糊状，均匀涂抹在脸或手部，15 分钟后洗去。

用法： 每周做 1~2 次。

功效： 驱除黑色素，美白肌肤。

偏方 2

丝瓜含有大量黏液与瓜氨酸等成分，具有清热、解毒、化痰、凉血、美白的功效；冬瓜含有蛋白质、糖类、粗纤维、磷、铁、核黄素等成分。常喝此汤可以除黑色素，有美白的功效。

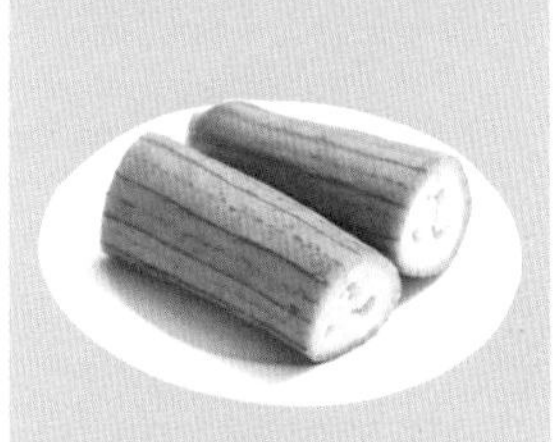

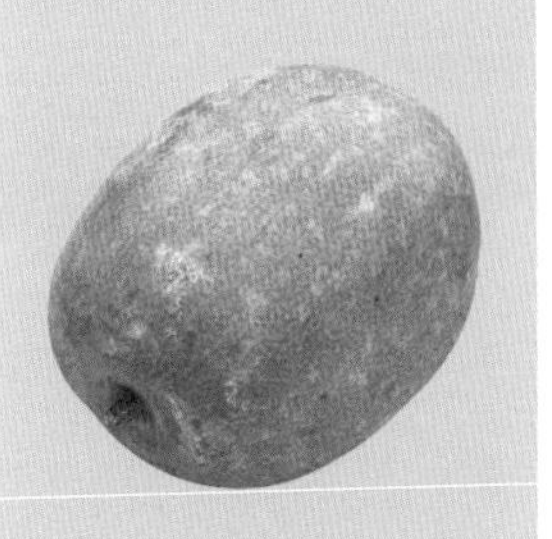

想要肤色白，就喝丝瓜美白汤

姓名：姚女士

年龄：30岁

姚女士在外面跑业务。一段时间后，她忽然发现自己的脸、脖子部位的皮肤变黑了。这种皮肤变黑是由于长期在外边忙碌，紫外线照射使皮肤表面产生了黑色素。她看到一个偏方——用丝瓜和冬瓜煮成汤食用。服用不久，便美白如初。

丝瓜美白汤

轻松驱走黑色素

来源 民间验方

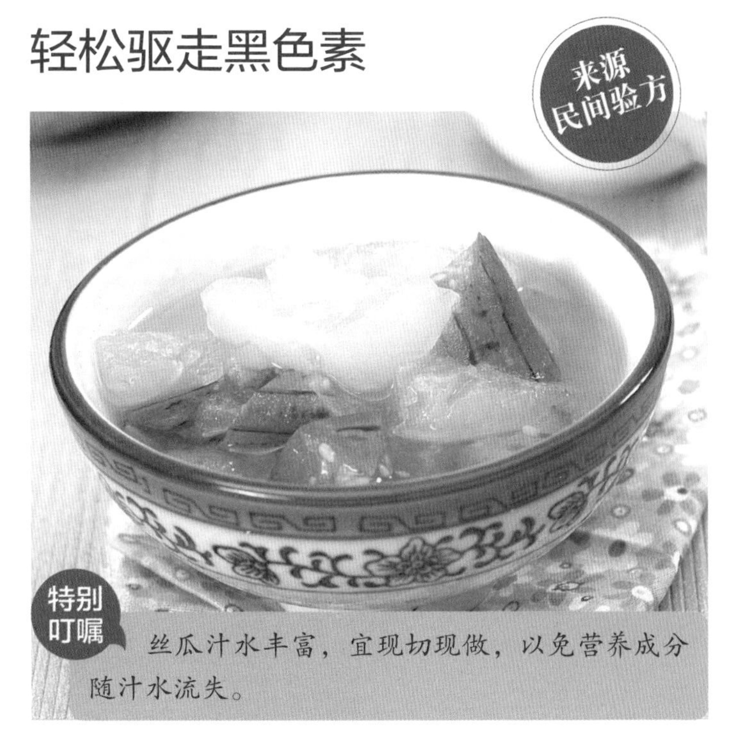

特别叮嘱 丝瓜汁水丰富，宜现切现做，以免营养成分随汁水流失。

配方：丝瓜、冬瓜各 100 克，蜂蜜适量。

制法：丝瓜洗净后切段；冬瓜去皮，洗净后切成块；将两样东西放进锅内，加适量水，先用大火煮开后改小火煮半小时，将丝瓜、冬瓜捞出，加适量蜂蜜即可。

用法：佐餐食用。

功效：可以除黑色素，有美白的功效。

皮肤干燥

Q 皮肤干燥是怎么回事？

A 皮肤干燥是指皮肤缺乏水分，令人感觉不适的现象。

Q 皮肤干燥的原因有哪些？

A 年龄增长、气候变化、睡眠不足、过度疲劳、洗澡水过热、洗涤用品碱性强等都是导致皮肤干燥的重要原因。其症状主要为皮肤发紧、个别部位干燥脱皮、洗澡过后全身发痒。

偏方 1

红枣是调节内分泌、补血养颜的佳品；木瓜味甘，性平，能消食健胃、美肤养颜。

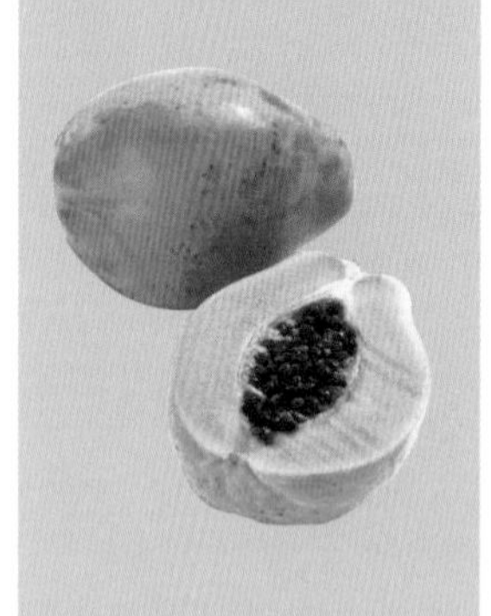

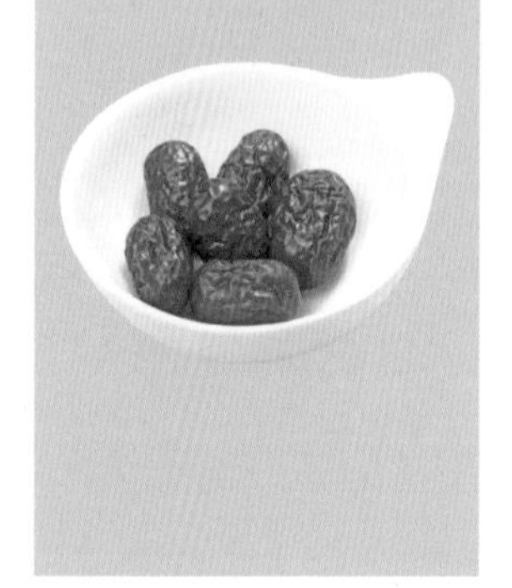

木瓜红枣莲子蜜

暖身暖心，滋润皮肤

来源 民间验方

特别叮嘱 治病多采用宣木瓜，也就是北方木瓜，不适合生吃；食用木瓜是产于南方的番木瓜，既能够生吃，也能够作为蔬菜和肉类一起炖煮。

配方： 木瓜 1 个，红枣、莲子、蜂蜜、冰糖各适量。

制法： 先将红枣、莲子加冰糖煮熟备用。然后将木瓜剖开去瓜子，将煮好的红枣、莲子、蜂蜜汁放在木瓜里边，上笼蒸透后即可食用。

用法： 每周食用 3～5 次。

功效： 温暖身心，滋润皮肤，补血养颜。

偏方 2 芦荟汁

保湿嫩白

芦荟有收敛皮肤、保湿、消炎的功效，与珍珠粉和蛋清一起使用，能保持皮肤湿润、娇嫩、白净。

配方：芦荟 1/3 片，黄瓜 1/3 根，蛋清 1/4 个，珍珠粉 3 克，面粉适量。

制法：将芦荟去刺洗净，然后和黄瓜一起榨汁后倒入碗里，依次放进蛋清、珍珠粉和适量面粉，调成糊状。将脸洗净后，把调好的糊抹上，15 分钟后洗掉。

用法：每周 1~2 次。

功效：保持皮肤湿润、娇嫩、白净。

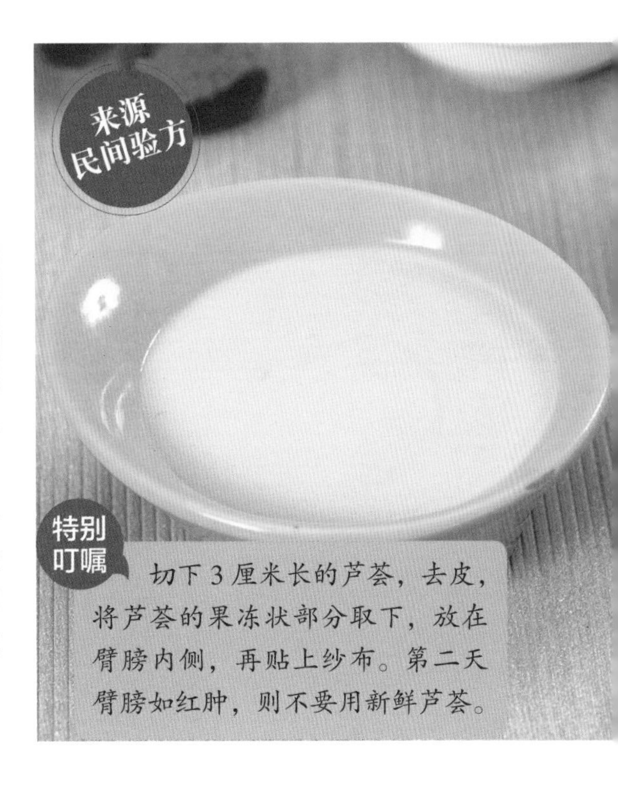

特别叮嘱　切下 3 厘米长的芦荟，去皮，将芦荟的果冻状部分取下，放在臂膀内侧，再贴上纱布。第二天臂膀如红肿，则不要用新鲜芦荟。

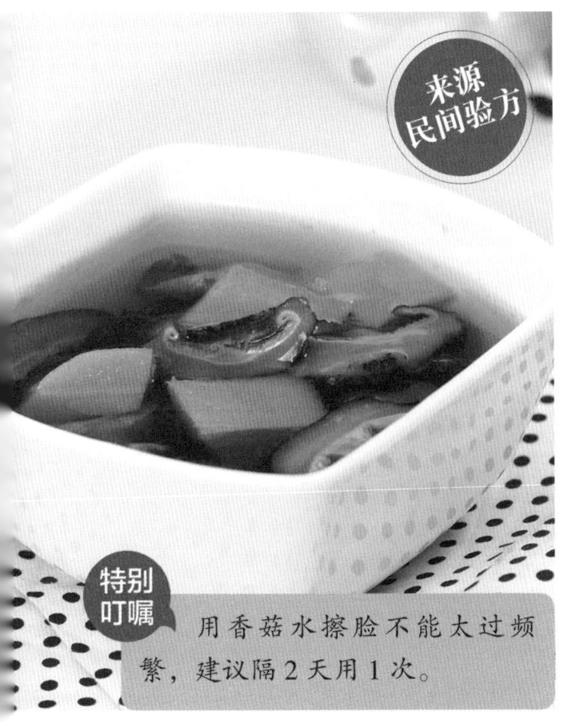

特别叮嘱　用香菇水擦脸不能太过频繁，建议隔 2 天用 1 次。

偏方 3 香菇木瓜水

皮肤不再粗糙干燥

香菇中含有的香菇多糖成分具有很好的保湿效果，许多名牌化妆品都用这种成分来为肌肤保湿。用 80℃的水浸泡香菇，能有效提取香菇中的多糖成分，溶入水中。

配方：取 10 克香菇，一小块木瓜。

制法：将木瓜和香菇放到一个小碗中，倒入 80℃左右的温水，浸泡 1 小时。

用法：用化妆绵蘸上浸泡香菇、木瓜的水，轻轻擦皮肤，擦试半个小时。

功效：有效滋养皮肤，令肌肤滋润柔软。

防晒

Q 为什么要防晒？

A 偶尔晒晒太阳，会增补阳气，帮助人体吸收钙质。但阳光中的紫外线，是形成皮肤黑色素的祸首。阳光中的紫外线会刺激皮肤产生大量氧化自由基，而自由基会破坏皮肤细胞组织，加速黑色素生成的氧化反应，降低皮肤抵抗力，让皮肤变得粗糙、灰暗。

偏方 1

胡萝卜含有丰富的维生素A原，能抗氧化，修复受损细胞，对防治皮肤粗糙有明显效果；玉米含有丰富的胱氨酸，是其他食物少有的，能够阻挡紫外线。

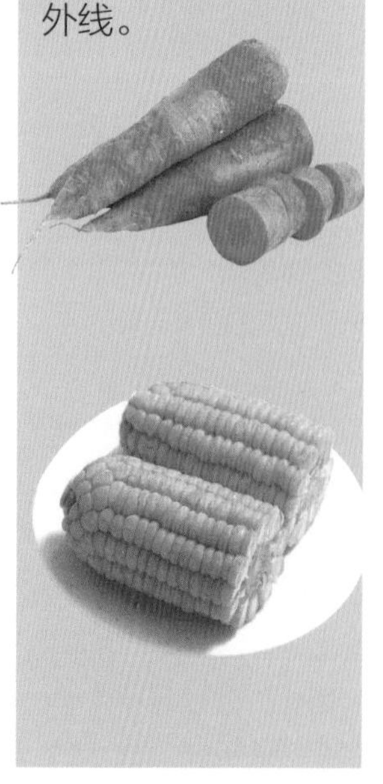

胡萝卜玉米汤

防晒，淡化黑色素

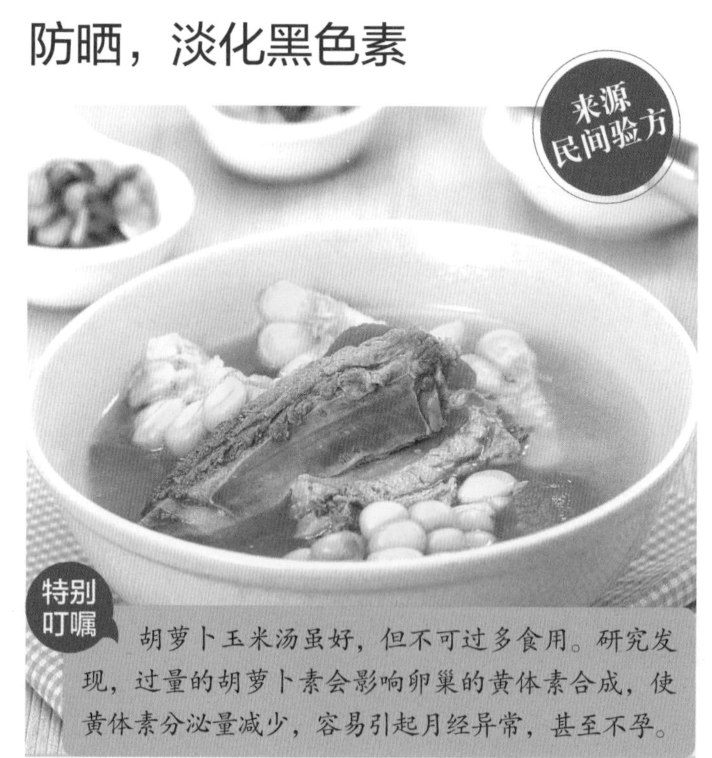

特别叮嘱 胡萝卜玉米汤虽好，但不可过多食用。研究发现，过量的胡萝卜素会影响卵巢的黄体素合成，使黄体素分泌量减少，容易引起月经异常，甚至不孕。

配方： 胡萝卜 1 根，玉米 1~2 根，瘦肉或排骨适量，生姜 1 小块。

制法： 将胡萝卜、玉米切成小块，与其他材料一起放入锅内，加适量水，煮开后改小火煲 1~2 个小时即可。

用法： 每周喝 2~3 次。

功效： 美容防晒，淡化黑色素。

来源
民间验方
特别
叮嘱
蜂蜜宜用温水冲服，不可用沸水冲服，更不宜煎煮，否则其营养素会被破坏。

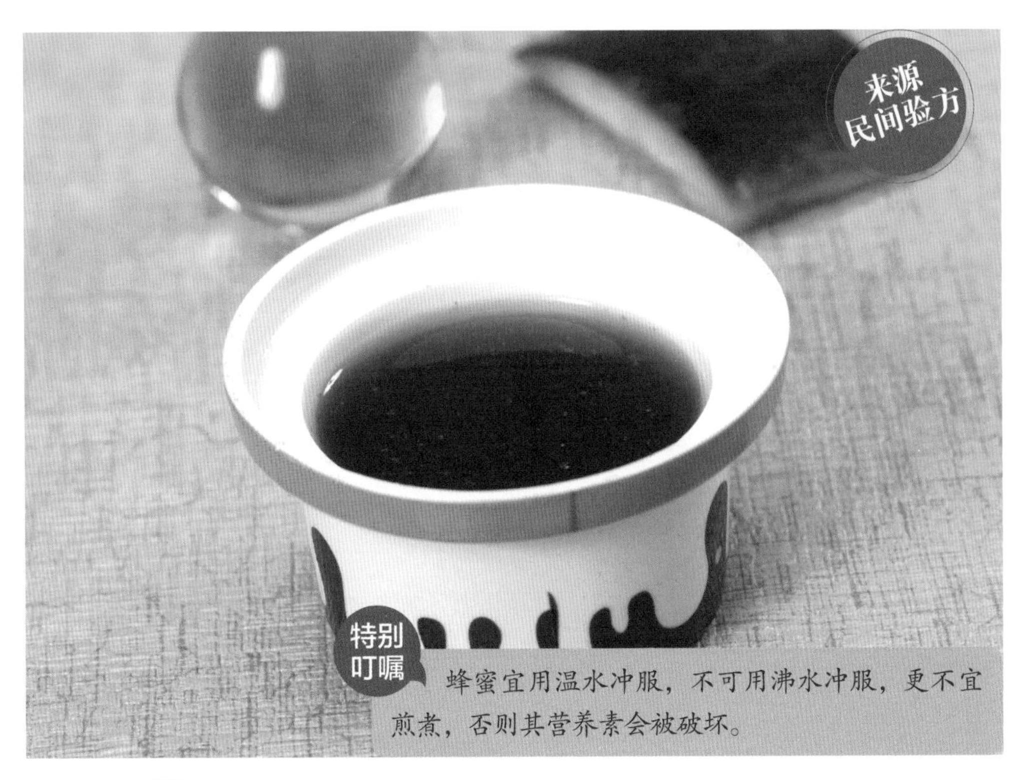

偏方 2 西瓜皮蜂蜜面膜

让晒后的皮肤恢复光泽

西瓜皮，即中药的“西瓜翠衣”。中医认为，西瓜翠衣性寒，味甘，有清热解暑的作用。现代医学研究表明，西瓜皮中含有丰富的维生素，能促进皮肤新陈代谢、润泽肌肤；蜂蜜味甘，性平，有滋养、润燥、解毒的功效。

配方： 西瓜皮 2 块，蜂蜜 30 克。

制法： 将西瓜皮捣汁，掺入蜂蜜做面膜，敷在面部，敷 15~25 分钟后，再用清水洗净。

用法： 每周 3~5 次。

功效： 让晒后的皮肤恢复光泽，防止晒斑生成。

好大夫在线

Q 有的人被太阳晒了之后，一回家便冰水敷面或频繁洗脸，这样做好吗？

A 用冰水敷面，肌肤受到一冷一热两个极端刺激，毛孔会骤然收缩，会影响皮肤的新陈代谢；洗脸太过频繁，是破坏肌肤正常油脂分泌的错误做法。

祛痘

Q 青春痘是什么原因引起的？

A 青春痘又叫粉刺，好发于面部、颈部、胸背部、肩膀和上臂。它是一种毛囊与皮脂腺的慢性炎症性皮肤病，主要是因为内分泌失调导致雄激素分泌亢进，使分泌物长期郁积在毛囊内部，受到细菌的感染所致。

偏方 1

苦瓜所含的生物碱类物质奎宁有利尿活血、消炎退热、清心明目、去火的功效。苦瓜可以清除肺内瘀热，将痘痘清除。

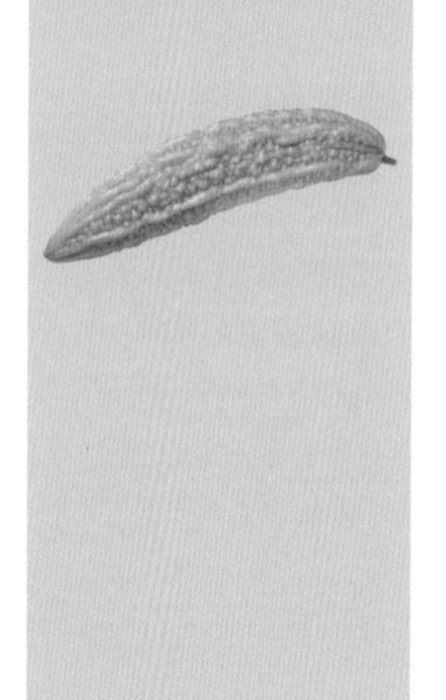

清炒苦瓜

清热毒，去痘痘

来源 民间验方

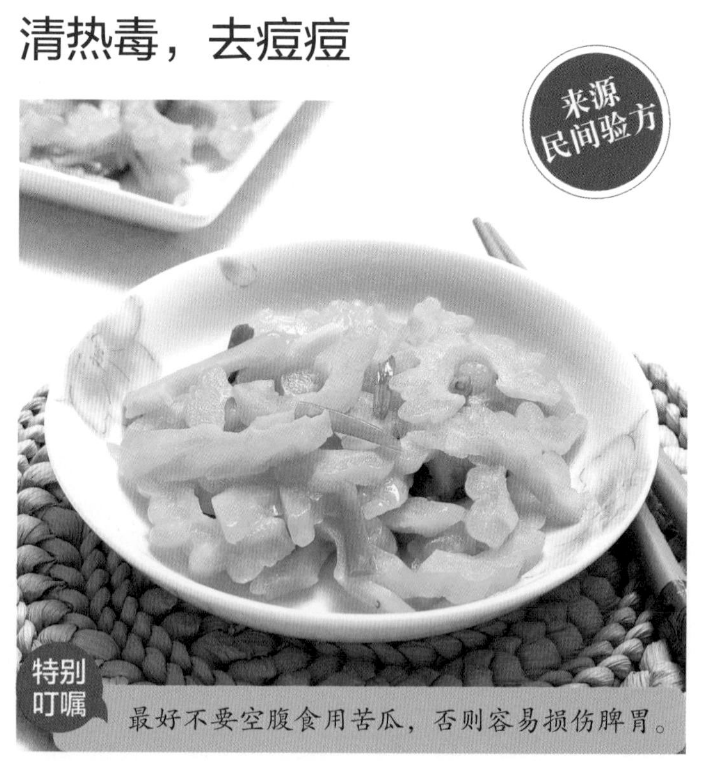

特别叮嘱 最好不要空腹食用苦瓜，否则容易损伤脾胃。

配方： 苦瓜片 300 克，盐、白糖、香油、植物油各适量。

制法： 锅内倒植物油烧热，放苦瓜片快炒，然后调入盐、白糖，继续翻炒；炒至苦瓜片熟，淋香油即可。

用法： 每周食用 3~5 次。

功效： 清除肺热，消除火毒引起的痘痘。

偏方 2

中医认为绿豆性凉味甘，有清热解毒、止渴消暑、利尿润肤的功效。绿豆汤是人人皆知的夏季解暑饮料，绿豆的另一重要药用价值就是解毒。而百合被中医专家称为最好的“清肺补气”食物，肺热清了，痘痘就自然没有了。

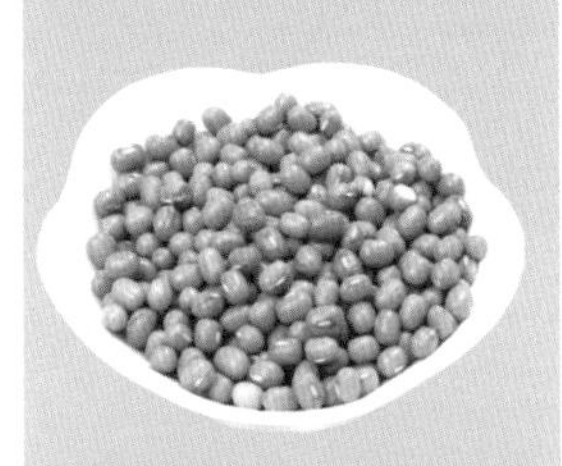

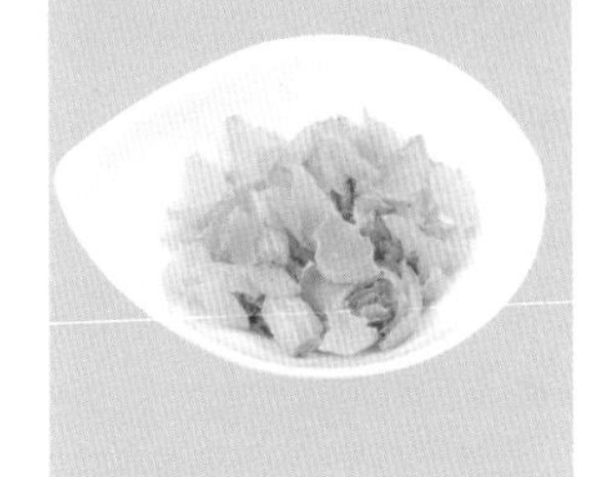

常喝绿豆百合汤，跟痘痘说再见

姓名：小李

年龄：25岁

正值芳龄的小李，长了一脸恼人的痘痘，以至于工作起来没有自信。正当她无奈时，邻居老中医说，她的痘痘是肺热引起的，肺热一清，痘痘就会消失，并给他介绍了一个偏方——绿豆百合汤。小李回家服用了半个月，脸上的痘痘消失了。

绿豆百合汤

解毒除痘，一身轻

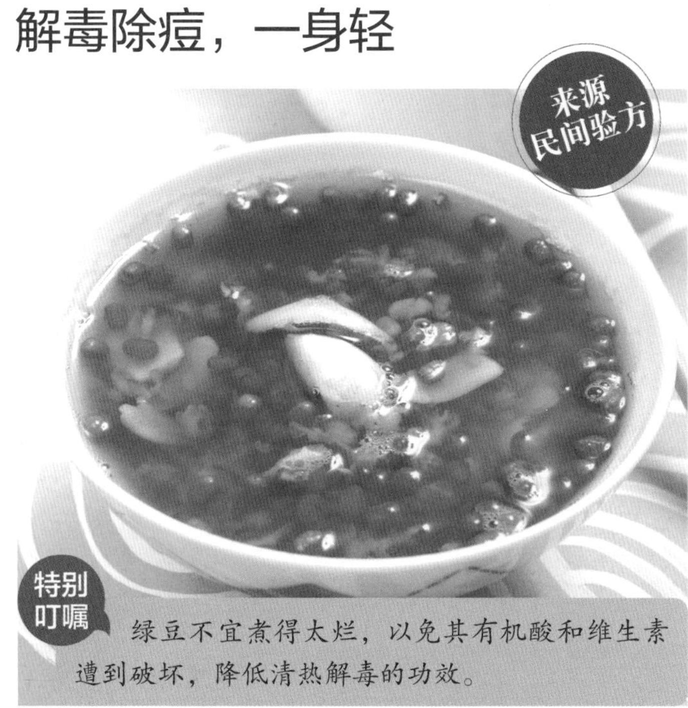

特别叮嘱 绿豆不宜煮得太烂，以免其有机酸和维生素遭到破坏，降低清热解毒的功效。

配方：绿豆、百合各 100 克，冰糖适量。

制法：将绿豆、百合放入锅中，加水 2 000 毫升，水开后转成小火煮至熟烂，加入少量的冰糖，等到汤凉后服用。

用法：每日 2 次，每次 1 小碗。

功效：清热解毒，除痘痘。

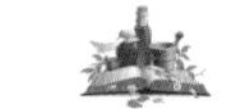

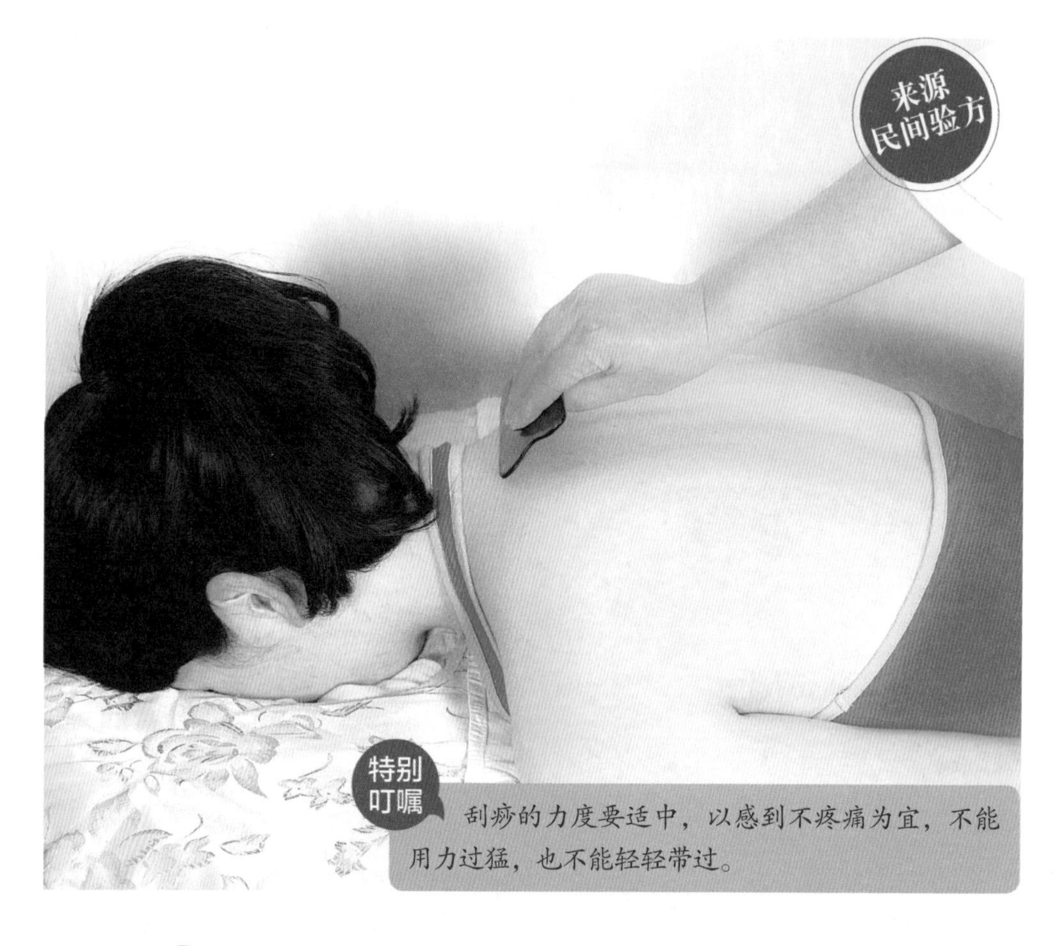

偏方 3 刮痧法——刮大椎、肺俞

清肺热祛痘

大椎可清一身之热，肺俞有散发肺热的作用，通过刮这两个穴位可以起到很好的清肺热祛痘的功效。

工具： 刮痧板 1 个，橄榄油 1 瓶。

取穴： 大椎穴位于人体的颈部下端，可正坐低头，第七颈椎棘突下凹陷处即是。肺俞穴位于背部，第三胸椎棘突下，左右各二指宽处。

操作：（1）用刮痧板蘸橄榄油，先刮大椎穴，反复刮 5 分钟左右，刮至大椎穴周围出现紫红色，呈充血状态时停止。

（2）用同样的方法再刮肺俞穴，5 分钟左右即可。

功效： 清肺热，祛痘。

妊娠纹

Q 妊娠纹是怎么回事?

A 妊娠纹呈紫色，也有的呈白色或粉红色，分布往往由身体中央向外呈平行状或放射状；位置主要在腹壁上，也会出现在大腿内外侧、臀部、胸部、手臂与肩膀等处，初产妇最为明显。

偏方 1

猕猴桃被喻为“水果金矿”，含有丰富的膳食纤维、维生素C、B族维生素、维生素D、钙、磷、钾等营养物质。其富含的维生素C能有效抑制皮肤的氧化作用，干扰黑色素的形成；酸奶可改善皮肤细胞活性，延缓皮肤衰老，增强皮肤张力，去除妊娠纹。

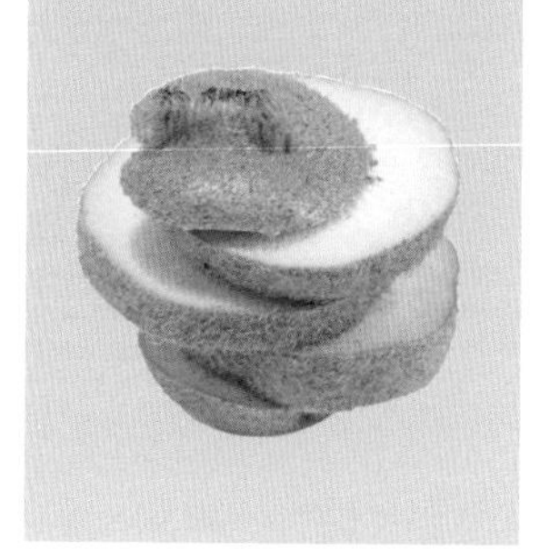

猕猴桃酸奶

增强皮肤张力，去除妊娠纹

来源
民间验方
特别叮嘱
酸奶不要空腹喝，因空腹饮用酸奶，乳酸菌易被杀死，保健作用会减弱。

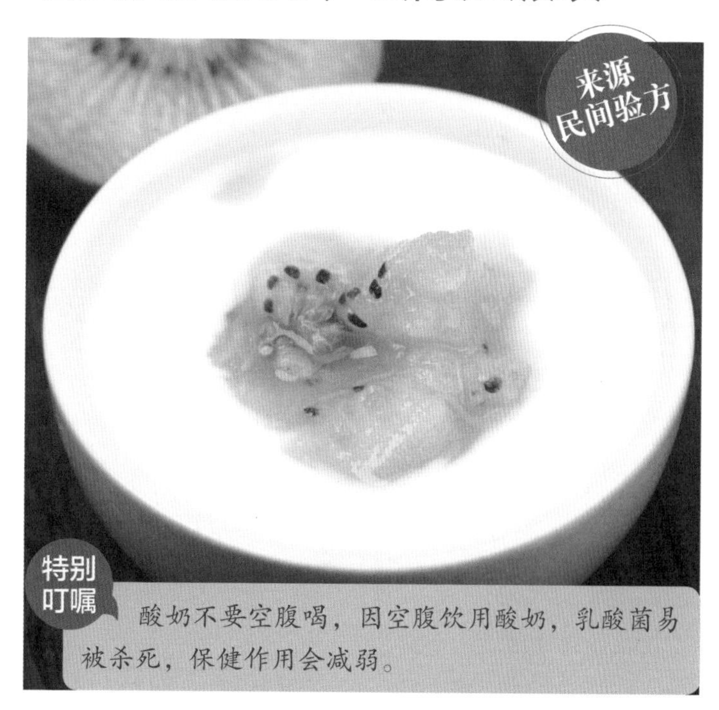

配方： 猕猴桃 1 个，酸奶 1 杯。

制法： 将猕猴桃清洗干净，切成两半，用勺子挖出中间的果肉，放入酸奶中拌匀即可。

用法： 每周吃 3~5 次。

功效： 刺激皮肤新陈代谢、保持皮肤润泽细嫩，去除妊娠纹。

偏方 2

鸡蛋清性味甘寒，能清热解毒，外用可以促进组织生长、伤口愈合，对于消除或者减轻产后妊娠纹，有良好的功效。

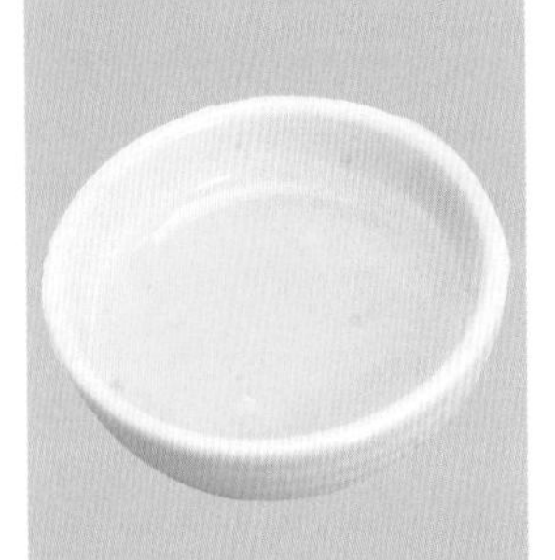

这样做也有效

腹部敷好鸡蛋清后，还可以用纯棉的白布条裹在腰腹部，白天裹好，晚上睡觉时放开，第二天更换，因为蛋清有收紧皮肤的作用，这样不仅有助于产后妊娠纹的消失，还有助于体形的恢复。

外敷蛋清

收紧皮肤

来源 民间验方

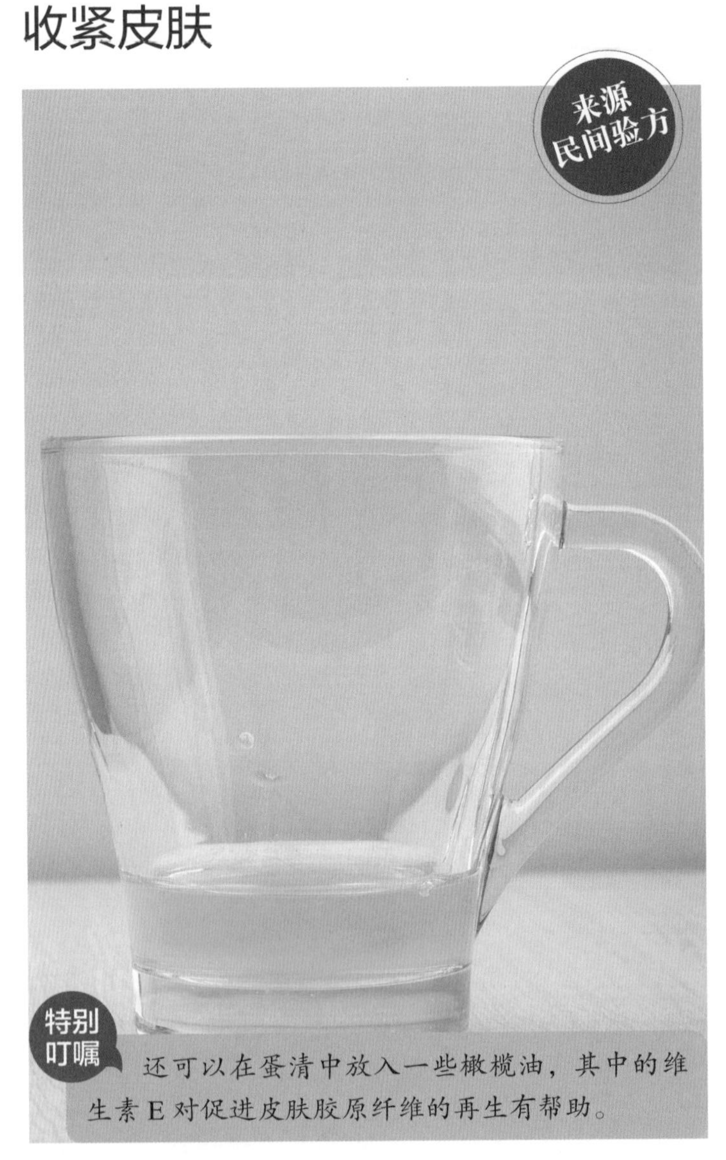

特别叮嘱 还可以在蛋清中放入一些橄榄油，其中的维生素 E 对促进皮肤胶原纤维的再生有帮助。

配方： 打 1 颗鸡蛋，取蛋清。

制法： 腹部洗净后按摩 10 分钟，将蛋清敷在肚子上，10 分钟左右擦掉，再做一下腹部按摩，这样可以让皮肤吸收更好一些。

用法： 每天做 1 次。

功效： 收紧皮肤，有助于产后妊娠纹的消失。

黑眼圈

Q 为什么会出现黑眼圈？

A 黑眼圈的成因有两种，一种是血管型黑眼圈，这是因为眼眶周围的肌肤比较薄，当血液循环不好或者血管在扩张时，就容易出现黑眼圈；另一种是色素型黑眼圈，成因是色素在眼眶周围沉淀，因此导致黑眼圈的发生。

偏方 1

玫瑰花含有丰富的多种维生素，而缺乏维生素也是引起黑眼圈的一个原因。为了消除恼人的黑眼圈，选择玫瑰花是不错的。

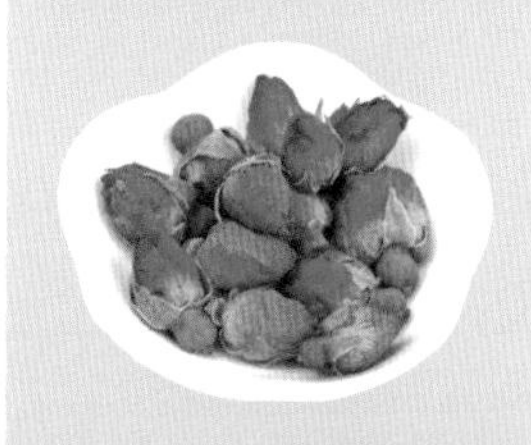

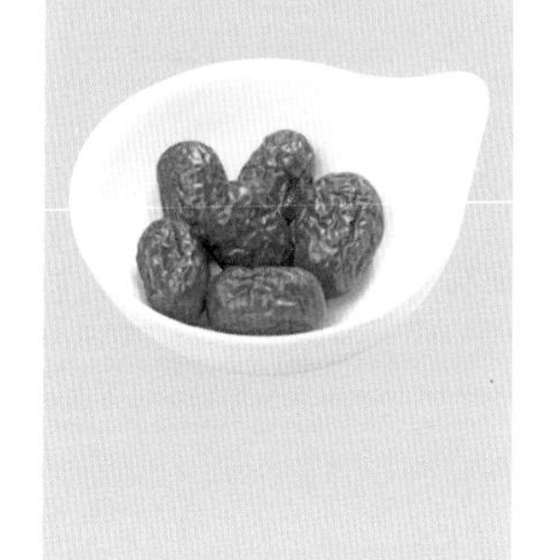

玫瑰红枣枸杞茶

消除恼人的黑眼圈

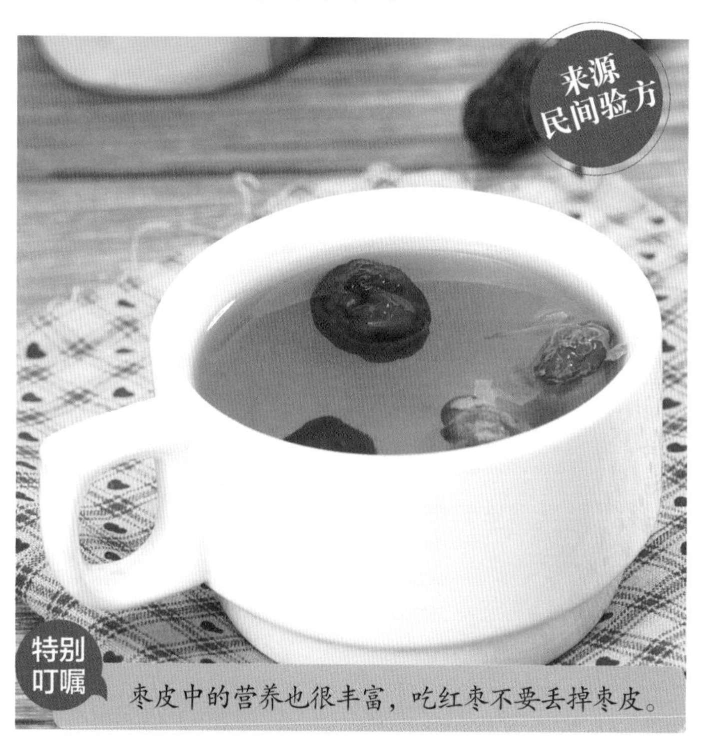

特别叮嘱 枣皮中的营养也很丰富，吃红枣不要丢掉枣皮。

配方： 玫瑰花、枸杞子各 5 克，红枣 6~8 个。

制法： 将玫瑰花、枸杞子、红枣一起放入开水中，10 分钟后即可饮用，可重复泡制 2~3 次。

用法： 每周服用 5~7 次。

功效： 美白润肤，活血化瘀，消除黑眼圈。

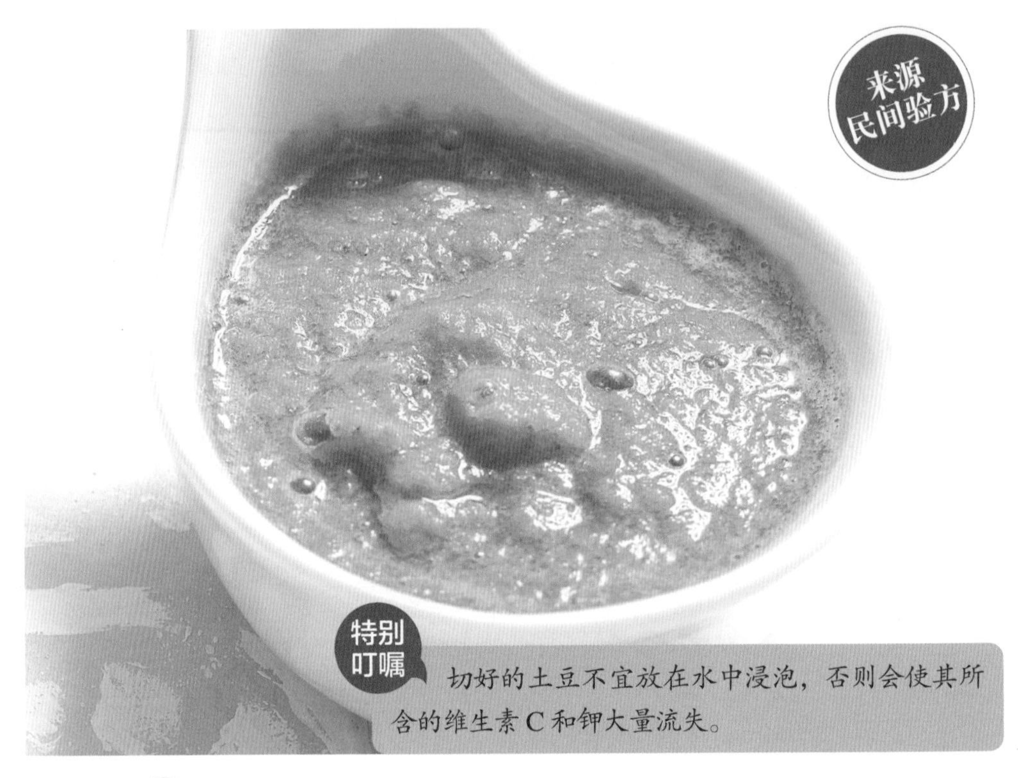

特别叮嘱 切好的土豆不宜放在水中浸泡，否则会使其所含的维生素C和钾大量流失。

偏方 2 湿敷土豆泥
缓解“熊猫眼”

土豆是美容的佳品，无论外敷还是内用，都能呵护肌肤、保养容颜。用土豆热敷眼部，能延缓眼袋形成。

配方： 土豆 150 克。

制法： 将土豆捣成泥，轻敷于眼部周围，10~15 分钟后取下，用清水洗净。

用法： 坚持每 2 天做 1 次。

功效： 缓解黑眼圈。

这样做也有效

把土豆切成片，敷在眼睛周围，保持 20 分钟。

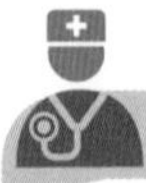

好大夫在线

Q 对于上班族来说，每天对着电脑，应该怎样防止黑眼圈呢？

A 应该隔1个小时左右让眼睛休息一下，可以做做眼保健操。

偏方 3

菊花含有丰富的维生素A，是维护眼睛健康的重要物质。菊花茶能让人头脑清醒、双目明亮，特别对用眼过度导致的双眼干涩有较好的疗效。菊花与决明子配伍使用，明目的功效会更加显著。

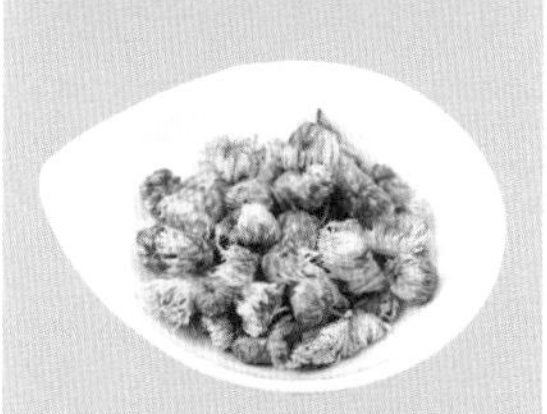

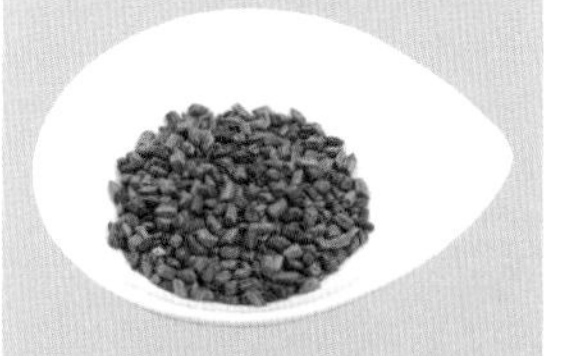

这样做也有效

当你的眼睛很累的时候，可以用菊花茶的热气薰眼部，1分钟，眼睛马上感觉很舒服。

常喝菊花决明子茶，可以淡化黑眼圈

姓名：小林

年龄：23岁

小林工作没多久，由于经常看电脑、熬夜，眼睛的下方出现轻度的黑眼圈。闺蜜给她介绍了一个喝茶去黑眼圈的方子——决明子和菊花泡茶喝。小林喝了一段时间这种茶，并改变了经常熬夜的习惯，黑眼圈的状况逐渐减轻了。

菊花决明子茶

让人头脑清醒、双目明亮

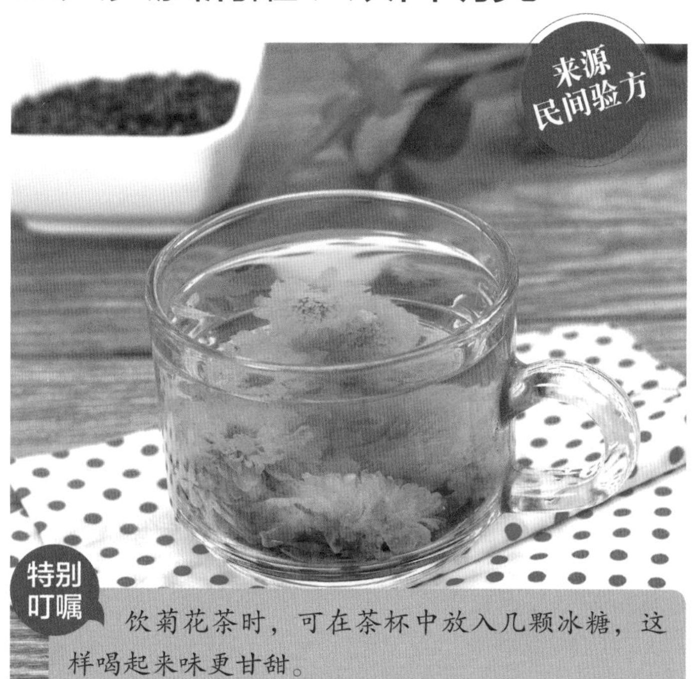

特别叮嘱 饮菊花茶时，可在茶杯中放入几颗冰糖，这样喝起来味更甘甜。

配方：决明子 15 克，菊花 6 克。

制法：将决明子加水煮沸 15 分钟，取滤液泡菊花，代茶饮用。

用法：每周喝 3~5 次。

功效：让人头脑清醒、双目明亮，特别对用眼过度导致的双眼干涩有疗效。

头发脱落

Q 为什么会脱发？

A 中医认为，肾为先天之本，其华在发，肾气衰，发脱落。也就是说，肾精不足，全身的血液循环就会疲软，无力将营养物质输送到头顶，头部毛囊得不到滋养，逐渐萎缩，就会引起脱发。

Q 怎样防治头发脱落？

A 勤洗头发，减少染发烫发，不使用脱脂性强的或碱性洗发剂。

偏方1

何首乌是著名的生发中药，其性微温，具有补肝益肾、养血祛风的功效；川芎擅长活血行气、祛风止痛；核桃补血气、补肾填精、润燥通便，吃了能够强身壮体、润泽肌肤，使头发浓黑。

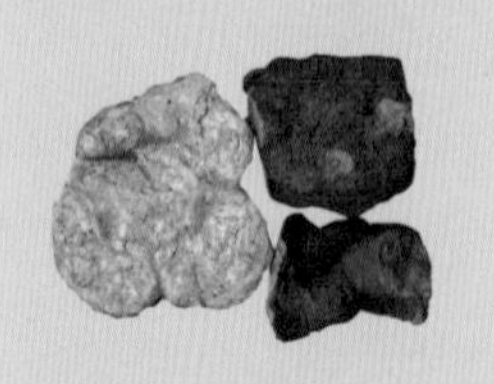

何首乌

首乌核桃仁茶

补肾填精，防治脱发

来源 民间验方

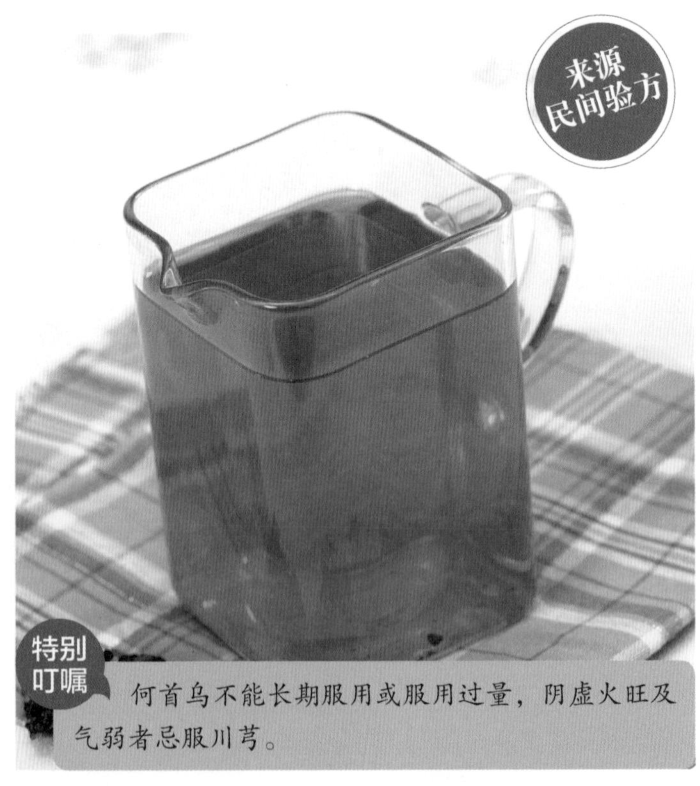

特别叮嘱 何首乌不能长期服用或服用过量，阴虚火旺及气弱者忌服川芎。

配方： 何首乌15克、川芎5克、核桃20克。

制法： 将上述物品一起捣碎，煎水代茶饮。

用法： 7天为1个疗程，1个疗程后要停服几天。

功效： 补血气、填肾精，防治脱发。

来源
民间验方
特别
叮嘱
大便泄泻者及有龋齿者忌服此粥。服粥期间，
不宜吃葱、蒜、萝卜、羊肉。

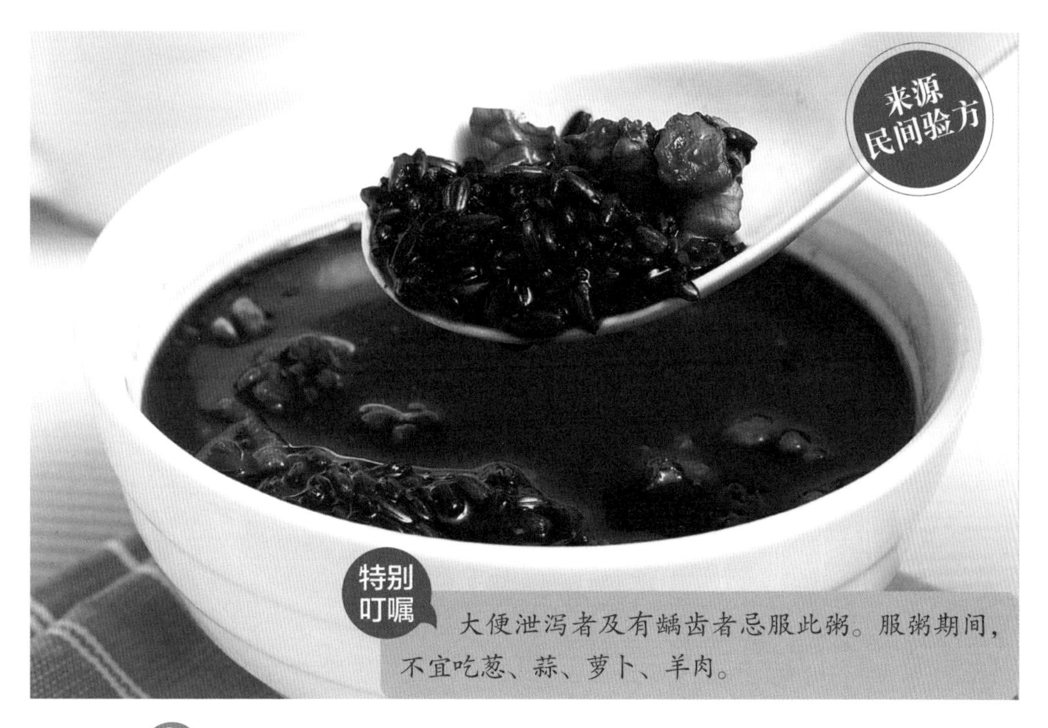

偏方 2 何首乌固发粥

让头发光亮坚固

何首乌可补肝肾、益精血、乌须发；黑芝麻可补肾强肝，防治须发早白、脱发等症；核桃仁可补肾固精、润肌黑发。三者和糯米一起煮粥食用，具有补肾、强肝、固发等作用。

配方： 黑米 100 克，何首乌 30 克，黑芝麻 20 克，核桃仁 15 克，冰糖 10 克。

制法： 何首乌洗净，入砂锅煎煮，去渣取汁；黑米、黑芝麻、核桃仁分别洗净；锅置火上，倒入适量清水烧开，再加黑米、黑芝麻、核桃仁、何首乌汁同煮，粥将熟时，加入冰糖，再煮 5 分钟即可。

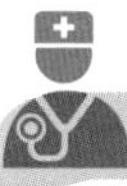

好大夫在线

Q 经常按摩头皮，对防止脱发有帮助吗?

A 会有帮助的。建议大家勤做按摩，每天用手指指腹前后按摩头皮，每次约 5 分钟，可以有效疏通头部经络，使气血顺畅，防止脱发。

用法： 每日食用 1 次，7 天为 1 个疗程。

功效： 补肾强肝、固发。

头皮屑

Q 头皮屑是怎么引起的？

A 头皮屑在医学上称为“头皮糠疹”，主要是因为油脂分泌旺盛，或因角质细胞异常增生而引起的，平时用脑过度的人最容易产生头皮屑。

生活小窍门

常吃玉米等含植物蛋白较高的食物，还有像莴苣、卷心菜、菜花这类富含维生素 E 的蔬菜，能够防止干性头皮屑和头发干枯。

偏方 1

洋葱含有非常丰富的营养物质，并富含蛋白质和矿物元素，可以为头发的生长提供必需的营养物质。洋葱还含有植物杀菌素如大蒜素等，因而有很强的杀菌能力，能对抗头皮中细菌的滋生，从而去屑止痒。

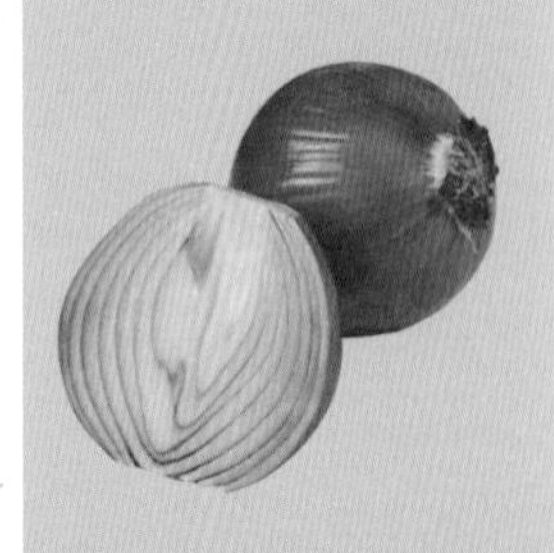

这样做也有效

清水加陈醋清洗，方法类似，将陈醋和清水用手搅匀，每周大概 3 次。

洋葱汁

止痒除头屑

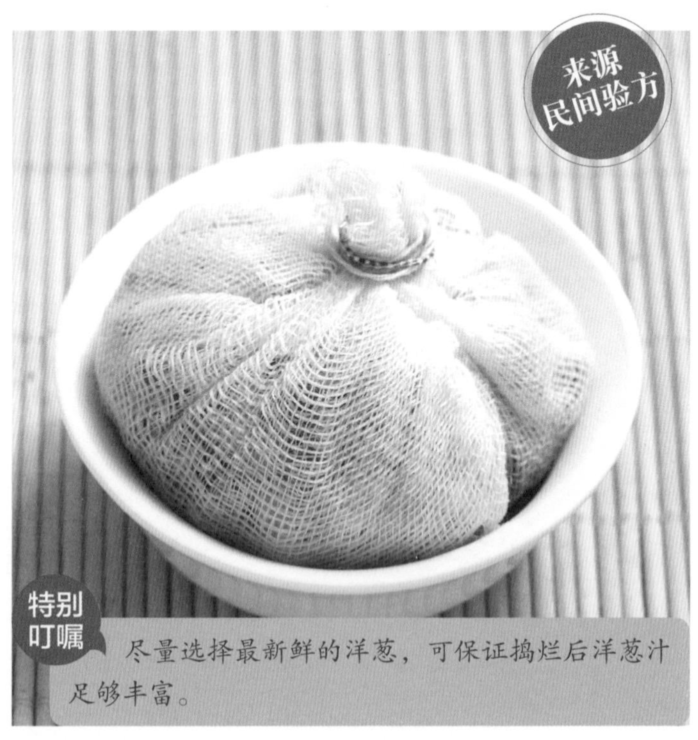

特别叮嘱 尽量选择最新鲜的洋葱，可保证捣烂后洋葱汁足够丰富。

配方： 洋葱 1 头。

制法： 将 1 个捣烂的洋葱头用纱布包好，取汁。

用法： 用洋葱汁揉擦头皮，24 小时后用温水洗头即可。1 周 3 次，2 周后即可见效。

功效： 适用于头痒、有头皮屑者。

偏方 2 豆浆洗头

去头屑，止头痒

黄豆含有非常丰富的营养物质，并富含蛋白质和矿物元素，可以为头发的生长提供必需的营养物质。

配方： 黄豆适量。

制法： 将黄豆洗净，浸泡 1 晚；次日早晨，将泡好的黄豆捣成泥状，然后将其放入一个盆内，加水熬煮，半小时后，洗头用的豆浆制成。

用法： 用豆浆代水洗头。每日 1 次，晚上使用。

功效： 适用于头痒患者。

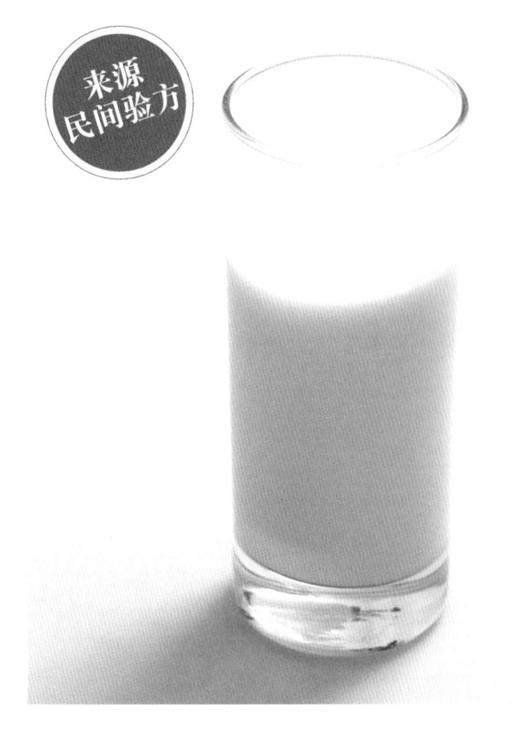

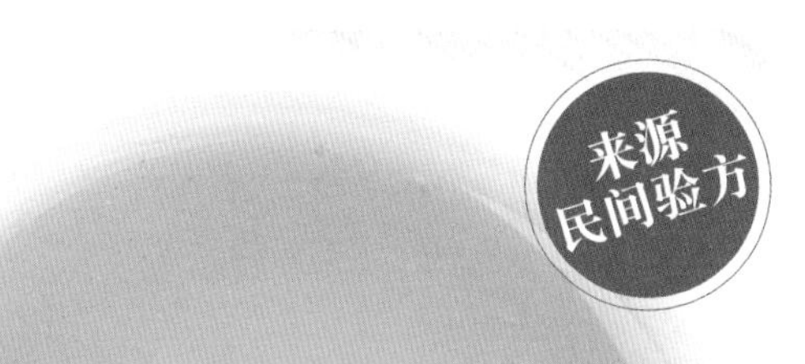

偏方 3 啤酒去头皮屑

头屑烦恼不再来

啤酒有丰厚的泡沫和养分，在滋养头皮和去屑方面有着很好的效果，还可以使头发顺滑光亮，促进头发的生长。

配方： 啤酒适量。

制法： 先将头发用啤酒弄湿，过 15 分钟后用清水冲洗。

用法： 每天早、晚各 1 次，7 日为 1 个疗程。坚持使用一段时间，去屑效果明显。

功效： 适用于头痒、有头皮屑的患者。

特别叮嘱 平时洗头发时，倒上一点啤酒，也有去屑的功效。

毛孔粗大

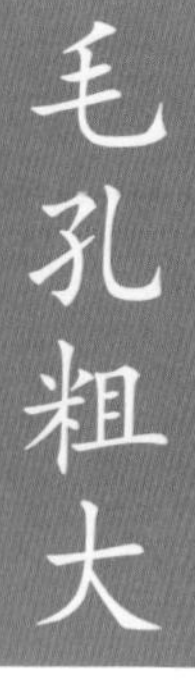

Q 毛孔粗大是什么原因引起的？

A 毛孔就是毛发的出口，皮脂腺分泌的油脂经过毛孔运送到表面滋润皮肤。青春期受激素影响，皮脂腺变大，油脂量分泌旺盛，毛孔也被撑大。粉刺堵塞、皮肤过度刺激及发炎、皮肤衰老都会引起毛孔粗大。要想让皮肤毛孔紧致、细腻，洗脸一定要用洗面粉，让皮肤干爽最好，如果季节干燥就涂抹一些滋润的护肤水。

偏方 1

啤酒中含有的啤酒花是一种清凉剂，不仅能够预防面疱、脓疱，对收缩毛孔也有很好功效。在黑啤酒中添加了能够深度清洁皮肤的燕麦，更有利于消除毛孔中的污垢，起到收敛毛孔和控油的作用。

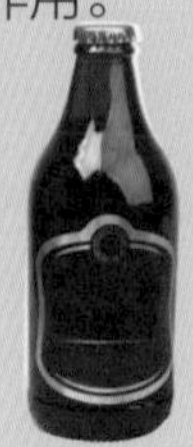

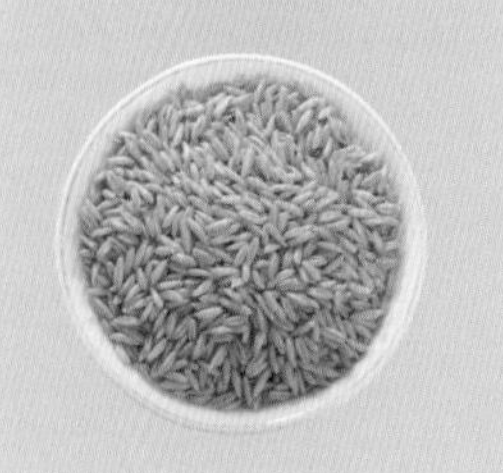

黑啤燕麦面膜

清除污垢，收敛毛孔

来源
民间验方
特别叮嘱
这个方法要坚持长久去做，才有效果。

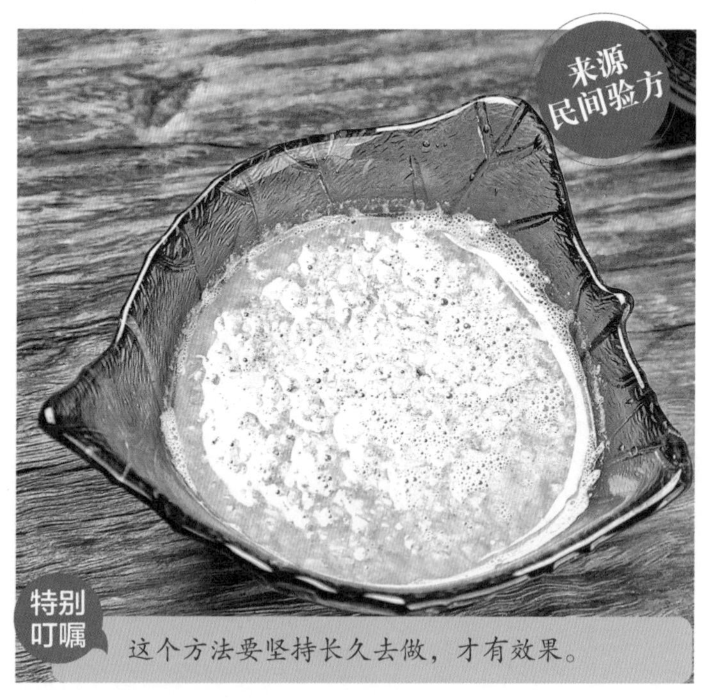

配方：准备适量的黑啤和燕麦。

制法：将适量燕麦片倒入黑啤酒中，黏稠度以自己感到舒适为宜，把燕麦片和黑啤酒充分调匀。

用法：直接涂抹在面部、颈部、手部，15 分钟后即可清洗。每周敷脸 2~3 次。

功效：促进血液循环，收敛毛孔。

偏方 2

橄榄油富含不饱和脂肪酸以及各种维生素，极易被皮肤吸收，又清爽自然，没有油腻感，所含多酚类有抗氧化作用，它能有效地缓解因脂肪被氧化而发生的细胞老化所带来的色斑、皱纹、毛孔粗大等现象；鸡蛋清可以起到收缩毛孔、紧致皮肤的作用。

鸡蛋橄榄油紧肤面膜，让粗大的毛孔变小

姓名： 小郭

年龄： 22岁

小郭最近睡眠不好，发现鼻子和鼻子两边的皮肤毛孔变大了，肤色也暗淡了。医生对她说，皮肤是最受不了熬夜的。经常熬夜，毛孔就会变得粗大。医生推荐了一个偏方——鸡蛋橄榄油紧肤面膜，这很好地改善了她毛孔粗大的问题。

鸡蛋橄榄油紧肤面膜

收缩毛孔，紧致皮肤

来源
民间验方
特别叮嘱
这个方法只要持之以恒去做，就会有效果。

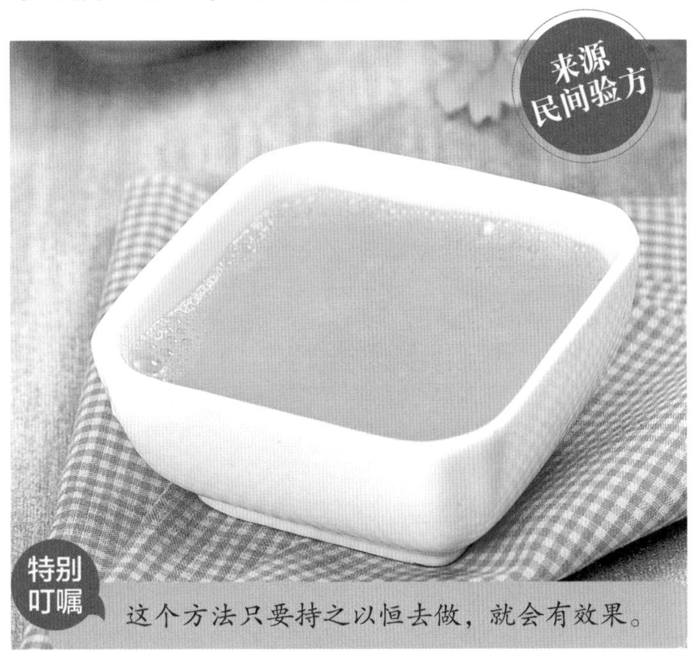

配方： 鸡蛋 1 个、柠檬半个、粗盐、橄榄油少许。

制法： 将鸡蛋打散，柠檬挤汁后加入，再加一点粗盐，充分搅拌均匀后，将橄榄油加入鸡蛋汁里，混合均匀。

用法： 涂抹于面部，20 分钟左右清洗干净。1 周敷脸 1～2 次。

功效： 改善毛孔粗大，促进皮肤光滑细致。

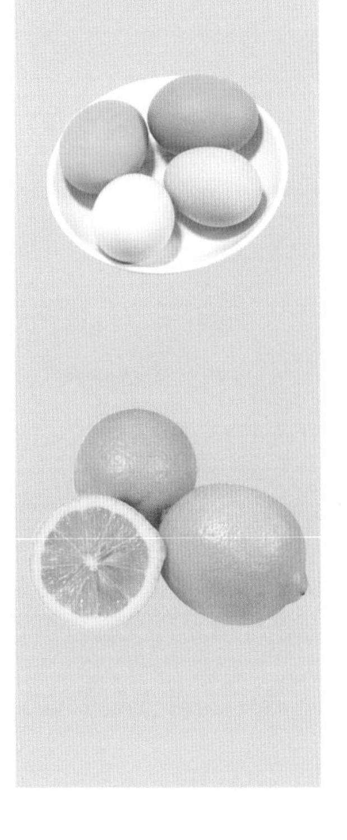

雀斑黄褐斑

Q 雀斑黄褐斑是什么原因引起的？

A 雀斑和黄褐斑都属于色素障碍性皮肤病。雀斑是发生于面部、颈部、手臂等日晒部位的针头至米粒大小的褐色斑点，因其形状、颜色如雀卵，故名雀斑，又称夏日斑。雀斑数量多少不定，各个之间互不融合。黄褐斑是发生于颧骨、额及口周围，多对称呈蝴蝶状，又名蝴蝶斑，女性有黄褐斑者多伴有月经紊乱、经前乳胀或慢性病症。

偏方1

丝瓜粉涂面

白净肌肤

来源 民间验方

丝瓜中含有多种维生素、蛋白质、碳水化合物和抗坏血酸，有较强的漂白效果，尤其是磷、钙、铁的含量比较丰富，还含有木糖胶和植物黏液等，这些物质对皮肤都有保健作用。

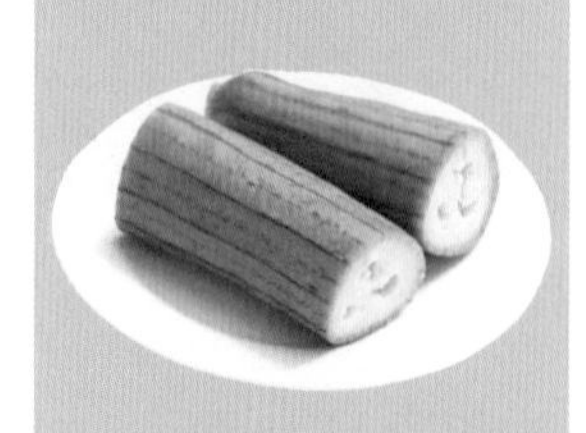

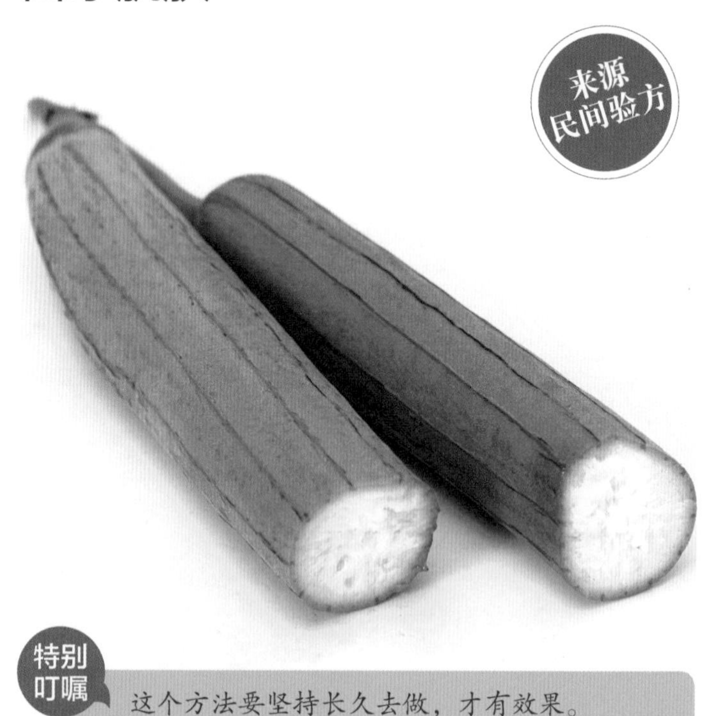

特别叮嘱 这个方法要坚持长久去做，才有效果。

配方： 鲜丝瓜 1 000 克。

制法： 将丝瓜晒干，研为细末，每晚用水调涂面，次晨用温水洗去。

用法： 长期使用，可使皮肤细腻白皙。

功效： 祛除雀斑、黄褐斑、妊娠斑。

这样做也有效

还可以加入蜂蜜调制成面膜，蜂蜜丝瓜粉面膜不仅可以祛斑，还可以抚平面部皱纹。

偏方 2

桑叶茶

淡化色素，祛斑

雀斑、黄褐斑等色斑很多属于肝郁血虚、风热郁于络脉所致，而桑叶具有疏风清热、凉肝解郁、明目的功效。

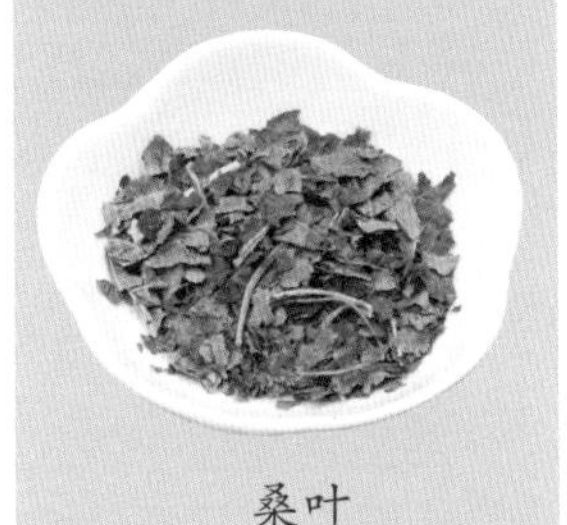
桑叶

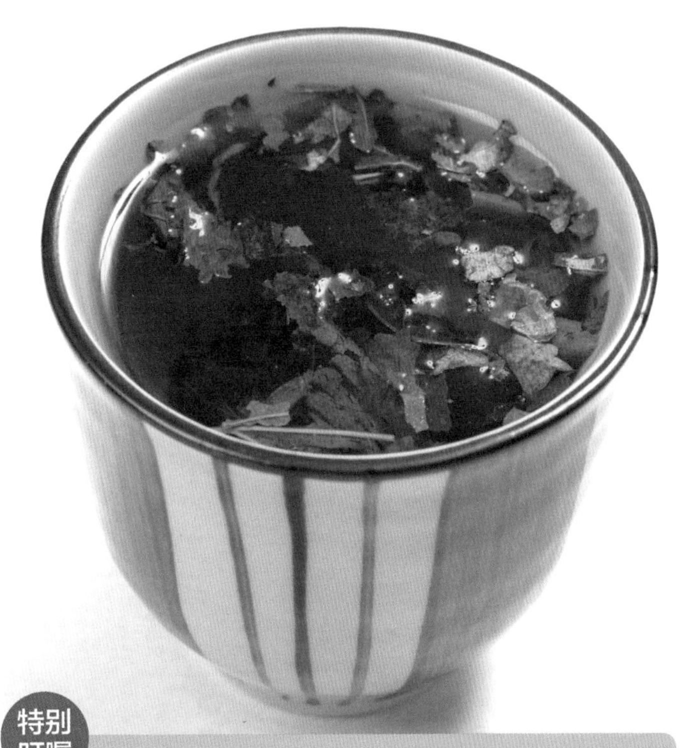

特别叮嘱 新鲜桑叶较具活性，中药店的干桑叶也行。调治期间多吃些豆制品，如豆腐、豆芽等，可有事半功倍之效。

配方： 干桑叶 500 克。

制法： 干桑叶去杂质，经隔水蒸煮消毒、干燥处理后备用。

用法： 每日 15 克，沸水泡后作茶饮。连服 1 个月为 1 个疗程。

功效： 适用于黄褐斑等。一般患者服用半个月后，可见斑块部分消退，或色素变浅，服用 1 个月后即可基本治愈。

这样做也有效

也可取新鲜桑叶适量，捣烂后每日敷于斑处 30 分钟，也有令人满意的效果。

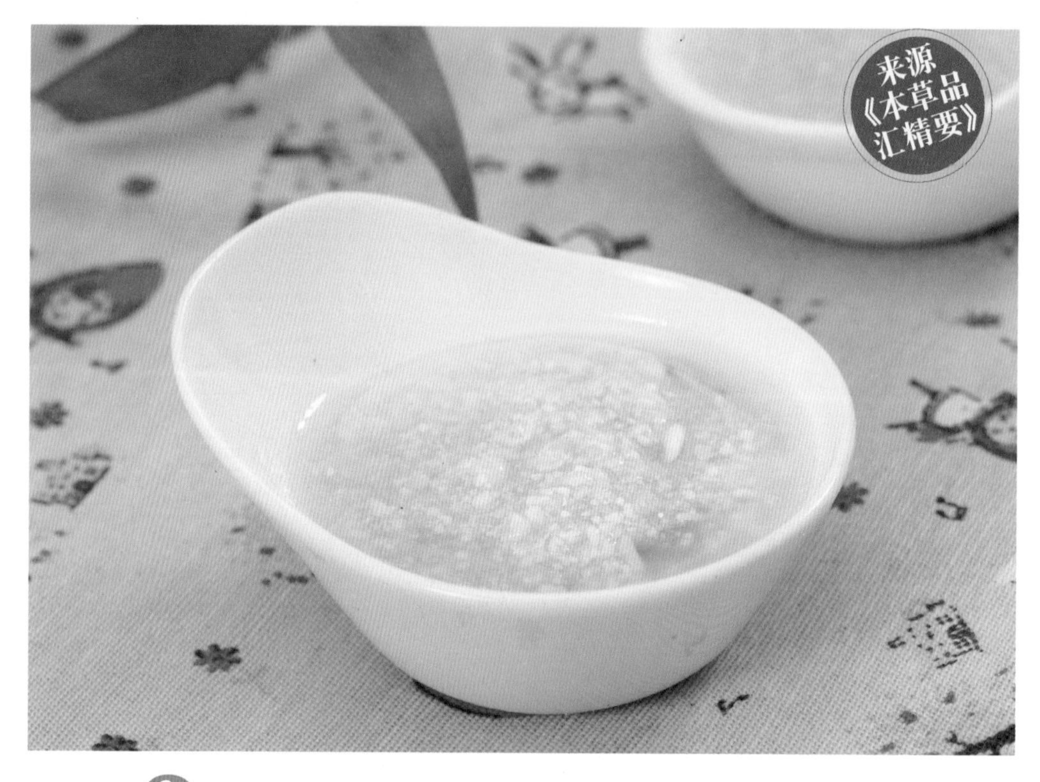

偏方 3 杏仁蛋清面膜

滋润皮肤，抑脂祛斑

杏仁中含有杏仁碱脂肪成分，可以淡去脸上的色斑，同时还可以保持皮肤的光滑和白嫩。

配方： 杏仁 50 克，鸡蛋 1 个，蜂蜜适量，白酒 20 毫升。

制法： 杏仁浸泡后去皮，捣烂如泥，加入蛋清和蜂蜜调匀。

用法： 每晚睡前涂搽，次晨用白酒洗去，再用温水清洗面部直至斑退。

功效： 适用于面部黄褐斑及暗无光泽。

这样做也有效

或用生杏仁去皮，捣烂如泥，与鸡蛋清调和搅匀，就像煎饼面一样，睡前洗净脸，以杏仁蛋清面膜敷于脸上，第 2 天清晨以水洗去面膜。

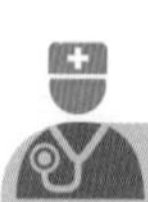

好大夫在线

Q 脸上色斑挺重的，有时吃蜜橘会更明显。是不是要忌食蜜橘呢？

A 是。橘子虽含大量维生素 C，但也含有很多的叶红素，可使皮肤色素加重。胡萝卜、可可粉、海带等也可使色素加重，应少吃。

减肥

Q 肥胖症是怎么回事？

A 肥胖症是因过量的脂肪储存，使体重超过正常体重 20% 以上的营养过剩性疾病。肥胖症会引发高血脂、高血压等多种疾病。

Q 确定肥胖症的标准是什么？

A 世界卫生组织标准为：男性体重指数 >27，女性体重指数 >25，为肥胖症。女性：(身高 cm − 70) × 60 % = 标准体重

偏方 1

茶中含有的茶多酚、维生素 B_1、维生素 C 等具有提高新陈代谢、溶解脂肪、抗氧化、清除自由基、化浊去腻的作用，常喝茶可以减少脂肪细胞堆积，达到减肥的效果。

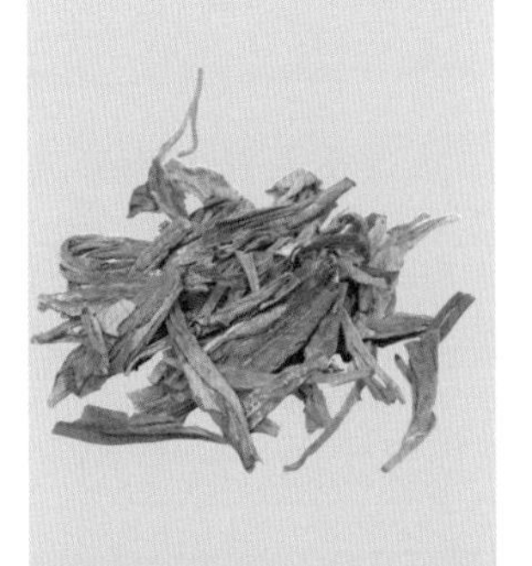

茶水

减肥轻身

来源 民间验方

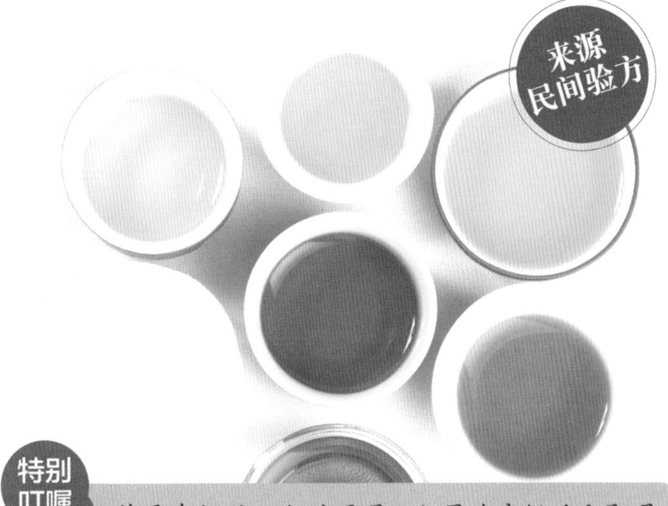

特别叮嘱 茶要在饭后 1 小时再喝，如果吃完饭后立即喝茶的话会诱发缺铁性贫血，因为食物中的铁与茶中的鞣酸易结合形成一种不溶性物质，有碍对铁的吸收。

配方： 茶叶适量。

制法： 将茶叶放入杯中，沏入开水，待茶浓时饮用。

功效： 改善肥胖症。

这样做也有效

把一茶匙普洱茶叶和若干菊花一起放入杯中，用热水冲泡。

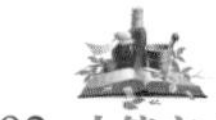

偏方 2

绿豆冬瓜汤

减肥美体

绿豆含有丰富的皂素、纤维素、球蛋白等物质，能降血脂、血压及胆固醇，有效改善肥胖症；冬瓜具有良好的利尿消肿功效，有助于人体消肿减肥。

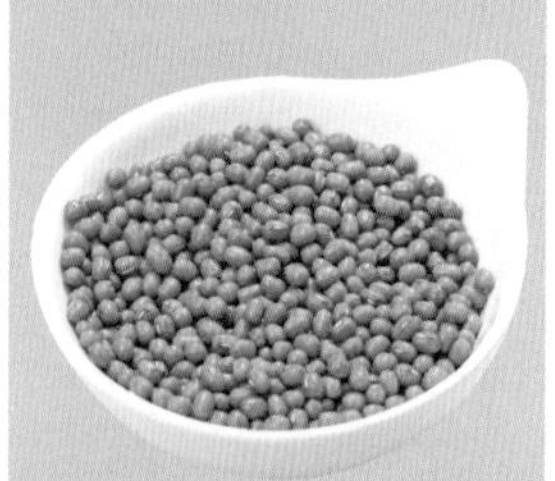

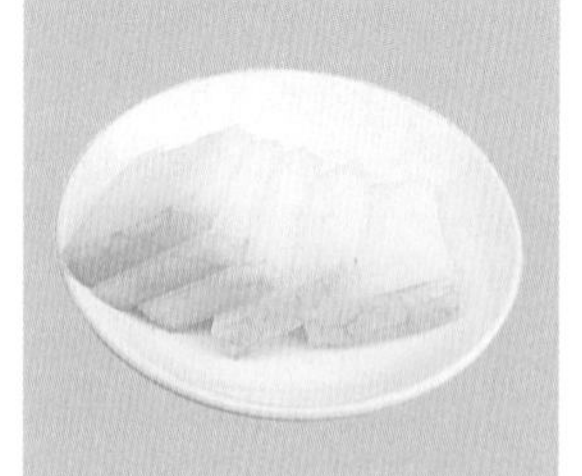

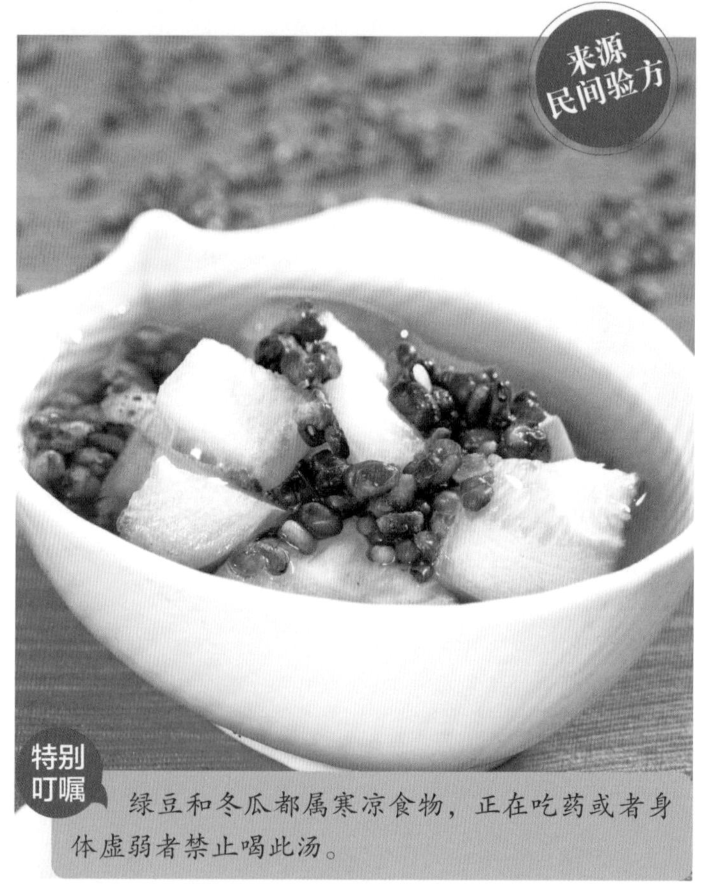

特别叮嘱 绿豆和冬瓜都属寒凉食物，正在吃药或者身体虚弱者禁止喝此汤。

配方： 冬瓜 200 克，绿豆 100 克，姜 3 片，盐 5 克。

制法： 将绿豆洗净倒入汤锅中炖熟，将冬瓜去皮、瓤，洗净后切块投入汤锅内，放入姜片，烧至熟后，撒盐调味即可。

功效： 适用于女性减肥美体。

这样做也有效

每天用 10 克左右的决明子泡水喝，可以起到降脂通便的作用，对已有的脂肪也有很好的分解作用。喝决明子茶时，如果再加上一些生山楂片、冬瓜籽、何首乌等，去脂效果更明显。

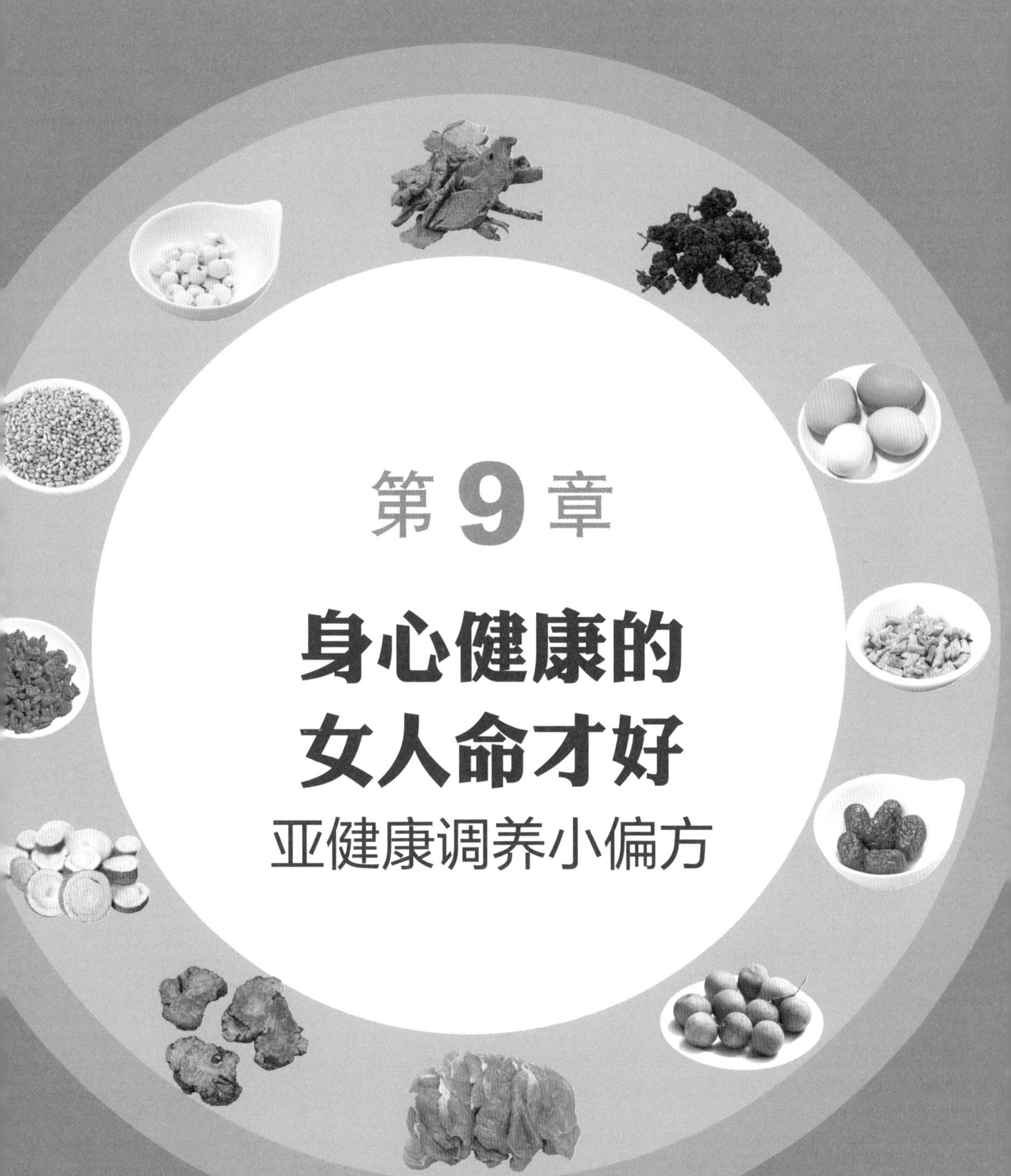

第9章

身心健康的女人命才好

亚健康调养小偏方

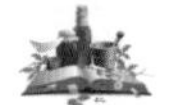

失眠

Q 失眠有哪些表现?

A 失眠是指睡眠的障碍，表现为入睡困难、睡后易醒和晨醒过早，常伴有睡眠不深与多梦，甚至通宵不寐。

Q 产生失眠的原因有哪些?

A 中医认为，失眠是由于思虑困倦，内伤心脾；或阴虚火旺，心肾不交；或肝阳上亢；或心胆气虚；或胃气失和等因素造成。

偏方 1

桑葚补肝益肾功效显著，适用于女性因神经衰弱导致的失眠和习惯性便秘等。

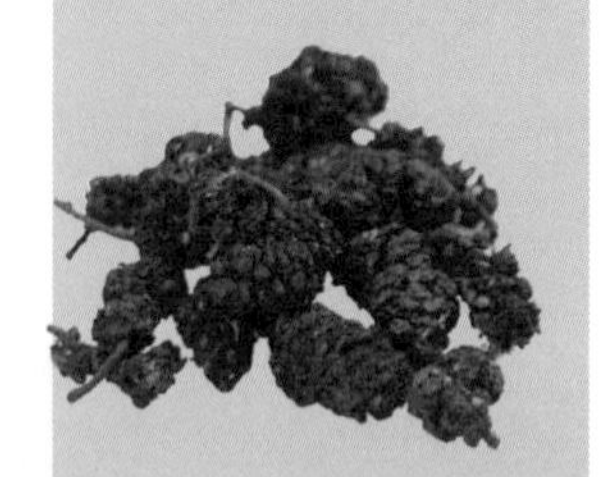

这样做也有效

用鲜桑葚100克，冰糖10克，加水榨汁饮用。

桑葚汤

补肝益肾

来源 民间验方

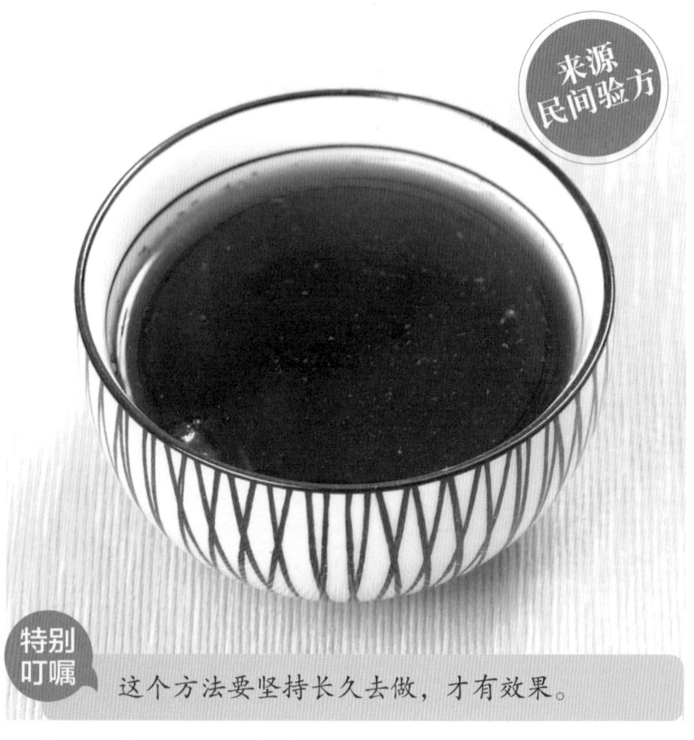

特别叮嘱 这个方法要坚持长久去做，才有效果。

配方： 桑葚干品40克或鲜品80克。

制法： 桑葚煎水250毫升。

用法： 1次或分几次口服，每日1剂，连服5剂为1疗程。顽固性失眠者，一般需连服2～3个疗程。

功效： 适用于神经衰弱导致的失眠和习惯性便秘等。

偏方 2 百合枸杞汤

补肾安神

百合具有清热、润肺止咳、除烦、宁心安神等功效，对于调治神经衰弱、心烦、失眠非常有效。

配方： 百合 200 克，枸杞子 25 克，冰糖适量。

制法： 将百合、枸杞子加水 500 毫升，大火烧开，加入冰糖，小火煮至糖溶。

用法： 每天分 1~2 次服用，1 周为 1 个疗程。

功效： 适用于肾阴不足，心悸失眠，腰膝酸软，咳嗽，烦渴等。

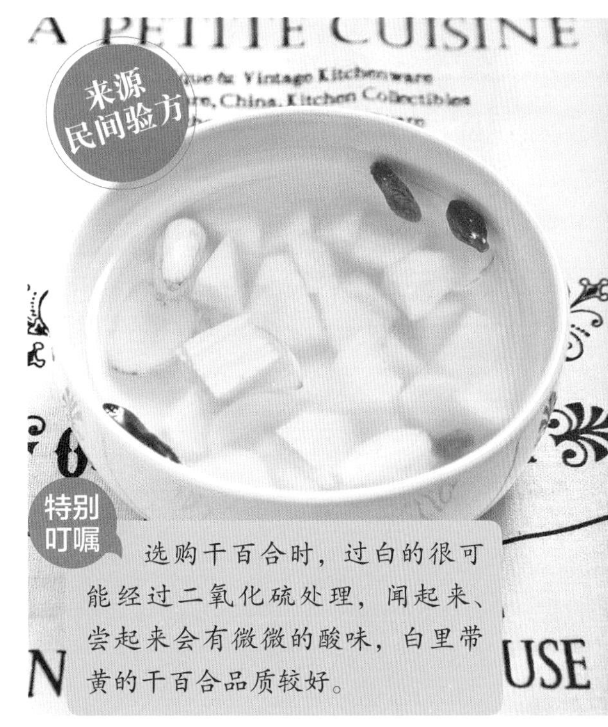

特别叮嘱 选购干百合时，过白的很可能经过二氧化硫处理，闻起来、尝起来会有微微的酸味，白里带黄的干百合品质较好。

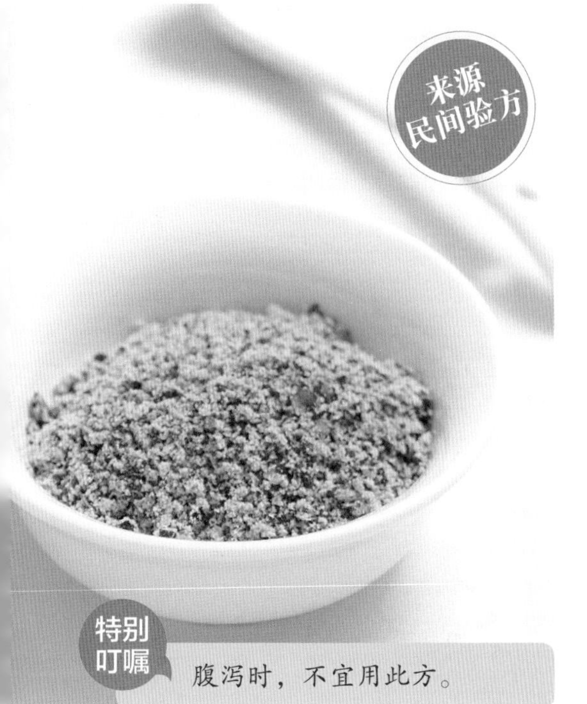

特别叮嘱 腹泻时，不宜用此方。

偏方 3 酸枣仁茶

养肝安神

酸枣仁可以养肝安神，是调治失眠的要药。

配方： 酸枣仁 120 克。

制法： 将酸枣仁炒熟后研成粉末泡茶用。

用法： 每晚泡茶用 10~30 克。

功效： 适用于由心肝血虚引起的心烦不安、心悸怔忡、失眠。

颈椎病

Q 哪些女人容易得颈椎病?

A 颈椎病以前是中老年人的常见病症，但是随着现代生活习惯的改变，颈椎病也有年轻化的趋势，特别是上班族、电脑族、年轻白领，甚至是青少年，越来越多的人患上了这种病。

Q 颈椎病的常见症状有哪些?

A 临床表现为颈、肩臂、肩胛、上背及胸前区疼痛，手臂麻木等。

偏方 1

川芎性味辛温而入肝经，善治筋之疾患，活血而力雄，可治外伤之瘀滞。又善行气祛风，可治风寒湿邪之痹阻，使血气通、筋脉舒则病自除。

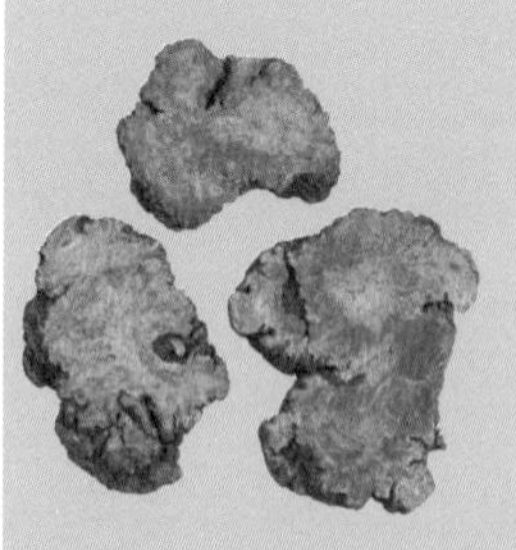

川芎

川芎热敷

舒筋活血，行气祛风

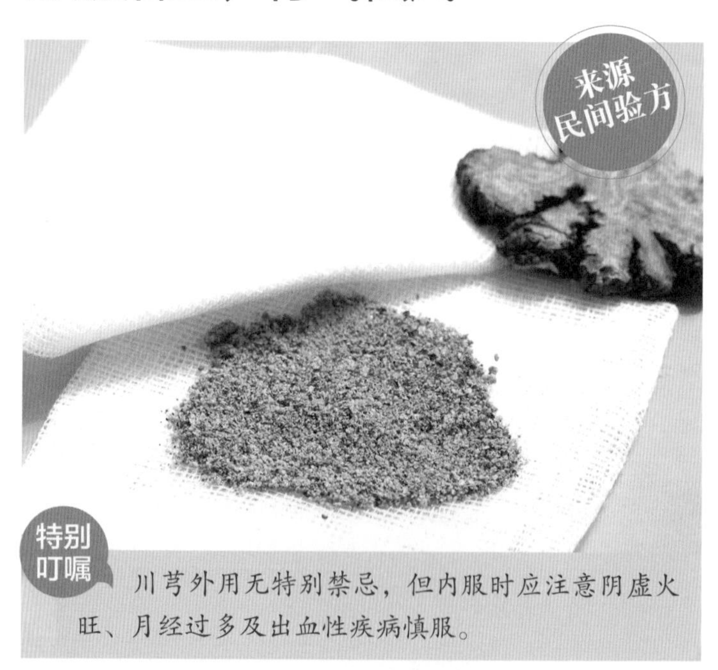

特别叮嘱

川芎外用无特别禁忌，但内服时应注意阴虚火旺、月经过多及出血性疾病慎服。

配方： 优质川芎 30 克，药棉纱布 1 块。

制法： 川芎研细末，过筛，用药棉纱布作里层，将药末加入棉花纤维空隙中，然后缝好，制成药袋垫敷于患处即可。

用法： 12 次（4 个月）为 1 个疗程。每次敷 1 小时左右，5~7 天换 1 次药。

功效： 调治颈椎病。

偏方 2

将盐炒热作为导热体，敷于颈椎，以调治颈椎病。这可以活血化瘀，促进血液循环，缓解颈椎病痛。

炒盐熨敷

活血化瘀，通则不痛

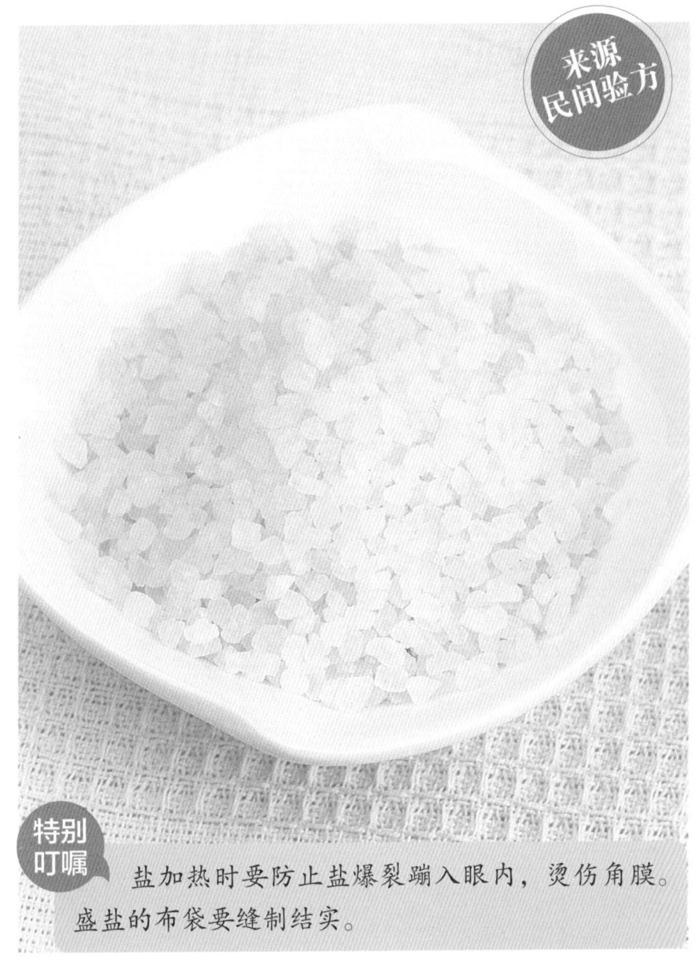

特别叮嘱 盐加热时要防止盐爆裂蹦入眼内，烫伤角膜。盛盐的布袋要缝制结实。

配方： 食用盐或粗盐 1 包，铁铲、布袋，保温用的小棉垫。

制法： 将 500~1 000 克盐倒入铁锅中，用小火慢慢加热，边加热边搅拌，直至温度达 50~60℃时，即可倒入布袋中，将袋口扎好。放置在患处，再用小棉垫包裹保温。

用法： 一般每次治疗 20~30 分钟，每日或隔日 1 次，20~30 次为 1 疗程。

功效： 调治颈椎病、血液瘀阻疼痛。

这样做也有效

将切成丝的生姜放进布袋中，每晚休息前系在颈部，第二天早晨取掉。长期坚持，可缓解颈椎疼痛。

偏方 3

姜黄能行气破瘀、通经止痛，主治颈椎病、胸腹胀痛、肩臂痹痛、跌打损伤等。

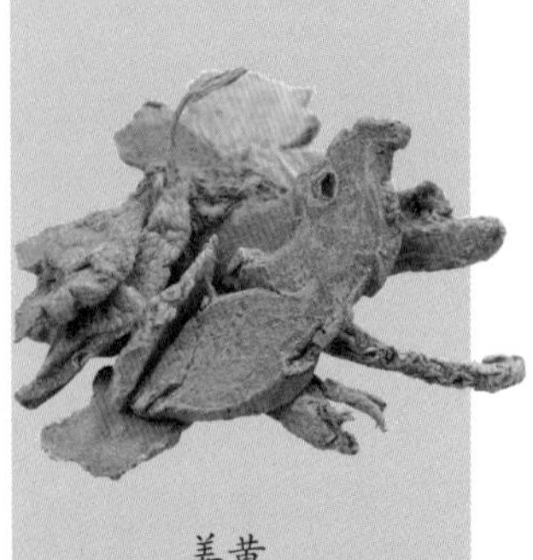

姜黄

这样做也有效

还可用老姜泡在纯粮白酒中，3天后擦患处，1日4次，每次3分钟，一般连续20天左右可见效。

山药姜黄糊敷贴，有效缓解颈椎疼痛

姓名：钟女士

年龄：34岁

钟女士由于长期的伏案工作，颈椎出现了问题。有位同事知道她每天挺着酸痛的脖子上班很辛苦，就告诉她一个偏方——山药姜黄糊敷贴。这个偏方可以促进颈椎血液循环，使血脉畅通。钟女士用了20天左右，疼痛便消失了。

山药姜黄糊敷贴

促进颈椎血液循环

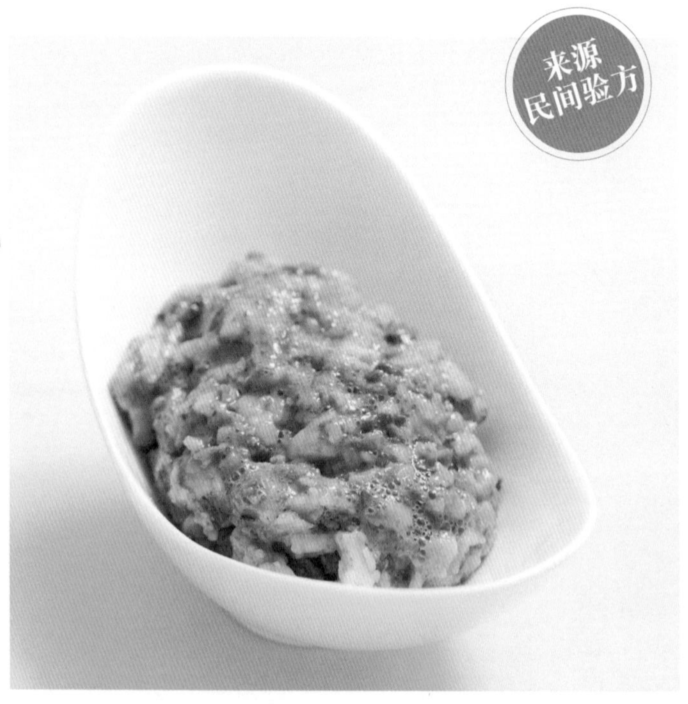

来源
民间验方

配方：鲜山药片、姜黄片各7片，蜂蜜少许。

制法：鲜山药片、姜黄片一起用石臼捣成糊状，再用蜂蜜少许调匀。

用法：每天晚上敷颈椎疼痛处2个小时，如果皮肤好可以时间长点，连敷10天左右。

功效：改善颈椎病、血瘀、头痛、头晕等症状。

慢性疲劳综合征

Q 慢性疲劳综合征是怎么回事？

A 跑步、游泳、爬山、连续紧张工作、熬夜、干重体力活等，都会出现疲劳感觉，这不是病，而是机体的正常反应。只有疲劳的感觉持续较长时间，而且引发了其他症状，才能称之为病。常见症状有：长时间的疲劳，并伴随有肌肉疼痛、头痛、失眠、厌食等。长期慢性疲劳，还会给一些器官带来损伤，出现胸闷、高血压等反应。

偏方 1

脚部的经络穴位有60多个。通过中药浸泡，刺激这些穴位，能够促进血液循环，起到调节经络、疏通气血、消疲去乏的作用。川芎、党参两味药合在一起，具有活血益气的功效和消除疲劳的作用。

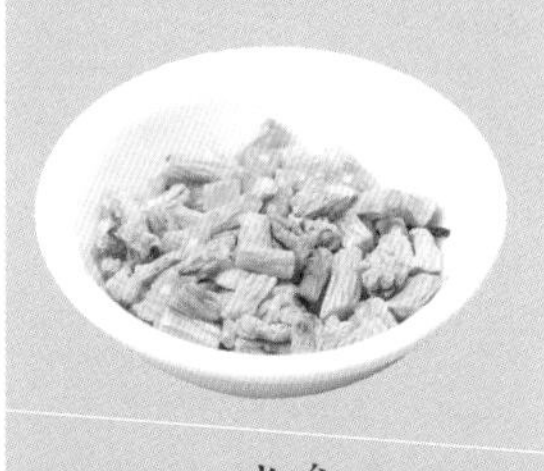
党参

川芎党参泡脚

放松全身，恢复活力

来源《本草纲目》

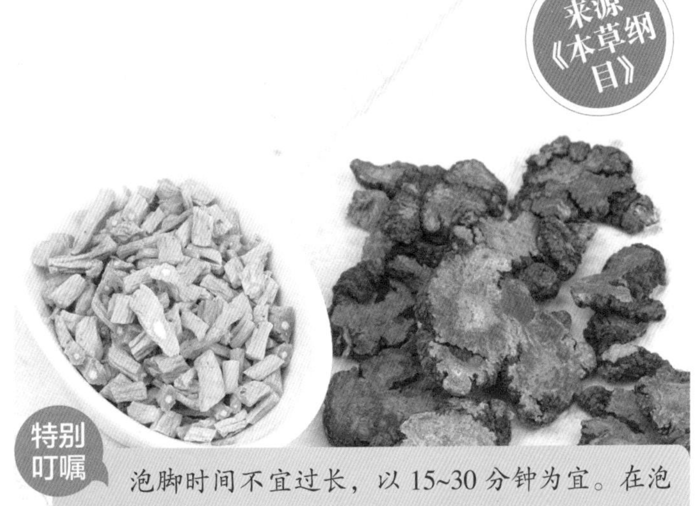

特别叮嘱 泡脚时间不宜过长，以15~30分钟为宜。在泡脚过程中，由于人体血液循环加快，心率也比平时快，时间太长的话，容易增加心脏负担。

配方： 川芎、党参各40克。

制法： 将川芎、党参放入锅内，加清水2 000毫升煎煮，煎至1 500毫升时，将药渣过滤掉，再将药汁倒入盆中，泡洗双脚。

用法： 每晚临睡前泡1次，感觉水凉了就往盆里续热水。每次40分钟。

功效： 缓解疲劳、手脚冰凉。

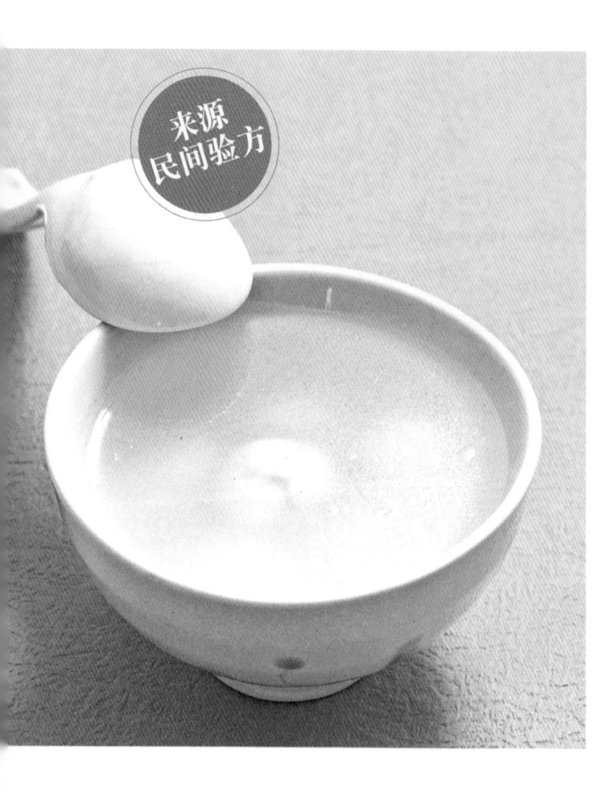

偏方 2 山药汤圆

健脾益气

山药含有淀粉酶、多酚氧化酶等物质，有利于脾胃消化吸收功能，是一味平补脾胃的药食两用之佳品。

配方： 山药 50 克，白糖 90 克，糯米粉 500 克。

制法： 将山药洗净削皮切块，蒸熟，打成泥，拌糖制成馅。取糯米面做剂子，制成汤圆，下锅煮熟即可。

用法： 当主食吃。

功效： 调治慢性疲劳综合征。

偏方 3 人参莲肉汤

补元气，益气血

对慢性疲劳综合征的防治，应以补气血为主，可选用含有补气、补血作用的白人参、莲子。

配方： 白人参 10 克，莲子 10 枚，冰糖 30 克。

制法： 莲子洗净，与白人参、冰糖一齐放入炖盅内，加适量开水，置锅内用文火隔水炖至莲肉熟烂即可。

用法： 佐餐食用。

功效： 适用于气血不足而导致的慢性疲劳综合征。

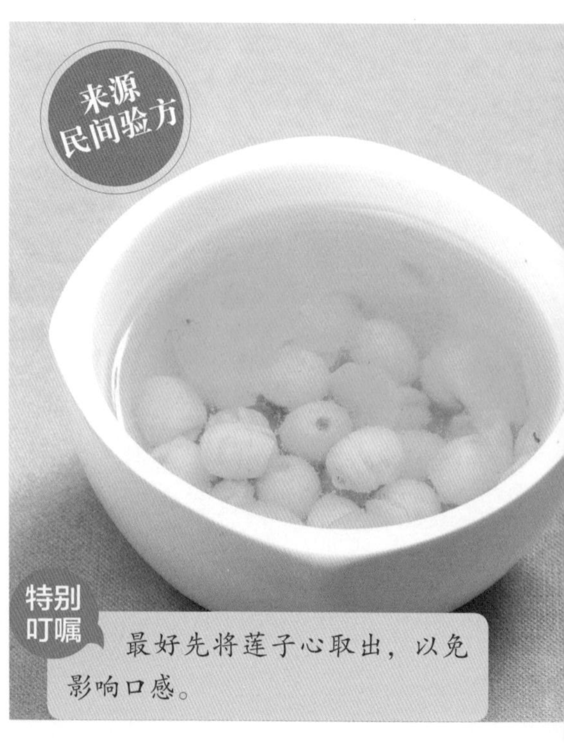

特别叮嘱 最好先将莲子心取出，以免影响口感。

精神焦虑

Q 女性精神焦虑有哪些表现?

A 焦虑是最常见的一种情绪状态，女性朋友在老板大发脾气的时候、在怀疑自己得了某种疾病的时候，都会感到焦躁不安、紧张、焦急、忧虑、恐惧和担心。这就是焦虑的表现。90%的焦虑症患者在35岁以前发病，女性往往多于男性。

偏方1

桂圆有滋补、强体、补益的作用，它含有的腺苷酸能够抑制焦躁、补心安神。

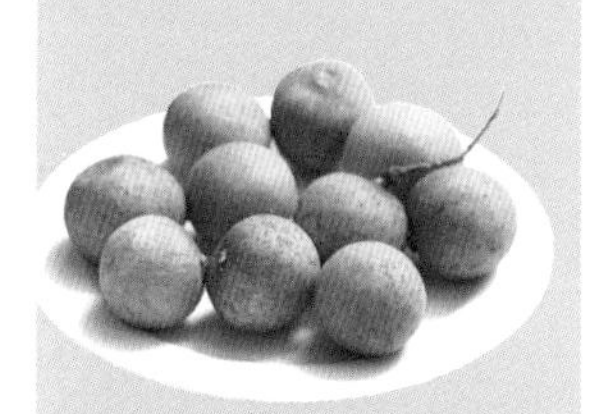

还可以这样做

将桂圆加冰糖泡茶、泡酒饮用。

桂圆粥

宁心安神

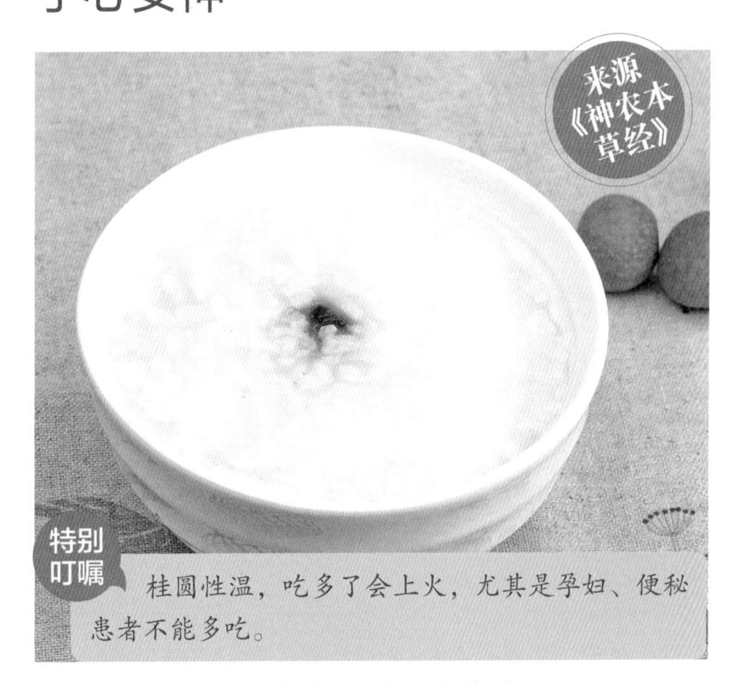

特别叮嘱 桂圆性温，吃多了会上火，尤其是孕妇、便秘患者不能多吃。

配方： 桂圆30克，粳米50克，白糖适量。

制法： 将粳米洗净后放入砂锅中，加适量清水煮粥，快熟时放入桂圆肉煮沸，加白糖即成。

用法： 空腹服用，每日2次，每次1汤匙，10天为1个疗程。

功效： 适用于体弱贫血、年老体衰、久病体虚、产后女性焦虑、失眠等患者。

偏方 2 百合炖香蕉

镇静，抗焦虑

百合具有清热、润肺止咳、除烦、宁心安神等功效，对于治疗神经衰弱、心烦、失眠非常有效；香蕉含有一种称为生物碱的物质，可以振奋精神和提高信心。

配方： 鲜百合 120 克、香蕉 2 根、冰糖适量。

制法： 将百合洗净，香蕉去皮切片；炖盅内放入百合、香蕉和冰糖，加盖隔水炖半个小时。

用法： 1 天吃 2~3 次。

功效： 适用于精神焦虑、扁桃体炎等症。

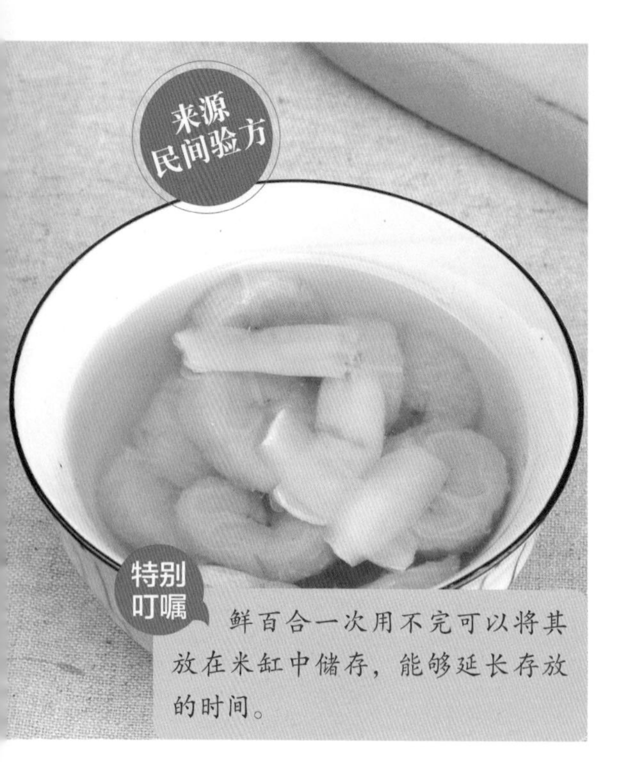

特别叮嘱 鲜百合一次用不完可以将其放在米缸中储存，能够延长存放的时间。

偏方 3 麦枣粥

抑制焦虑

枣仁有提高人体免疫力、软化血管、安心宁神的作用；小麦有养心、益肾、除热、止渴的功效。

配方： 枣仁 30 克，小麦 30~60 克，粳米 100 克，大枣 6 枚。

制法： 将小麦、枣仁、大枣洗净装入纱袋，扎紧袋口放入锅内，加水烧沸。转小火煎煮 40 分钟。取出药袋，煎汁留锅内加入粳米同煮成粥。

用法： 每天 2~3 次，趁热服用。

功效： 缓解神志不宁、焦虑、失眠。

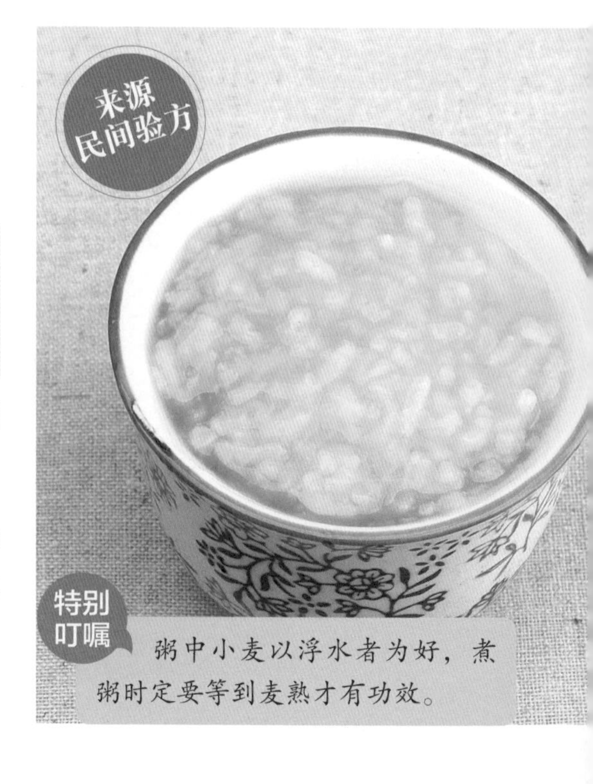

特别叮嘱 粥中小麦以浮水者为好，煮粥时定要等到麦熟才有功效。

性冷淡

Q 性冷淡有哪些表现症状？

A 性冷淡是指对性生活缺乏兴趣，其症状有性交疼痛、精神萎靡不振、记忆力减退、腰酸乏力、四肢困倦、性情急躁等。女性性冷淡的原因很多，如卵巢机能不足、肾上腺皮质和脑垂体分泌腺功能失调等，但大多数还是由于情绪抑制、恐惧、性生活不协调等心理原因造成的。从中医角度看，女子性冷淡多与“肾阳虚亏”有关。

偏方 1

肉苁蓉是历代补肾壮阳经常使用的药物，含有大量氨基酸、维生素和矿物质等成分，对男性阳萎、男女性冷淡都有很好的效果。中医认为，羊肉性甘、温，入脾、肾经，有益肾、补虚的作用，可以缓解性冷淡。

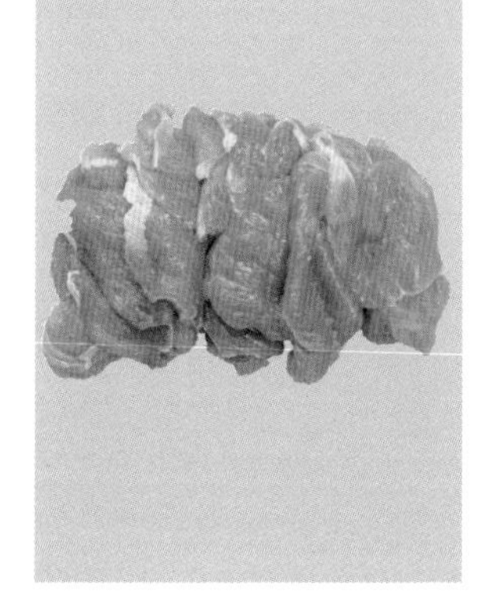

肉苁蓉羊肉粥

缓解性冷淡

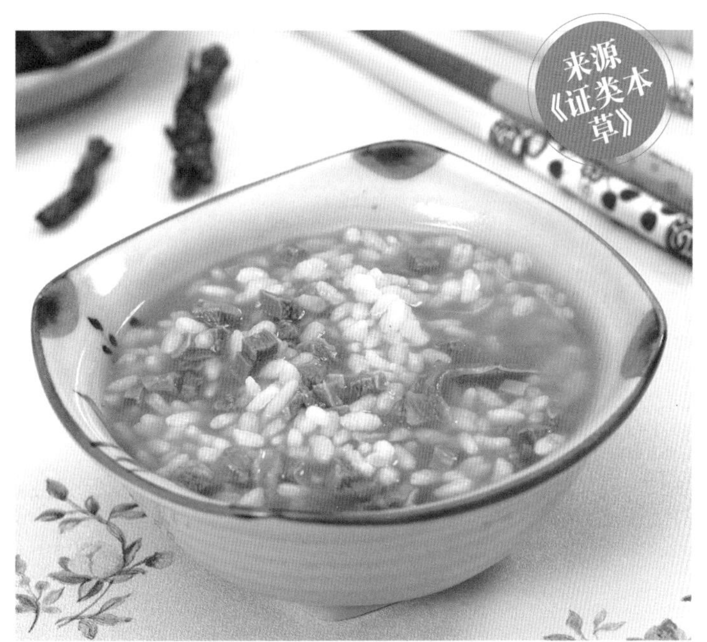

配方： 肉苁蓉 50 克，羊肉 150~200 克，大米 100 克，生姜 3~5 片。

制法： 将肉苁蓉切成片，先放入锅内，加水 500 毫升，小火煮 1 个小时，去除药渣，再放入切碎的羊肉、大米、生姜同煮成粥，最后加入油、盐调味。

用法： 每周坚持服用 1~2 次。

功效： 阴阳双补，缓解性冷淡。

偏方 2

鸡肉温中益气、补脾健胃功效好；枸杞子自古就是滋补佳品，性平，味甘，具有补肾养肝、益精明目、强筋骨、除腰痛的功效。鸡肉和枸杞子结合，能够滋补肝肾、提高性欲。

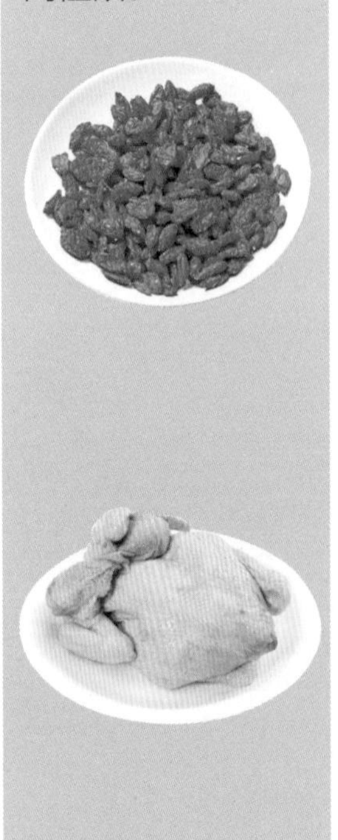

性冷淡，吃点枸杞蒸鸡

姓名：冯女士　　**年龄：**38岁

一年前，冯女士出现了月经不调、经量减少的症状。没过几月，月经就停止了。更令她烦心的是，闭经后阴道分泌物明显减少。和老公同房，造成阴道口黏膜皲裂、出血。她找中医诊断，属于肾阳亏虚，给她开了一个偏方——枸杞蒸鸡，调治3个月便见效了。

枸杞蒸鸡

滋补肝肾，提高性欲

来源
民间验方
特别
叮嘱
食用时一定要吃鸡肉和枸杞子，还要喝鸡汤。

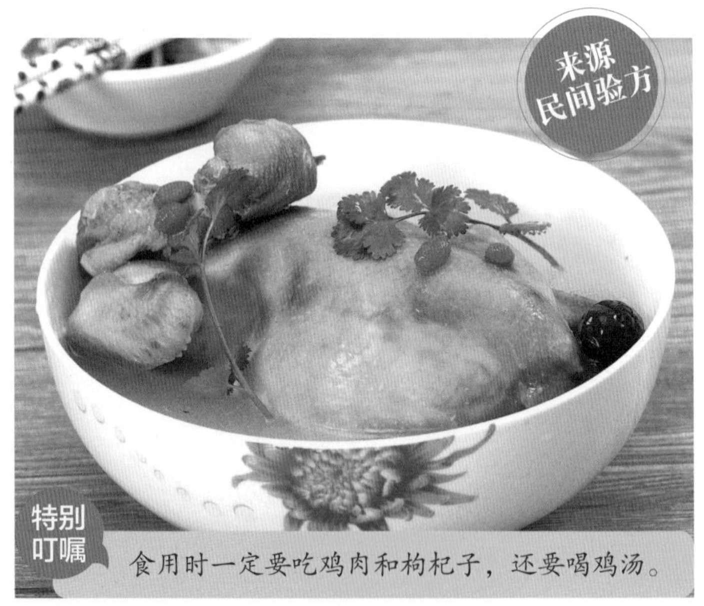

配方：枸杞子 15 克，鸡肉 500 克，料酒、胡椒面、生姜、葱、味精、盐各适量。

制法：将枸杞子洗净，放入去掉内脏的鸡肚里，再将鸡放进砂锅内，加入水、葱、姜、料酒、胡椒面、味精、盐。先用大火煮沸，再改用小火炖煮 1 小时即可。

用法：佐餐食用，每周 3~5 次。

功效：滋肝补肾，激发性欲。

偏方 3 按摩居髎穴

激发性欲的“调情高手”

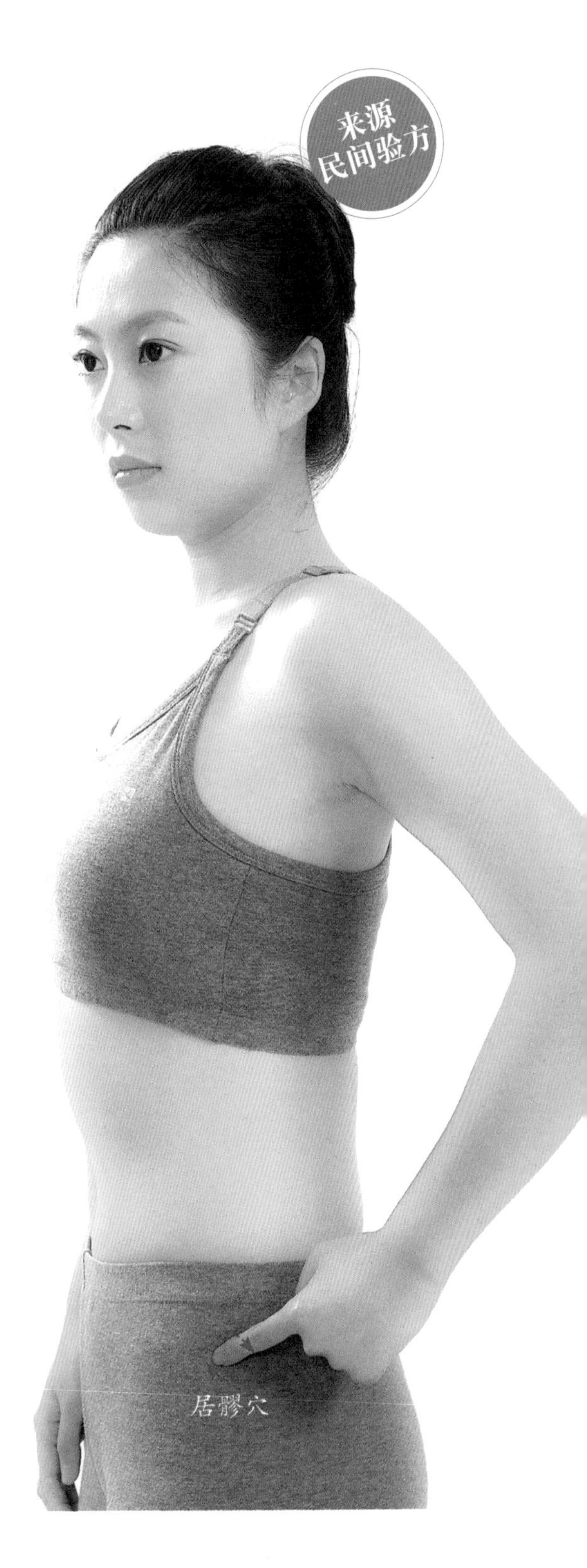

居髎穴，有舒筋活络、益肾强腰的功效。经常按摩此穴，可以激发性欲，缓解性冷淡。

穴位位置： 居髎穴在臀区，位于髂前上棘与股骨大转子最凸点连线的中点处。

按摩方法： 按摩要用推的手法，要侧着推，往中间推，往大腿根部推。

适用范围： 调治女人性欲冷淡。

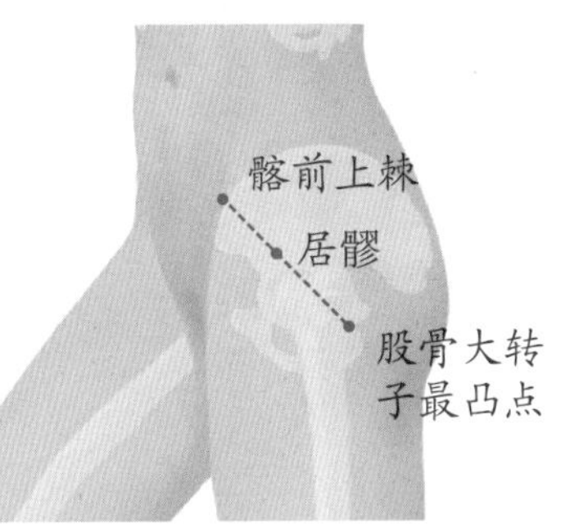

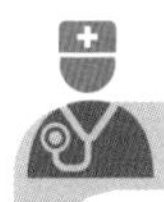

好大夫在线

Q 对于性欲冷淡的女性来说，不宜食用哪些食物？

A 有两类食物要忌食：一种是酒，会引起女性内分泌失调。另外，还要忌食芹菜、芥蓝和竹笋，这些食物对性激素的分泌具有抑制作用。

更年期综合征

Q 女性更年期是怎么回事?

A 一般来说，女性进入更年期的年龄在 45~55 岁（绝经期）。但近年来，随着生活压力的增大、生育、流产等原因，有一部分女性在 35 岁左右就出现了更年期症状。

Q 更年期有哪些症状?

A 阴道分泌液减少、性机能减退、失眠、烦躁、潮热、心悸等。

偏方 1

莲子养心益肾，补脾止泻；百合具有清心安神、养阴润肺的功效。这款食疗方适合更年期综合征的烦躁不宁、焦虑易怒以及脾胃虚弱症状的女性。

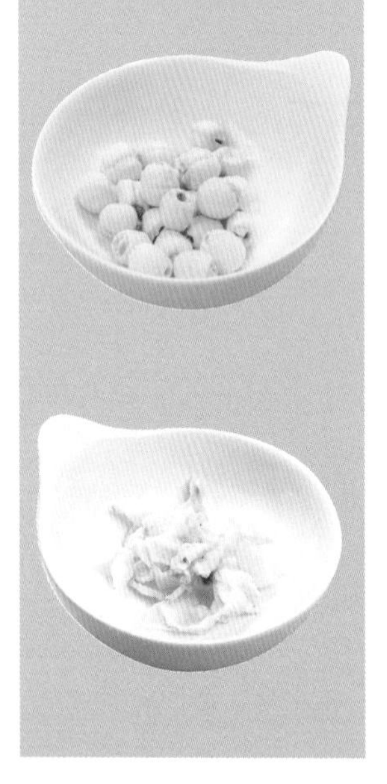

莲子百合粥

调治心神不足、失眠健忘

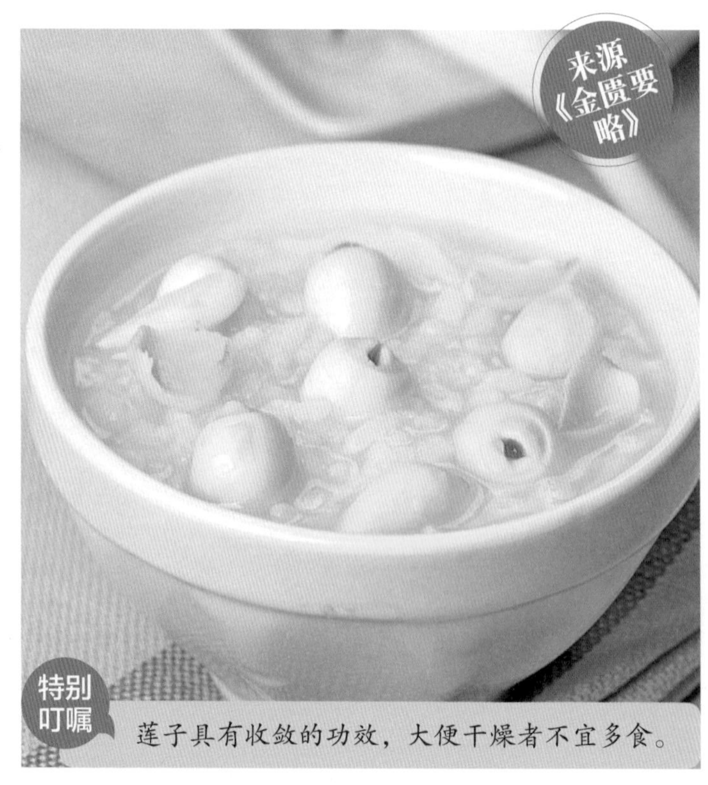

来源《金匮要略》

特别叮嘱 莲子具有收敛的功效，大便干燥者不宜多食。

配方： 莲子 40 克，百合 30 克，大米 50 克。
制法： 将上述 3 味食材共同下锅，煮粥后即可服用。
用法： 每周 3~5 次。
功效： 养心益肾，清心安神，呵护女性更年期。

偏方 2

甘麦大枣汤是汉代专治女性更年期症状的良方。这款汤剂中，小麦养心液、和肝阴，有消烦止汗的功效；甘草泻心火；大枣补血，调和脾胃。经常服用甘麦大枣汤，不但能够缓解女性更年期症状，还能增强体质。

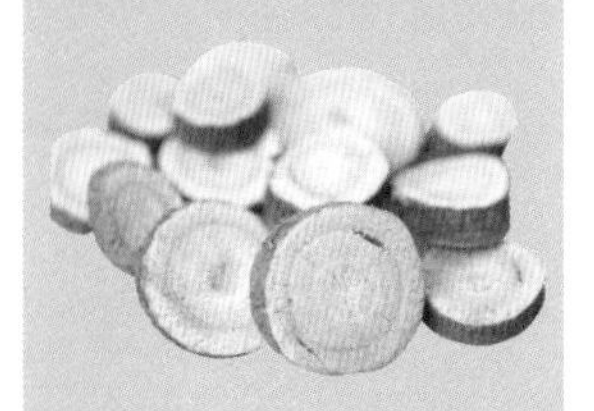

甘草

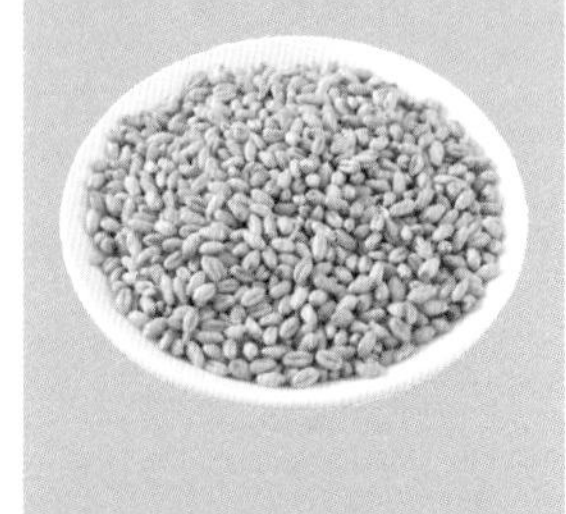

汤头歌

甘麦大枣脏躁服，缓肝和中心气足。

[方解]本方主治脏躁（即更年期综合征），具有养心安神、补脾和中之功效。

甘麦大枣汤

帮助度过更年期

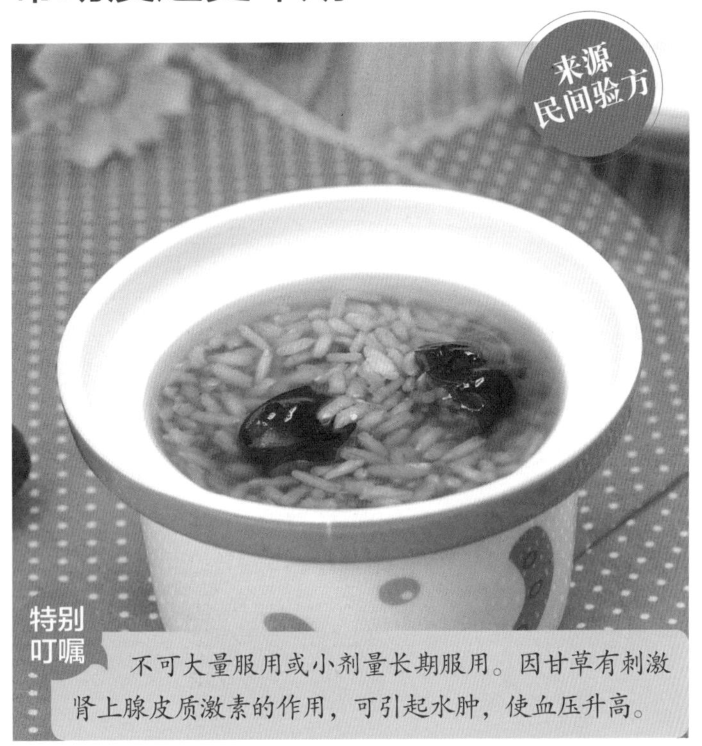

特别叮嘱 不可大量服用或小剂量长期服用。因甘草有刺激肾上腺皮质激素的作用，可引起水肿，使血压升高。

配方： 小麦 18 克，炙甘草 12 克，大枣 9 个。

制法： 先将上述 3 味食材加水用大火煮沸，再改用小火煎煮至小麦黏稠，取煎液 2 次，混匀饮用。

用法： 早晚各服 1 次，连服 15 天。

功效： 缓解女性更年期症状。

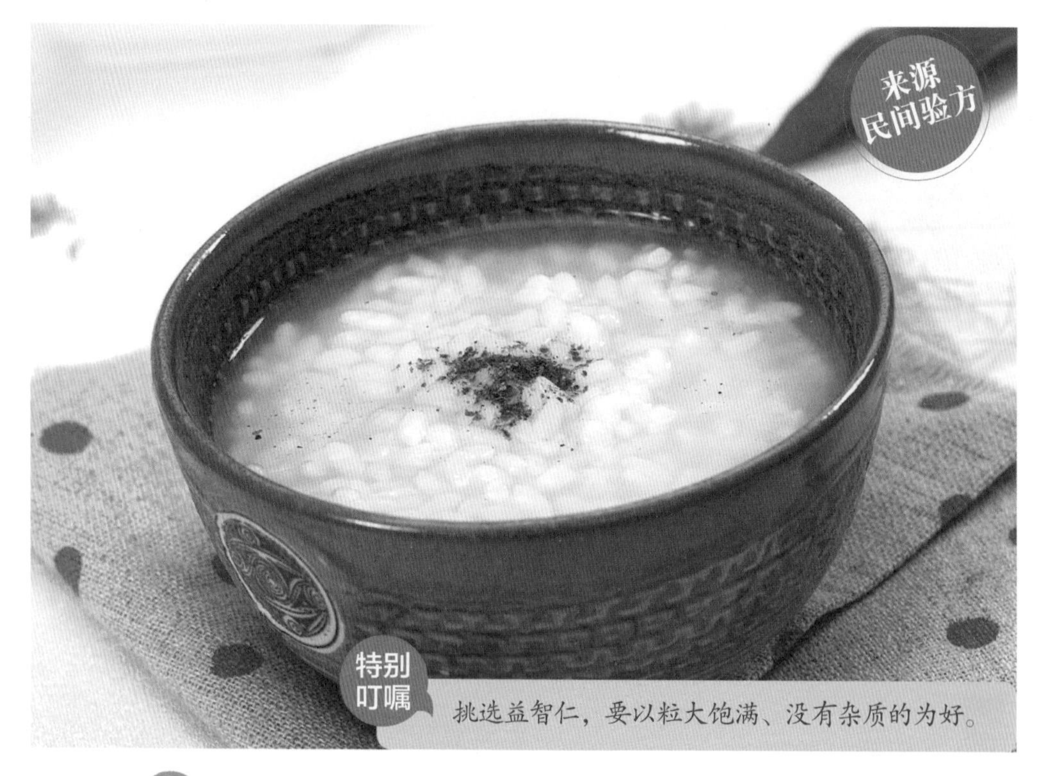

偏方 3 益智仁糯米粥

补肾温阳，关爱更年期

益智仁性温，味甘、酸，入肝、脾、肾三经。它能养肝、温脾、暖肾、养心，而以补肾阴、培肾气的作用最明显。益智仁糯米粥可以补肾温阳，对女性更年期综合征有治疗和缓解作用。

配方： 益智仁 5 克，糯米 50 克，盐少许。

制法： 首先将益智仁研成细末；用糯米煮粥；粥煮好后调入益智仁末，再加上少许盐，稍煮片刻。

用法： 每天早晚吃饭时，温热服下即可。

功效： 补肾温阳，调治女性更年期综合征。

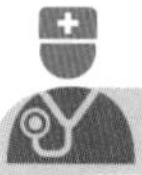

好大夫在线

Q 听说，经常吃豆腐可以预防更年期综合征，对吧？

A 这是有道理的。豆制品含有一种叫作“大豆异黄酮”的雌性激素。科学研究表明，相对豆浆、豆芽、豆豉而言，豆腐的大豆异黄酮含量是很高的。调查研究显示，平时多吃豆制品，可使妇女更年期综合征的发病率降低 90% 左右。